LINCHUANG WEISHENGWU
JIANYAN JIESHI BAOGAO

临床微生物
检验解释报告

主　编／谢　轶

副主编／舒　玲

编　委／敖科萍　戴仲秋　邓杰伦　邓　劲

　　　　黄学东　刘　雅　罗　岚　舒　玲

　　　　唐思诗　王远芳　吴思颖　谢　轶

　　　　袁　余

单　位／四川大学华西医院实验医学科

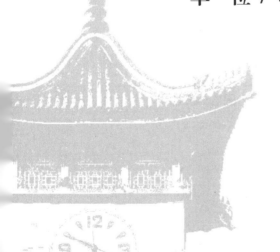

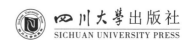

四川大学出版社
SICHUAN UNIVERSITY PRESS

项目策划：李天燕
责任编辑：许　奕
责任校对：周　艳
封面设计：墨创文化
责任印制：王　炜

图书在版编目（CIP）数据

临床微生物检验解释报告 / 谢轶主编．— 成都：
四川大学出版社，2022.3（2023.12 重印）
ISBN 978-7-5690-5385-2

Ⅰ．①临… Ⅱ．①谢… Ⅲ．①病原微生物－医学检验
Ⅳ．① R446.5

中国版本图书馆 CIP 数据核字（2022）第 035279 号

书　名	临床微生物检验解释报告
主　编	谢　轶
出　版	四川大学出版社
地　址	成都市一环路南一段 24 号（610065）
发　行	四川大学出版社
书　号	ISBN 978-7-5690-5385-2
印前制作	四川胜翔数码印务设计有限公司
印　刷	四川盛图彩色印刷有限公司
成品尺寸	185mm×260mm
插　页	32
印　张	16
字　数	488 千字
版　次	2022 年 4 月第 1 版
印　次	2023 年 12 月第 5 次印刷
定　价	89.00 元

◆ 读者邮购本书，请与本社发行科联系。
　　电话：(028)85408408/(028)85401670/
　　(028)86408023　邮政编码：610065
◆ 本社图书如有印装质量问题，请寄回出版社调换。
◆ 网址：http://press.scu.edu.cn

四川大学出版社
微信公众号

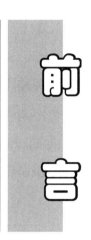

前言

医学微生物学（Medical microbiology）是研究病原微生物生命活动规律与人体生理病理代谢规律联系的学科。临床微生物检验（Laboratory medicine of microbiology）属于医学微生物学，主要依靠病原微生物基本规律着重研究实验技术在感染性疾病预防、诊断和治疗等方面的应用。传统临床微生物检验侧重感染性疾病，主要任务包括：①准确有效地从临床送检的各类标本中分离、鉴定病原体，为临床明确诊断提供实验依据。②预测病原体对各类抗菌药物的敏感性，为临床个体用药提供合理建议。

临床微生物检验的发展基于临床医学、微生物学和实验技术三个领域的交叉融合。19世纪，法国微生物学家路易斯·巴斯德（Louis Pasteur）和德国微生物学家罗伯特·科赫（Robert Koch）将感染性疾病/传染性疾病与微生物联系起来，奠定了临床医学与微生物学的关系基础。

随着人类对微生物认识的不断加深，微生物与人体的关系已超出了感染性疾病范畴。首先，人类逐渐认识到微生物对人体的作用并非仅引起感染。很多微生物的存在对人体有利无害。人们明晰了常居菌（Resident flora）和暂居菌（Transient flora）的概念，又提出正常菌群（Normal flora）、条件致病菌（Conditional bacteria）和绝对致病菌（Pathogenic bacteria）的概念。这些概念的提出凸显了人类与微生物的关系，对条件致病菌的深刻理解是临床微生物检验的必要要求。其次，很多非感染性疾病逐渐被证实与微生物有直接或间接的关系，如肿瘤发生和相关病毒感染之间的联系。目前，与人类肿瘤发生关系较为密切的病毒包括逆转录病毒（Retrovirus）、人乳头状瘤病毒（Human papilloma virus，HPV）、EB病毒（Epstein-Bars virus，EBV）和乙型肝炎病毒（Hepatitis B virus，HBV）等。已有大量研究证实它们与卡波肉瘤、乳头状瘤、淋巴瘤、鼻咽癌和肝细胞癌关系密切。近年来，随着测序技术的进步，特别是宏基因组新一代测序技术（Metagenomics next-generation sequencing，mNGS）的出现将改变我们对感染性疾病的认识，也将临床微生物领域由感染性疾病扩展到其他各类疾病，如糖尿病、肥胖、高血压、冠心病等与人体微生态之间的关系初现端倪。口腔、皮肤、呼吸道相关疾病与人体微生态的研究也如火如荼。

科学技术的发展是促进临床微生物检验更准确、有效和快速的重要因素。虽然临床微生物检验技术已有长足进步，但古老的检验技术仍在当今实验室中广泛使用，如1882年出现的抗酸染色、1884年出现的革兰染色以及19世纪出现的琼脂平板。这些方法经过不断改进，仍为临床疾病提供重要的诊治信息。微生物学与免疫学的发展几乎同步，分子生物技术后来居上。经典的ELISA（Enzyme linked immunosorbnent assay）为病毒感染诊治提供了重要信息。双抗体夹心法、酶联免疫吸附实验以及酶免分析法（Enzyme immunoassay，EIA）等技术也广泛应用于临床微生物检测。1985年，凯利·穆利斯（Kary Mullis）发明PCR技术，随后将其大量应用于微生物检测。细菌的临床检测、鉴定、耐药/毒力基因检测、同源性分析等技术使微生物检测向更高阶段发展。如今借助工业技术和信息产业，在微生物领域新的检测技术层出不穷。特别是基质辅助激光解析串联飞行时间质谱（MALDI-TOF MS）在临床微生物检验中的应用具有划时代的意义。传统方法鉴别病原菌程序复杂，时间较长，MALDI-TOF MS利用激光作为能量来源，赋予裂解后菌体蛋白荷质比，蛋白离子在电场作用下飞过飞行管道，根据到达检测器的飞行时间和丰度，计算得到病原体种类。目前，MALDI-TOF MS除了用于病原菌鉴定，在药敏检测、耐药机制、毒力机制和同源性等方面的应用也值得关注。近年来，mNGS为感染患者病原体筛查提供了新的方法。"网鱼式"的mNGS为下一步"钓鱼式"针对性检查提供了方向。目前，mNGS逐渐成熟，但在检验前（标本采集）和检验后（报告解读）需要大量临床实践。此外，全自动微生物检测流水线的应用，推动了临床微生物检验的标准化、自动化和信息化进程，为智慧化实验室建设打下了硬件基础。所有理论和技术的合力推动着临床微生物检验在特异、敏感、快速、精确等方向高速发展，使其成为感染性疾病临床诊治、预防和研究的重要工具。

医学微生物学和检验医学的发展，使临床微生物检验结果越来越多样化，检验报告也越来越复杂，除了传统涂片和培养结果，还包括采集方式、标本质量、检测方法、药敏解释、少见/罕见甚至新现微生物的鉴定等。每一次检验技术的进步，都使更多的微生物能够被检测出来，而这些微生物对于人们来说是陌生的，因此有必要进一步对报告进行临床解释。同时，信息技术和自动化在临床微生物检验中的充分应用，将大幅减少人力需求。面对机遇和挑战，检验人需要充分思考职业发展之路。在临床检验，特别是临床微生物检验实现信息化和自动化的过程中，检验人将大量走向临床，与医生、护士、药师等一道直接参与医疗决策。因此当代检验人需要探索这条通往临床之路。我们出版本书就是顺应这一形势做出的尝试。

本书提出检验解释报告的模式旨在：①将检验结果所蕴含的诊断信息明确地诠释给临床；②将检验结果中包含的治疗信息最大限度地提供给临床；③将检验过程和结果中的辩证信息充分告知临床；④将检验结果中可能涉及的其他信息介绍给临床。

本书作为临床微生物检验解释报告模式的工具书，不但为微生物检验提供临床解释的参考，还为检验人提供相应的临床知识，增加检验人临床沟通时的知识储备和自信心，且通过解释报告，体现检验人的工作态度和技术水平，提升检验在临床中的地位，培养懂检验、懂临床、懂沟通的检验人。本书不仅面向微生物检验者，也面向临床医护人员以及其他相关医务工作者。临床医护人员可通过阅读本书获取微生物检验报告背后蕴藏的丰富病原学内涵与外延，达到读懂微生物检验报告，完全理解微生物检验报告，充分利用微生物检验报告的目的，提高临床医疗的质量和水平。

本书本着学术争鸣的精神，对微生物检验与临床沟通进行探索。撰写团队由四川大学华西医院实验医学科临床微生物专业老师组成，分别是敖科萍、戴仲秋、邓杰伦、邓劲、黄学东、刘雅、罗岚、舒玲、唐思诗、王远芳、吴思颖、袁余和谢轶。然而，每一次探索必然存在不足，因此，我们怀着谦卑的心态，希望得到读者更多批评与指正。

本书由美国中华医学基金会（China Medical Board，CMB）和四川省科技厅重点研发项目（2020YFS0555）共同支持出版，在此一并致谢。

谢 轶

2021 年春于华西坝

目录

1

第一章　临床微生物检验解释报告概述

在微生物学、临床医学和工业技术的共同推动下，临床微生物检验报告越发个体化、精益化和复杂化。同时，临床医疗对微生物检验结果的需求也越来越大。面对大量复杂的检验信息以及蕴藏在检验信息之中的丰富的病原学内涵，临床医生困于将其转化为临床应用。无论是微生物检验者，还是临床医生，都需要充分理解"临床微生物检验解释报告上的信息提示着患者疾病的原因"。检验报告单是实验室和临床之间最重要的书面沟通形式。为了达到充分交流的目的，临床微生物检验解释报告的解释工作显得尤为必要。

临床微生物检验解释报告仅对标本的实验室检测结果进行有依据的合理推导，其信息为临床医生提供参考，并非直接决策医疗诊断。在信息化系统的支持下，解释报告可以做到只面向具有医学执业资格的人士开放，对不具备医学背景的非专业人士无需进行专业解释，以免引起不必要的误会。同时，报告解释工作需在有医疗需求时进行，即由医生提出需求，再由实验室给出解释。

临床微生物检验解释报告具有以下特点：①为微生物实验室规范了解释报告的样式、医嘱信息、实验室检测信息和标本检测结果的构成、内容和范围，解释了这些信息的临床含义。②为临床整理了患者的标本信息，梳理出病原结果的脉络，让临床在送检标本中体察检验结果对患者诊治的价值。③进一步阐明结果的内涵与外延，特别是分离出少见菌、罕见菌时，告知临床这些病原体的分类特点、细菌特性和临床意义。④解释报告为临床解释药敏意义，提供当下具有充分共识的用药参考，方便医生获取用药信息。⑤告之微生物检测的局限性，告知临床每一个检测都有"不足之处"，这些"不足之处"可能成为新的临床诊断的线索。

临床微生物检验解释报告在传统报告模式的基础上增加信息，使报告内容更为丰富。然而，复杂的内容也可能遮蔽重要的信息。因此，微生物检验解释报告应出现"提要"，首先给出最精要的临床信息。医生如果对检测结果比较熟悉，只需阅读"提要"即可。除报告解释外，对报告相关内容进行扩展介绍，让使用者了解相关背景知识也十分重要。本书解释报告文末加入了"扩展信息"，该内容不出现在报告正文中，仅为报告的延伸部分。在医学检验报告信息化发展中，临床微生物检验解释报告不再是平铺直叙式的报告模式，而是电子化、有层次的立体报告。重要的信息显示在首页，解释信息、扩展信息显示在后续页。这种分级别、有层次的报告是医学检验报告的发展方向。临床微生物检验解释报告模式的改变见图1-1。

临床微生物检验解释报告

姓名：LDL，性别：男，年龄：27　病人号：0000837
病人类别：住院，血液　标本种类：血液　标本编号：1711424
科别：血液内科　床号：056　送检项目：DTF
临床诊断：急性早幼粒细胞白血病　送检目的：血液培养（需氧，厌氧）

培养鉴定：
耐甲氧西林金黄色葡萄球菌（Methicillin-resistant *Staphylococcus aureus*，MRSA）生长。

培养结果解释：
患者标本共进检 2 套 4 瓶血液培养瓶均为革兰阳性球菌。培养结果显示为 MRSA。

一级解释：
革兰阳性球菌生长。报阳时间 17h，鉴定仍在进行中。

二级解释：
耐甲氧西林金黄色葡萄球菌生长。初步药敏结果见表 2-3。

表 2-3 初步药敏结果及解释

抗生素	方法	检测值(mm)	解释
苯唑西林 Oxacillin	K-B	17	耐药 (R)
庆大霉素 Gentamicin	K-B	19	敏感 (S)

三级解释：
耐甲氧西林金黄色葡萄球菌生长。耐药表型和药敏结果见表 2-4、表 2-5。

表 2-4 金黄色葡萄球菌耐药表型

检测试验	检测结果	耐药表型
头孢西丁筛选	Pos	阳性
诱导型克林霉素耐药(D 试验)	Neg	阴性

表 2-5 系统药敏结果解释

分组	抗生素	类别	方法	折点 S (μg/mL)	折点 I	折点 R	检测值 (μg/mL)	解释
A	Penicillin G 青霉素	不能报告类	MIC	≤0.12	-	≥0.25	>0.5	耐药 (R)
A	Oxacillin 苯唑西林	耐酶青霉素类	MIC	≤2	-	≥4	≥4	耐药 (R)
A	Erythromycin 红霉素	大环内酯类	MIC	≤0.5	1~4	≥8	≥8	耐药 (R)
A	Clindamycin 克林霉素	林可霉素类	MIC	≤0.5	1~2	≥4	≥8	耐药 (R)
A	Trimethoprim-Sulfamethoxazole 甲氧苄啶-磺胺甲噁唑	叶酸代谢途径抑制剂	MIC	≤2/38	-	≥4/76	≤0.5/9.5	敏感 (S)
B	Vancomycin 万古霉素	糖肽类	MIC	≤2	4~8	≥16	≤0.5	敏感 (S)
B	Linezolid 利奈唑胺	噁唑烷酮类	MIC	≤4	-	≥8	1	敏感 (S)
B	Tetracycline 四环素	四环素类	MIC	≤4	8	≥16	≥16	耐药 (R)
B	Rifampin 利福平	安沙霉素类	MIC	≤1	2	≥4	≤0.5	敏感 (S)
C	Gentamicin 庆大霉素	氨基糖苷类	MIC	≤4	8	≥16	≤0.5	敏感 (S)
C	Ciprofloxacin 环丙沙星	氟喹诺酮类	MIC	≤1	2	≥4	≤0.5	敏感 (S)
C	Levofloxacin 左氧氟沙星	氟喹诺酮类	MIC	≤1	2	≥4	≤0.12	敏感 (S)
C	Moxifloxacin 莫西沙星	氟喹诺酮类	MIC	≤0.5	1	≥2	≤0.25	敏感 (S)
U	Nitrofurantoin 呋喃妥因	硝基呋喃类	MIC	≤32	64	≥128	≤16	敏感 (S)

局限性：
实验室未常规检测对 MRSA 有效药物，结合临床进行解释。

参考建议：
社区获得性 MRSA 菌株的区别可见菌体状态表。

【扩展阅读】
金黄色葡萄球菌分离率、感染病例。2017 年中国细菌耐药监测 CHINET 数据显示，金黄色葡萄球菌在临床分离菌排第 4 位，MRSA 平均检出率 33.3%。

标本采集时间、接收时间、报告时间。报告审核者、报告者、检验者。送检实验室、联系电话。

（1）"平铺式"报告模式

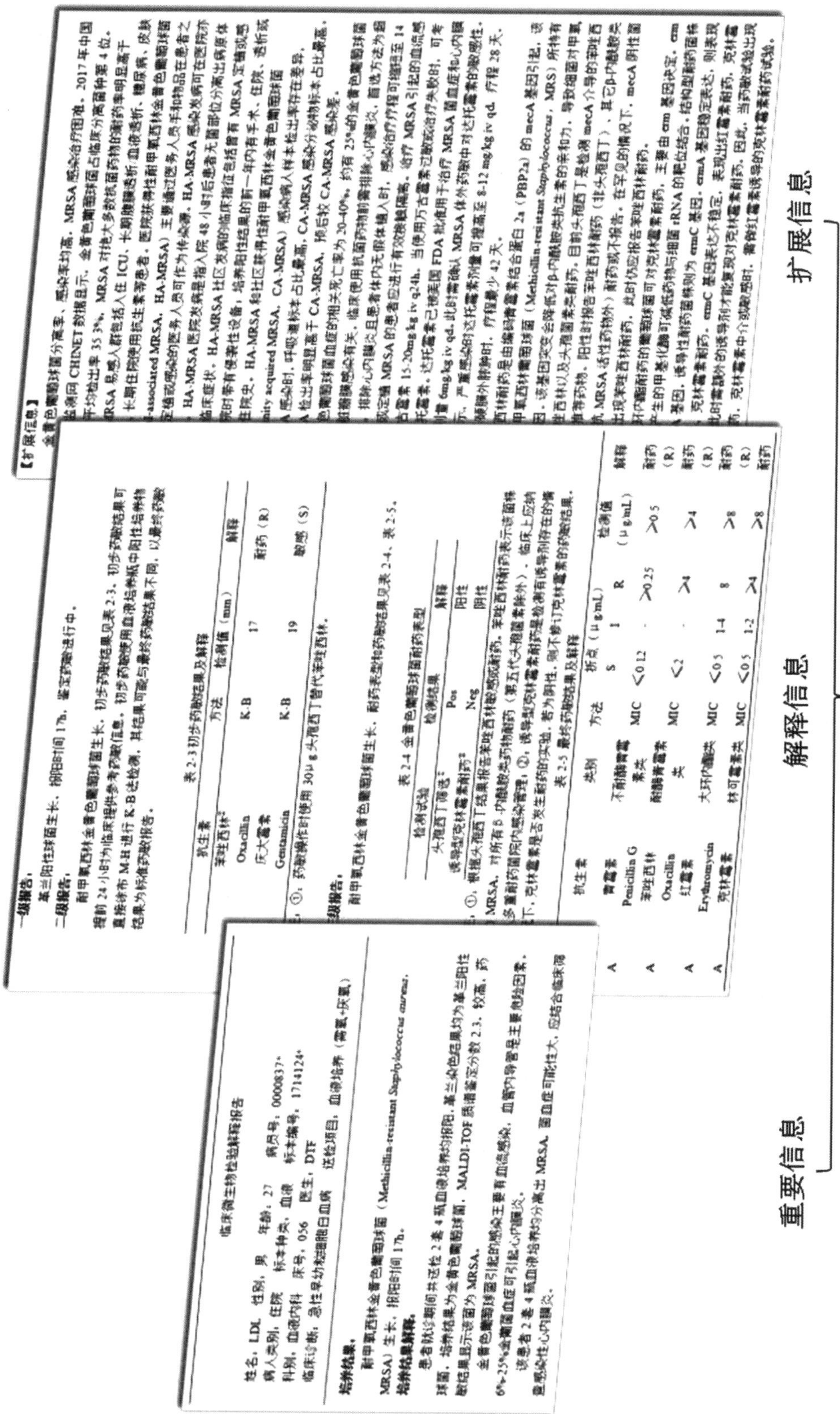

扩展信息

解释信息

重要信息

(2)分层的多级报告模式

图1-1　临床微生物检验解释报告模式的改变

临床微生物检验解释报告的内容包括临床医嘱信息、标本检测结果、结果解释、实验室检测信息和不出现在正式报告中的检测信息之外的扩展信息。临床微生物检验解释报告样式见图1-2。

临床微生物检验解释报告

姓名：XHL　性别：男　年龄（岁）：58　病员号：0017867*
科别：急诊科　床号：8　临床诊断：肺部感染　医生：CBG　患者类别：急诊
标本种类：痰液　标本编号：1707212*　送检项目：痰液培养

培养结果：
病原菌种属名称（英文名称），菌量。

培养结果解释：
适当描述患者感染特点、标本类型、检验过程、鉴定结果等。
适当介绍病原菌分类地位，感染特点，流行情况等。
从临床检验角度分析患者疾病（感染）与本次分离病原菌之间的可能关系。

病原形态：

图片1　　　　　　　　　　　图片2

图：革兰染色镜下菌体　　　图：病原菌生长形态

药敏结果解释：

表 病原菌耐药表型

检测试验①	检测结果	解释
耐药表型检测	Pos	阳性

注：①病原菌耐药表型解释。

表 病原菌药敏结果

分组②	抗生素	类别	方法	折点（μg/mL） S	I	R	检测值（μg/mL）	解释
A	氨苄西林 Ampicillin	青霉素类	MIC	≤1	2	≥4	8	耐药（R）
A	氨苄西林/舒巴坦 Ampicillin/Sulbactam	β内酰胺类复合制剂	MIC	≤2/1	-	≥4/2	2/1	敏感（S）
…… ……	……	……	……	……	……	……	…… ……	…… ……

注：①病原菌药敏解释参考标准及药敏结果解释。

病原菌天然耐药：
病原菌天然耐药情况。

局限性：
介绍在病原菌分离、生长、鉴定、药敏等过程中的局限性。

参考建议：
适当介绍病原相关检查及治疗建议。

标本采集时间 接收时间 报告时间 检验者 报告审核者 检测实验室 联系电话

【扩展信息】
病原菌及其引起疾病的其他信息。

临床医嘱信息
1. 患者信息：姓名、性别、年龄、患者唯一编号（如病历号）等；2. 申请科室；3. 标本信息：标本类型、采集时间、部位（适用时）、采集方法（适用时）；4. 临床诊断；5. 医嘱名称；6. 申请医师；7. 抗菌药物应用情况（适用时）等。

标本检测结果
1. 标本外观和标本量（适用时）；2. 制片和染色方法（适用时）；3. 染色结果（镜下形态特征和细胞学信息）；4. 染色结果附图（适用时）；5. 分级报告（适用时）；6. 分离培养方法（适用时）；7. 分离培养结果；8. 分离培养结果附图（适用时）；9. 耐药表型检测方法和结果；10. 药敏试验方法和结果等。

结果解释
1. 涂片结果解释（适用时）；2. 分离培养结果解释；3. 耐药表型和药敏结果解释；4. 天然耐药；5. 局限性（适用时）；6. 参考建议（适用时）等。

实验室检测信息
1. 标本唯一编号；2. 标本接收时间；3. 报告时间；4. 检验者姓名（签字）；5. 检测实验室和联系电话等。

扩展信息（适用时）
1. 病原分类及特征；2. 流行病学特征；3. 耐药机制；4. 治疗手段；5. 预后；6. 报告出具方式等。

图1-2 临床微生物检验解释报告样式

一、临床医嘱信息

临床医嘱信息是指临床医生通过检验申请告知检验人员患者及其标本简要的临床情况，也是检验报告反馈临床时用于核对患者身份的信息标志。明确的临床医嘱信息对临床微生物检验解释报告的选择具有至关重要的作用。临床医嘱信息应包括：①患者信息，如姓名、性别、年龄、患者唯一编号（如病历号）等；②申请科室；③标本信息，如标本类型、采集时间、采集部位（适用时，但十分重要）、采集方法（适用时）；④临床诊断；⑤医嘱名称；⑥申请医师；⑦抗菌药物应用情况（适用时）等。其中，患者姓名和患者唯一编号以及医嘱名称、申请医师是识别患者身份、医生身份的重要信息。患者的性别、年龄、科室，特别是标本采集类型、时间、部位、方法以及临床诊断、抗菌药物应用情况等信息，对于临床微生物实验室目标病原体的检测工作尤为重要。例如同样为分泌物标本，皮肤表面去定植后采集的分泌物标本和伤口清创术后采集的深部分泌物标本，其临床意义完全不同。同样，同为尿液标本，自然排尿、导管尿和穿刺尿的临床意义大不相同。尽量提供有效的临床信息，能保障临床微生物实验室检测的针对性。初步的临床诊断往往为入院诊断，但随着信息化手段的应用，临床诊断信息将实时更新。

二、标本检测结果

标本检测结果代表实验室认为该病原体可能是导致患者疾病的原因，在部分情况下，可提供体外检测的药敏信息，以预测体内用药效果。临床微生物实验室标本检测方法多样，除传统的涂片、培养、药敏试验外，还有以免疫学技术和分子生物学技术为基础的多种检测方式。因此，标本检测结果的呈现形式多样，主要内容包括标本外观和标本量（适用时）、制片和染色方法（适用时）、染色结果（镜下形态特征和细胞学信息）、染色结果附图（适用时）、分级报告（适用时）、分离培养方法（适用时）、分离培养结果、分离培养结果附图（适用时）、耐药表型检测方法和结果、药敏试验方法和结果等。

（一）标本外观和标本量

对标本外观的描述既可为下一步微生物实验室检测提供信息，又可为临床提供参考。如正常脑脊液标本应为澄清透明液体，而送检标本浑浊，甚至肉眼观察为脓性标本，其涂片或培养阳性的可能性较大。对标本外观的描述亦可为退检标本提供信息，如血液培养瓶破裂或发生凝血时应退检此标本并加以描述。

标本量直接影响微生物实验室检测结果的阳性率。如血液培养标本采集过多或过少的血量都将影响血液培养结果。检测并报告血液培养瓶中的采血量对提高血液培养检测阳性率有帮助。然而需要注意的是，对于血液培养瓶中过多或过少的采血量，应只报告临床采血量超量或不足，不应退检标本。

（二）制片和染色方法

在报告中注明制片方法有助于临床理解报告内容。如清亮的体液标本（脑脊液等）应使用细胞离心甩片浓缩后制备涂片。若实验室无细胞离心甩片机，可使用普通离心机进行离心（1500~2500g，10分钟），弃上清液，剩余0.5~1.0mL沉淀，充分混匀用于涂片检测。当标本较浓，呈血性或胶冻样外观时，可以直接涂片，不用离心，但涂片尽量薄，否则难以镜下观察。

大多数微生物是无色透明的，染色是利用染料使病原体着色而便于观察的方法。经典的染色方法沿用至今，如革兰染色、抗酸染色、荧光染色、鞭毛染色、芽孢染色、墨汁荚膜染色等。临床常用的方法是革兰染色、抗酸染色和墨汁荚膜染色。细菌染色和显微镜检查不仅可以让人迅速了解标本中有无病原体，而且可根据其形态和着色性进行初步分类，为临床经验性用药和进一步鉴定、药敏试验提供依据。

（三）细胞学评估

标本的细胞学评估是考察标本质量（特别是呼吸道标本质量）的重要依据，也为培养和药敏试验的准确性提供信息。对呼吸道标本进行革兰染色发现大量上皮细胞而无白细胞，可判断标本不是来自下呼吸道。拒收此标本时尽快联系临床医生，说明拒收原因，要求重新采集合格标本，同时填写记录。痰标本革兰染色低倍镜视野下白细胞<10个/LP，上皮细胞>25个/LP，为不合格标本，不宜继续做培养；革兰染色低倍镜视野下白细胞>25个/LP，上皮细胞<10个/LP，则视为合格标本，可进一步处理。

（四）染色结果

微生物形态学检查结果对临床早期诊断和早期治疗有十分重要的意义。革兰染色根据病原菌细胞壁结构（肽聚糖层结构和厚度），利用细胞壁抵抗乙醇脱色能力的差异，将细菌分为紫色的革兰阳性菌（G+）和红色的革兰阴性菌（G−）。两类染色性与细菌形态，如球形、杆状、螺旋形等被共同描述，如革兰阳性球菌、革兰阴性杆菌等，形成微生物的基础分类。抗酸染色：利用分枝杆菌细胞壁内含有大量脂质包围在肽聚糖外部，一般不易着色，经过加热和延长染色时间才能促使其着色。同时，分枝杆菌中的分枝菌酸一旦与染料结合，不易被酸性脱色剂脱色。因此，分枝杆菌抵抗盐酸乙醇脱色而呈红色，标本其他部分不能抵抗盐酸乙醇脱色，而被亚甲蓝复染呈蓝色。墨汁荚膜染色是一种负染色，即背景着色而病原菌本身不着色，常用于隐球菌检查。

（五）分级报告

临床微生物检验流程较长，分级报告可分阶段为临床提供感染病原体信息。分级报告常用于血液培养。传统血液培养分三级报告：一级报告为血液培养瓶报阳时，进行涂片革兰染色镜检，报告临床镜检结果并进行分离培养。二级报告为中期报告，将血液培养报阳瓶中液体抽取 4 滴或 $100 \sim 150 \mu L$，涂布于 M−H（Mueller-Hinton）琼脂平板上（可根据特殊病原菌选用特殊平板）用 K−B（Kirby-Bauer）法进行药敏试验，定时观察药敏结果，综合判断后作为二级报告初步报告临床。有学者提出为更好地控制二级报告发生极重大错误、重大错误、微小错误的风险，利用报阳后转种培养基，分离培养 5 小时，挑取小菌落，配成 0.5 麦氏浓度单位（McFarland，MCF）的菌悬液，涂布平板，用 K−B 法进行药敏试验，形成二级报告。二级报告药敏结果可提前 24 小时为临床提供参考信息，然而可能会出现二级报告药敏结果与三级报告药敏结果不符的情况，此时应以三级报告药敏结果为准。三级报告为最终报告。挑取报阳转种后的纯培养菌落，进行革兰染色，若与一级报告不符立即通知临床，相符时进行病原菌鉴定及药敏试验，上报最终报告。MALDI−TOF MS 直接鉴定血液培养阳性瓶的方案日趋成熟，在传统的三级报告基础上可增加报告次数，形成多级报告。随着 MALDI-TOF MS、全自动微生物检测流水线以及信息系统的推广应用，微生物检验正在向多级报告模式发展。

（六）分离培养方法

根据待检标本性质、培养目的及所选用培养基种类选择分离培养方法。实验室常用培养基有血琼脂平板（Blood agar plate，BAP）、巧克力色血琼脂平板（Chocolate blood agar plate，CAP）（含/无万古霉素）、SS（Salmonella Shigella）琼脂平板、麦康凯（MacConkey，MAC）琼脂平板、伊红亚甲蓝（Eosin methylene blue，EMB）琼脂平板、沙氏葡萄糖琼脂（Sabourauad dextrose agar，SDA）平板或斜面等。常用接种方法有划线分离法、斜面接种法、穿刺接种法、液体接种法、涂布平板法以及倾注平板法。划线分离法包括连续划线分离、分区划线分离和棋盘划线分离，斜面接种法主要用于长时间培养以及观察生长颜色变化，穿刺接种法有利于观察病原菌动力，液体接种法多用于增菌，涂布平板法用于药敏试验中的 K-B 检测，倾注平板法可对标本进行菌落计数。全自动培养仪，如全自动血液培养仪、全自动增菌仪、全自动分枝杆菌培养仪、全自动微生物检测流水线等大大提高了培养工作的自动化程度。当有病原菌生长时，代谢过程中产生的颜色反应或通透性改变，经仪器扫描分析处理，被绘制成生长曲线，可用于判断阴/阳性。近年来，全自动微生物检测流水线的应用使微生物分离培养实现了自动化、标准化。目前，全自动微生物检测流水线实现的功能主要包括自动识别接种、分离划线、轨道传输、自动培养、拍照记录等，尚在开发的模块包括挑取菌种、MALDI-TOF MS 靶板制备、药敏操作、图像识别等。全自动微生物检测流水线的应用为临床微生物实现智慧化奠定了基础。

（七）分离培养结果

在临床微生物实验室内部，记录分离培养结果和报告分离培养结果常常分开进行，因此分离培养结果呈现在工作单（记录）和正式报告单（报告）中。工作单可根据每个实验室需求而制定。目前实验室信息系统已在大多数医院应用，因此电子化的记录方式十分普遍。工作单上可呈现镜检结果、菌落外观、溶血情况、菌落数量、菌落状态（纯菌落或混丛菌落）、生化试验以及 MALDI-TOF MS 鉴定结果、自动化仪器药敏结果、手工药敏结果等多项信息。正式报告单则可呈现送检标本类型、生长情况、菌落数量、涂片镜检、病原形态、鉴定结果、耐药表型、药敏结果、结果解释、天然耐药、局限性、参考建议等。

（八）鉴定方法

传统鉴定方法主要依靠病原菌生化代谢反应，耗时费力，鉴定效率不高。API 鉴定系统预制了多种生化反应，通过判读和计算机分析，最后用鉴定百分率表示每种细菌的可能性。全自动鉴定药敏仪的出现使微生物鉴定工作效率得到很大提高。全自动鉴定药敏仪采用数码鉴定原理，每个鉴定卡包含多项生化反应，每三个反应为一组，间隔一定时间对各反应孔进行扫描。当生长对照孔透光率达到终点阈值时，鉴定卡完成反应，计算数字编码给鉴定结果打分。同时，通过药敏孔的透光率进行药敏结果判断。MALDI－TOF MS 将样品与基质混合点加在靶板上，形成蛋白结晶，用激光激发蛋白晶体赋予电荷，经过真空管道飞行，分离带电荷的蛋白，获得蛋白图谱，再将图谱与已知数据库比较，从而鉴定菌株。分子生物学技术日益广泛地应用于鉴定病原菌，提高了病原诊断的灵敏度和特异性。16S rRNA 基因是细菌染色体上编码 16S rRNA 相对应的 DNA 序列，在结构与功能上具有种水平的高度保守性，因此经过 PCR 扩增、DNA 测序、序列比对等步骤，根据待测菌株序列差异可进行鉴定。16S rRNA 基因测序是细菌鉴定中的金标准，此外，常用于测序鉴定的基因还包括 *rpoB*（分枝杆菌、布鲁菌）、*hsp* 65（分枝杆菌）等。真菌鉴定往往利用内源转录间隔区（Internally transcribed spacer，ITS）序列。ITS 序列位于真菌 5.8S rRNA、18S rRNA 和 28S rRNA 基因之间，有多区段，临床常用 ITS1、ITS2、ITS3、ITS4。近年来发展起来的宏基因组新一代测序技术（Metagenomics next-generation sequencing，mNGS），可直接从标本中测定所有 DNA 或 RNA 序列，利用生物信息学技术除去人源序列，得到病原序列，缩短了寻找病原菌的时间。随着测序通量、速度和深度的增加，加之比对数据库不断壮大，能发现的微生物越来越多。测序技术的发展将为感染性疾病诊治带来革命性变化，同时如何解读测序结果已成为临床和实验室的新兴关注点。

（九）耐药表型检测方法和结果

微生物耐药表型检测是通过抗菌药物体外敏感性试验结果或微生物耐药基因表达产物检测结果，对微生物可能表现出的耐药性进行推测。耐药表型检测主要在细菌中进行，常包括 β-内酰胺酶检测、超广谱 β-内酰胺酶检测、碳青霉烯酶检测、耐甲氧西林葡萄球菌检测、诱导型克林霉素耐药葡萄球菌检测、高水平氨基糖苷类耐药肠球菌检测等。细菌耐药表型检测方法应参考相关指南，采用公认的标准方法。检测结果与培养和药敏试验同步，可为临床提供感染和用药治疗信息。在检验解释报告中将耐药表型检测结果与药敏结果分别报告，有助于提示临床特殊耐药菌感染。

（十）药敏试验方法和结果

药敏试验是指在体外测定抗菌药物抑制或杀灭微生物的能力。常用的药敏试验包括纸片琼脂扩散法（K－B）、稀释法（肉汤稀释法和琼脂稀释法）、E-test 法（Epsilometer test）和自动化微量肉汤稀释法。做药敏试验时需要合格临床标本中分离且培养结果为纯菌落的病原菌。K－B 的计量单位为毫米（mm），稀释法和 E-test 法的计量单位为 $\mu g/mL$。药敏试验中抗菌药物的选择需考虑抗菌谱、病原菌的种属、特殊耐药机制、药代/药效动力学、流行病学、代表性药物、体内外的不同效应。药敏折点用于判断菌株对抗菌药物的敏感性和耐药性。最低抑菌浓度（Minimal inhibitory concentration，MIC）指抑制病原菌可见生长的最低药物浓度。需注意的是，病原菌对同一种药物的 MIC 值越小，用药治疗预期越好，但不同抗菌药物之间 MIC 值无可比性。此外，自动化微量肉汤稀释法受到药敏卡板孔位的限制，所得结果往往不是病原菌真正的 MIC 值，而是 MIC 范围。制定药敏折点时需要综合考虑多方面证据，如野生株和流行株的 MIC 分布、病原菌耐药机制、药代/药效动力学、病原菌 MIC 分布与临床预后关系，以及给药剂量、途径和适应证。少见菌、罕见菌的药敏折点证据不足，往往用流行病学折点（Epidemiological cut-off values，ECV）代替。

药敏结果可预测抗菌药物的临床治疗效果，帮助临床医生合理选用抗菌药物，为医院药品管理部门采购药物提供依据；同时，还能监测耐药性的发生发展，是卫生管理部门掌握耐药菌流行趋势的基础。由于药敏试验的影响因素复杂，所以审核药敏结果时应注意：①不可能的结果（如天然耐药的抗生素，药敏结果为敏感）；②需要修正的结果（如葡萄球菌青霉素敏感，应加做试验）；③菌株对某种抗生素没有折点，如果出现"非敏感"，则应确保质控在控，保存菌株，待有折点后再验证。药敏试验为体外模拟测定，不能完全反映药物体内代谢情况，因此药敏结果仅作为用药参考。

通常情况下，体外药敏耐药，预示体内用药失败，而体外药敏敏感，预示体内用药成功的可能性大。病原菌体外药敏敏感而治疗失败时，往往考虑以下几点因素：①可能不是真正的致病菌；②可能有未发现、未清除的感染病灶；③需要改善患者全身情况、营养条件和免疫力；④细菌本身因素（如诱导耐药、生物膜形成）；⑤感染部位的药代/药效动力学。

三、结果解释

传统临床微生物检验解释报告较为简单，仅列出菌种名称和药敏结果。然而，随着感染性疾病诊治和检测技术的发展，越来越多的新现、再现病原体出现，加上体外药敏中专业化术语也越来越复杂，临床对微生物检验解释报告的疑惑越来越多，因此有必要对检验结果进行解释。检验结果解释不能脱离患者情况、标本性质、检测过程、药物资料以及流行病学资料。进行结果解释，首先要了解特定病原体引起疾病的特征，才能对其临床意义进行初步判断。其次，需要了解病原体分类学地位，清晰的分类学描述是正确理解鉴定结果的第一步。准确进行抗菌药物敏感性试验并对其方法、结果和内容进行描述，使临床使用起来更加清晰。结果解释应以患者标本为分析对象，尽量全面掌握临床信息，对病原体综合分析，对检验方法、临床意义和注意事项进行阐述。最后，在结果解释中还需注意突出重点，将最重要的结果清晰明了地展示给临床。切不可因解释文字遮掩了主要内容，可利用电子化手段对临床微生物检验解释报告进行合理的排版设计。

四、实验室检测信息

实验室检测信息主要包括标本唯一编号、标本接收时间、报告时间、检验者姓名（签字）、检测实验室和联系电话等。这些信息是检验科检测记录的重要内容，便于进行清晰的梳理、查找、存放和回顾，体现了临床检验工作中记录方式的严谨性；同时，可以帮助临床了解检验解释报告的时间流程和联系方式，加强临床理解与沟通。

五、扩展信息

除实验室检测信息外，尚有大量疾病和病原体信息需要医务人员了解。扩展信息主要包括病原分类及特征、流行病学特征、耐药机制、治疗手段、预后、报告出具方式等。感染表现与病原体之间常存在特定或模糊的关系，不同种类的病原体，基因背景和生物学表型的差异引起感染性疾病的差异。明确病原分类及特征对鉴定病原体、了解病原体种属特征、梳理病原体关系、建立结构化的认识有重要意义。病原体种属特征是进行临床微生物鉴定、药敏试验需要掌握的重要信息，包括染色性质、菌体形态、生长特点、药敏选择、遗传背景等。个体感染表现的差异常与病原体种类和感染部位有关，不同病原体感染同一部位可能表现出相似症状。群体感染时，会形成流行病学特征。感染病原体、传播途径和易感人群的特征是制定防控策略的科学依据。寻找感染性疾病病原体，其意义不仅在于诊断，更在于治疗。感染性疾病治疗方案包括治疗药物（主要是抗生素）的作用机制和合理化使用，还包括清除感染灶、维持代谢平衡、激发免疫力等多个方面。随着科学技术不断进步，测序、质谱、纳米、人工智能等新技术在临床微生物检验中不断得到应用，推动微生物检验飞速发展。密切关注这些新兴变革，有助于为感染性疾病诊治提供更优质的服务。

（谢轶　黄学东）

第二章　革兰阳性球菌

临床标本中常分离的革兰阳性球菌为葡萄球菌、链球菌和肠球菌。葡萄球菌在自然界广泛分布，人和动物皮肤黏膜上常定植，病理状态下可引起浅部组织感染（如脓疱病、毛囊炎、伤口感染、疖、痈等）、深部组织感染（如脓肿、乳腺炎、蜂窝织炎、骨髓炎、心内膜炎等），还可引起菌血症、食物中毒、中毒性休克综合征、烫伤样皮肤综合征等。临床上常以是否产血浆凝固酶将葡萄球菌分为凝固酶阳性葡萄球菌（Coagulase positive *Staphylococcus*）和凝固酶阴性葡萄球菌（Coagulase negative *Staphylococcus*）。金黄色葡萄球菌是凝固酶阳性葡萄球菌的代表，亦是人类重要的条件致病菌，可引起社区和医院的多种感染。凝固酶阴性葡萄球菌是人体皮肤黏膜正常菌群，但也可引起感染，多为医院感染。临床标本中常见的凝固酶阴性葡萄球菌包括表皮葡萄球菌（*S. epidermidis*）、人葡萄球菌（*S. hominis*）、溶血葡萄球菌（*S. heamolyticus*）、中间葡萄球菌（*S. intermedius*）等。革兰阳性球菌中的微球菌在染色性、触酶及细菌形态上和葡萄球菌较为相似，容易混淆。微球菌主要定植在人和哺乳动物的皮肤表面，以藤黄微球菌最为常见，一般不致病，血液培养中单瓶检出藤黄微球菌应考虑污染。

链球菌种类较多，分布广泛，有些菌种毒力强，致病力强，有些则是正常菌群，栖居在宿主呼吸道、消化道及泌尿生殖道等部位。根据血琼脂平板上的溶血现象，链球菌可分为甲型（α或草绿色）溶血链球菌、乙型（β或透明）溶血链球菌和丙型（γ）不溶血链球菌。α溶血链球菌主要包括肺炎链球菌和草绿色链球菌。肺炎链球菌是大叶性肺炎、支气管炎的病原菌，还可引起脑膜炎、中耳炎、败血症等。荚膜在肺炎链球菌细菌侵袭力方面起重要作用，溶血酶、神经氨酸酶也是重要的毒力因子。草绿色链球菌是口腔、消化道、泌尿生殖道的正常菌群。草绿色链球菌可分5个群，分别是唾液链球菌群（*S. salivarius* group）、缓症链球菌群（*S. mitis* group）、变异链球菌群（*S. mutans* group）、咽峡炎链球菌群（*S. anginosus* group）和牛链球菌群（*S. bovis* group）。该类菌群可引起亚急性心内膜炎，血流感染中分离出该类菌时需要仔细寻找患者心内膜炎证据。β溶血链球菌包括化脓链球菌（常被认为是致病菌）、无乳链球菌、停乳链球菌及多种动物源性致病菌。除溶血链球菌外，根据 Lancefield 抗原血清分型，链球菌可分为 A、B、C、D 等多群，对人类致病的主要为 A、B 群。A 群抗原可见于化脓链球菌、停乳链球菌及咽峡炎链球菌群的某些种。化脓链球菌能产多种毒素，包括链球菌溶素 O 和 S、红疹毒素、M 蛋白等，引起急性咽炎、丹毒、脓疱病、心内膜炎、脑膜炎、猩红热等。B 群抗原仅限于无乳链球菌，因此临床上常将两者等同。B 群链球菌定植于女性生殖道，可导致新生儿感染，是引起新生儿败血症和脑膜炎的常见菌，也可引起子宫内膜炎、肾盂肾炎、糖尿病、泌尿生殖道功能失调等。

肠球菌常定植于人、动物的肠道和女性生殖道，为医院感染重要病原菌。临床标本中常见的肠球菌有粪肠球菌（E. *faecalis*）、屎肠球菌（E. *faecium*）、鸟肠球菌（E. *avium*）、鹑鸡肠球菌（E. *gallinarum*）、铅黄肠球菌（E. *casseliflavus*）、浅黄肠球菌（E. *gilvus*）等。作为条件致病菌，肠球菌能引起人体多种感染，主要感染部位包括尿道、血液、心内膜、腹腔等，也可引起植入设备相关感染。

本章主要介绍常见革兰阳性球菌的检验解释报告，包括球菌、链球菌及肠球菌，涵盖不同标本类型、不同耐药表型等内容。

一、金黄色葡萄球菌 MSSA 痰液

临床微生物检验解释报告

姓名：DYQ 性别：女 年龄（岁）：79 病员号：0000473＊
科别：呼吸科 床号：03 临床诊断：肺癌
医生：SKL 患者类别：住院
标本编号：1801131＊ 标本种类：痰液 送检项目：痰液培养

培养结果：
甲氧西林敏感金黄色葡萄球菌（Methicillin sensitive *Staphylococcus aureus*，MSSA）混丛，较多。

培养结果解释：
患者就诊期间送检痰标本多次，痰标本质量较好（白细胞＞25 个/LP，鳞状上皮细胞＜10 个/LP）。痰涂片镜下结果显示，较多革兰阳性球菌，且与白细胞相关度高。培养出革兰阳性球菌，经 MALDI－TOF MS 鉴定为金黄色葡萄球菌，分数 2.1，较高。药敏结果为 MSSA。

约 50％的人群长期或间断携带金黄色葡萄球菌。肺部感染此菌可引起获得性肺炎、脓毒性肺栓塞，皮肤组织感染此菌可引起脓肿、蜂窝织炎、毛囊炎，其他部位感染此菌可引起乳腺炎、骨髓炎、毒素相关性胃肠炎等。

多次从患者合格痰标本中分离出该菌，请结合临床考虑其意义。

药敏结果解释：
金黄色葡萄球菌耐药表型见表 2－1，药敏结果及解释见表 2－2。

表 2－1 金黄色葡萄球菌耐药表型

检测试验	检测结果	解释
头孢西丁筛选①	Neg	阴性
诱导型克林霉素耐药②	Pos	阳性

注：①—根据头孢西丁筛选试验结果报告苯唑西林敏感或耐药。头孢西丁筛选试验阴性，即苯唑西林敏感，表明该菌为 MSSA，可用对β－内酰胺酶稳定的青霉素、β－内酰胺酶类复合制剂、头孢菌

素和其他 β—内酰胺酶类抗生素治疗。②—诱导型克林霉素耐药是指在诱导剂存在时，检测克林霉素是否发生耐药的试验。阳性菌株的克林霉素修正为耐药，但对于某些病例，克林霉素可能仍有效。

表 2-2　金黄色葡萄球菌药敏结果及解释

分组①	抗生素	类别	方法	折点（μg/mL）			检测值（μg/mL）	解释
				S	I	R		
A	青霉素 Penicillin G	不耐酶青霉素类	MIC	≤0.12	—	≥0.25	≥0.5	耐药（R）
A	苯唑西林 Oxacillin	耐酶青霉素类	MIC	≤2	—	≥4	0.5	敏感（S）
A	红霉素 Erythromycin	大环内酯类	MIC	≤0.5	1～4	≥8	≥8	耐药（R）
A	克林霉素 Clindamycin	林可霉素类	MIC	≤0.5	1～2	≥4	≥8	耐药（R）
A	甲氧苄啶—磺胺甲噁唑 Trimethoprim-Sulfamethoxazole	叶酸代谢途径抑制剂	MIC	≤2/38	—	≥4/76	≤0.5/9.5	敏感（S）
B	万古霉素 Vancomycin	糖肽类	MIC	≤2	4～8	≥16	1	敏感（S）
B	利奈唑胺 Linezolid	噁唑烷酮类	MIC	≤4	—	≥8	2	敏感（S）
B	四环素 Tetracycline	四环素类	MIC	≤4	8	≥16	≥16	耐药（R）
B	利福平② Rifampicin	安沙霉素类	MIC	≤1	2	≥4	≤0.5	敏感（S）
C	庆大霉素 Gentamicin	氨基糖苷类	MIC	≤4	8	≥16	≤0.5	敏感（S）
C	环丙沙星 Ciprofloxacin	氟喹诺酮类	MIC	≤1	2	≥4	1	敏感（S）
C	左氧氟沙星 Levofloxacin	氟喹诺酮类	MIC	≤1	2	≥4	0.5	敏感（S）
C	莫西沙星 Moxifloxacin	氟喹诺酮类	MIC	≤0.5	1	≥2	≤0.25	敏感（S）
U	呋喃妥因 Nitrofurantoin	硝基呋喃类	MIC	≤32	64	≥128	≤16	敏感（S）

注：①—药敏分组和折点参考 CLSI M100。A—常规试验并常规报告的药物。B—临床上重要，但选择性报告的药物。C—有临床需求或补充的抗菌药物。U—仅用于或主要用于治疗泌尿道感染（UTIs）的药物。②—利福平不能单独用于抗菌治疗。

金黄色葡萄球菌天然耐药：
氨曲南、多黏菌素 B/E、萘啶酸。
局限性：
痰液常受到口腔和咽喉部定植菌污染，患者是否由该菌引起感染尚需更多临床判断。

参考建议：

相关指南①中治疗 MSSA 首选苯唑西林，备选万古霉素（分 2～3 次给药）或利奈唑胺。

标本采集时间 标本接收时间 报告时间 检验者 审核者 检测实验室 联系电话

【扩展信息】

金黄色葡萄球菌，简称金葡菌，广泛存在于自然界。金葡菌是葡萄球菌属中引起人类和动物疾病最常见的病原菌，部分人可长期或间断携带。该菌主要分布于人前鼻孔，可通过鼻前庭转移到皮肤和身体其他部位，因此感染时鼻前庭作为感染源扮演着重要角色。近年来，研究发现社区获得性甲氧西林敏感金黄色葡萄球菌（Comnunity acquired methicillin sensitive *Staphylococcus aureus*，CA-MSSA）的主要传播途径是直接或间接人际传播，动物也可成为重要传染源。

金葡菌可产生多种分泌型毒力因子，如 P-V 杀白细胞素（Panton-valentine leukocidin，PVL）、可溶性调控蛋白（Phenol-soluble modulin，PSM）、溶血毒素（Haemolysin，HL）、毒性休克综合征毒素（Toxic shock syndrome toxin-1，TSST-1）、黏附素、血浆凝固酶等。金葡菌是重要的医院获得性感染病原菌，可通过多位点序列分型（Multilocus sequence typing，MLST）进行同源性研究。该菌导致的疾病可分为毒素性和化脓性两类，包括皮肤软组织感染（Skin and soft tissue infections，SSTIs）、全身感染、器官感染和异物相关感染（Foreign body-related infections，FBRIs）。其中 SSTIs 是最常见的社区获得性感染，感染范围包括浅部组织，如皮肤、伤口、汗腺等，以及深部组织，如肺、乳腺、骨髓、关节等。任何部位的金葡菌感染均可入血，导致菌血症，未发生皮肤破损的运动伤中亦有金葡菌感染报道。

突变导致部分金葡菌菌落产生变异，其特点是小、无溶血、无色素，被命名为小菌落变异型（Small colony variants，SCVs）。SCVs 对营养条件要求高，在富含氯、铁、甲萘醌或胸苷的血琼脂培养基及 CO_2 环境下可恢复正常菌落形态。小菌落变异株可引起患者长期、持久和反复感染，其菌落特点难与凝固酶阴性葡萄球菌区分，易漏检（附录图 1、图 2）。

万古霉素为抑菌剂，缺乏杀菌作用，使用万古霉素治疗 MSSA 引起的严重感染时，与 β-内酰胺酶类抗生素比较，未见明显获益，β-内酰胺酶类抗生素对降低死亡率作用更明显。治疗 MSSA 引起的肺部感染，抗菌药物选择可参考治疗该菌菌血症的用药方案。分布于肺部的达托霉素会被肺泡表面活性物质灭活，故达托霉素不能用于治疗葡萄

---

① Karen C. Carroll, Michael A. Pfaller. 临床微生物学手册［M］. 12 版. 王辉，马筱玲，钱渊等，译. 北京：中华医学电子音像出版社，2021. David N. Gilbert. 热病-桑福德抗微生物治疗指南［M］. 新译 48 版. 范洪伟，译. 北京：中国协和医科大学出版社，2019. John G. Bartlett，Paul G. Auwaerter，Paul A. Pham. 感染性疾病的诊断与治疗 ABX 指南［M］. 2 版. 马小军，徐英春，刘正印，译. 北京：科学技术文献出版社，2012. Dennis L. Kasper，Anthony S. Fauci. 哈里森感染病学英文［M］. 3 版. 胡必杰，潘珏，高晓东，译. 上海：上海科学技术出版社，2019.

球菌肺部感染。呼吸道分离的葡萄球菌不应报告达托霉素。MSSA 对大多数非 β-内酰胺酶类抗菌药物亦敏感，其中对氨基糖苷类敏感时，需联合其他敏感药物一同使用。肺部感染者治疗时间取决于病情严重程度，大多数呼吸机相关性肺炎治疗需 8 天，坏死性肺炎治疗时间更长，一般超过 2 周，肺炎伴菌血症者疗程至少 2 周。

大多数金葡菌对青霉素表现为耐药，少数为敏感。2020 年中国细菌耐药监测网（CHINET）数据显示，15946 株 MSSA 对青霉素耐药率为 88.5%。实验室分离出青霉素敏感菌株时，应用 CLSI 推荐的头孢硝噻吩试验和边缘试验确证其是否产 β-内酰胺酶。头孢硝噻吩试验为显色头孢菌素法，是目前实验室检测青霉素酶最常用的方法。其原理是待测菌产生的青霉素酶水解头孢硝噻吩的 β-内酰胺环，产生由黄变红的颜色变化。主要操作为在无菌水湿润后的头孢硝噻吩纸片上涂布待测菌，观察其颜色变化。产生红色者为青霉素酶阳性。边缘试验按标准 K-B 进行操作，以 0.5 个麦氏浓度单位菌悬液均匀涂布 M-H 琼脂平板，将青霉素纸片贴于平板正中间，35℃培养 16~18 小时后观察结果。青霉素纸片抑菌圈周围出现边缘模糊或沙滩样，表示 β-内酰胺酶阴性，即该菌对青霉素敏感。青霉素纸片抑菌圈周围出现刀削般或绝壁样，表示 β-内酰胺酶阳性，该菌对青霉素耐药（附录图 3、图 4）。

对临床要求使用青霉素治疗的严重感染，实验室应同时对此菌株做 MIC 试验和 β-内酰胺酶检测，以缩短报告时间。若头孢硝噻吩试验显示待测菌 β-内酰胺酶阳性，则修正青霉素为耐药。若 β-内酰胺酶阴性，则需加做边缘试验。苯唑西林耐药的葡萄球菌，则报告青霉素耐药或者不报告该药。葡萄球菌在青霉素"敏感"时的检测流程见图 2-1。

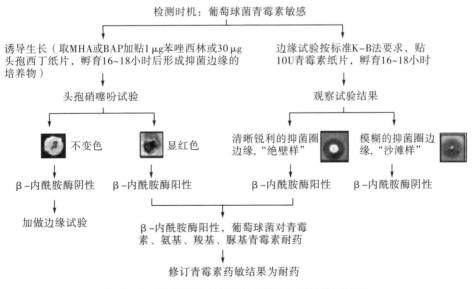

图 2-1 葡萄球菌在青霉素"敏感"时的检测流程

二、金黄色葡萄球菌 MRSA 血液

临床微生物检验解释报告

姓名：LDL 性别：男 年龄（岁）：27 病员号：0000837＊

科别：血液内科 床号：056 临床诊断：急性早幼粒细胞白血病

医生：DTF 患者类别：住院

标本编号：1714124＊ 标本种类：血液 送检项目：血液培养（需氧＋厌氧）

培养结果：

耐甲氧西林金黄色葡萄球菌（Methicillin resistant *Staphylococcus aureus*，MRSA）生长，报阳时间 17 小时。

培养结果解释：

患者就诊期间送检 2 套血液培养均报阳，革兰染色结果均为革兰阳性球菌，培养结果为金黄色葡萄球菌，MALDI－TOF MS 鉴定分数 2.3，较高。药敏结果显示该菌为 MRSA。

金黄色葡萄球菌引起的感染主要为血流感染，血管内导管是其主要危险因素。6%～25%的金黄色葡萄球菌菌血症可引起心内膜炎。

该患者 2 套血液培养均分离出 MRSA，菌血症可能性大，应结合临床筛查感染性心内膜炎。

一级报告：

革兰阳性球菌生长，报阳时间 17 小时，鉴定药敏试验进行中。

二级报告：

耐甲氧西林金黄色葡萄球菌生长，初步药敏结果及解释见表 2－3。初步药敏结果可提前 24 小时为临床提供参考信息。初步药敏试验使用血液培养瓶中阳性培养物直接涂布 M－H 琼脂平板进行 K－B 检测，其结果可能与最终药敏结果不同，以最终药敏结果为标准药敏报告。

表 2－3 金黄色葡萄球菌初步药敏结果及解释

抗生素	方法	检测值（mm）	解释
苯唑西林① Oxacillin	K－B	17	耐药（R）
庆大霉素 Gentamicin	K－B	19	敏感（S）

注：①—药敏试验操作时使用 30μg 头孢西丁替代苯唑西林。

三级报告：

耐甲氧西林金黄色葡萄球菌生长，耐药表型及解释见表 2－4，最终药敏结果及解释见表 2－5。

表2-4 金黄色葡萄球菌耐药表型及解释

检测试验	检测结果	解释
头孢西丁筛选①	Pos	阳性
诱导型克林霉素耐药②	Neg	阴性

注：①—头孢西丁筛选试验阳性，即苯唑西林耐药，表示该菌株为MRSA，对所有β—内酰胺酶类药物耐药（第五代头孢菌素除外），应纳入多重耐药菌感控管理。②—诱导型克林霉素耐药是检测有诱导剂存在的情况下，克林霉素是否发生耐药的试验，若为阴性，则不修订克林霉素的药敏结果。

表2-5 金黄色葡萄球菌最终药敏结果及解释

分组①	抗生素	类别	方法	折点（μg/mL） S	I	R	检测值（μg/mL）	解释
A	青霉素 Penicillin G	不耐酶青霉素类	MIC	≤0.12	—	≥0.25	≥0.5	耐药（R）
A	苯唑西林 Oxacillin	耐酶青霉素类	MIC	≤2	—	≥4	≥4	耐药（R）
A	红霉素 Erythromycin	大环内酯类	MIC	≤0.5	1～4	≥8	≥8	耐药（R）
A	克林霉素 Clindamycin	林可霉素类	MIC	≤0.5	1～2	≥4	≥8	耐药（R）
A	甲氧苄啶—磺胺甲噁唑 Trimethoprim-Sulfamethoxazole	叶酸代谢途径抑制剂	MIC	≤2/38	—	≥4/76	≤0.5/9.5	敏感（S）
B	万古霉素 Vancomycin	糖肽类	MIC	≤2	4～8	≥16	≤0.5	敏感（S）
B	利奈唑胺 Linezolid	噁唑烷酮类	MIC	≤4	—	≥8	1	敏感（S）
B	四环素 Tetracycline	四环素类	MIC	≤4	8	≥16	≥16	耐药（R）
B	利福平② Rifampicin	安沙霉素类	MIC	≤1	2	≥4	≤0.5	敏感（S）
C	庆大霉素 Gentamicin	氨基糖苷类	MIC	≤4	8	≥16	≤0.5	敏感（S）
C	环丙沙星 Ciprofloxacin	氟喹诺酮类	MIC	≤1	2	≥4	≤0.5	敏感（S）
C	左氧氟沙星 Levofloxacin	氟喹诺酮类	MIC	≤1	2	≥4	≤0.12	敏感（S）
C	莫西沙星 Moxifloxacin	氟喹诺酮类	MIC	≤0.5	1	≥2	≤0.25	敏感（S）
U	呋喃妥因 Nitrofurantoin	硝基呋喃类	MIC	≤32	64	≥128	≤16	敏感（S）

注：①—药敏分组和折点参考CLSI M100。A—常规试验并常规报告的药物。B—临床上重要，但选择性报告的药物。C—有临床需求或补充的抗菌药物。U—仅用于或主要用于治疗泌尿道感染（UTIs）的药物。②—利福平不能单独用于抗菌治疗。

金黄色葡萄球菌天然耐药：

氨曲南、多黏菌素 B/E、萘啶酸。苯唑西林耐药的金黄色葡萄球菌对其他 β-内酰胺酶类抗菌药物也耐药，包括青霉素类、头孢菌素类和碳青霉烯类，具有抗 MRS 活性的头孢菌素除外。

局限性：

实验室未常规对 MRSA 进行耐药基因（mecA）检测。

参考建议：

多部指南指出 MRSA 菌血症伴或不伴心内膜炎，治疗药物可选择万古霉素或达托霉素，同时需寻找深部感染灶。加用利福平并无明显受益。万古霉素目标谷浓度为 15～20μg/mL。然而可能需要高达 45～60mg/（kg·d）的分次给药剂量，才能达到治疗严重感染时推荐的目标谷浓度。临床疗效不满意，尤其是 5～7 天后血液培养仍阳性，是改变治疗方案的指征。

标本采集时间 标本接收时间 报告时间 检验者 审核者 检测实验室 联系电话

【扩展信息】

金黄色葡萄球菌分离率、感染率均高，MRSA 感染治疗困难。2020 年，中国细菌耐药监测网（CHINET）数据显示，金黄色葡萄球菌占临床分离菌种第 3 位。MRSA 检出率从 2005 年的 69％下降至 2020 年的 31％，MRSA 对绝大多数抗菌药物的耐药率明显高于 MSSA。MRSA 易感人群包括入住 ICU、长期腹膜/血液透析、糖尿病、皮肤病、烧伤、长期住院使用抗生素的患者。医院获得性耐甲氧西林金黄色葡萄球菌（Hospital associated MRSA，HA-MRSA）主要通过医务人员手和物品在患者之间传播，定植或感染的医务人员可作为传染源。HA-MRSA 感染发病可在医院，亦可在社区。HA-MRSA 医院发病是指入院 48 小时后患者无菌部位分离出病原菌且有相关临床症状。HA-MRSA 社区发病的临床指征包括曾有 MRSA 定植或感染史，入院时带有侵袭性设备，培养阳性结果的前一年内有手术、住院、透析或长期住院史。HA-MRSA 和社区获得性耐甲氧西林金黄色葡萄球菌（Community acquired MRSA，CA-MRSA）感染患者标本检出率存在差异。HA-MRSA 感染时，呼吸道标本占比最高。CA-MRSA 感染时，感染分泌物标本占比最高。HA-MRSA 检出率明显高于 CA-MRSA，预后较 CA-MRSA 感染差。

金黄色葡萄球菌菌血症的相关死亡率为 20％～40％。约有 25％的金黄色葡萄球菌菌血症与心脏瓣膜感染有关，临床使用抗菌药物前需排除心内膜炎，首选方法为超声心动图。排除心内膜炎且患者体内无假体植入时，感染疗程可缩短至 14 天。感染或定植 MRSA 的患者应进行有效接触隔离。治疗 MRSA 引起的血流感染首选万古霉素 15～20mg/kg iv q8～12h。当万古霉素过敏或治疗失败时，可考虑使用达托霉素。达托霉素已被美国食品药品监督管理局（FDA）批准用于治疗 MRSA 菌血症和心内膜炎，标准剂量为 6mg/kg iv qd。此时需确认 MRSA 体外药敏试验对达托霉素的敏感性。有研究显示，严重感染时达托霉素剂量可提高至 8～12mg/kg iv qd，疗程为 28 天。伴骨髓炎/硬膜外脓肿时，疗程最少为 42 天。

甲氧西林耐药是由编码青霉素结合蛋白 2a（PBP2a）的 *mecA* 基因引起的。该基因是耐甲氧西林葡萄球菌（Methicillin resistant *Staphylococcus*，MRS）所特有的耐药基因。*mecA* 基因突变会降低 PBP2a 对 β-内酰胺酶类抗生素的亲和力，导致细菌对甲氧西林、苯唑西林以及头孢菌素类耐药。目前头孢西丁是检测 *mecA* 介导的苯唑西林耐药的推荐药物。阳性时报告苯唑西林耐药（非头孢西丁），其他 β-内酰胺酶类药物（抗 MRSA 活性药物除外）耐药或不报告。罕见情况下，*mecA* 阴性菌株也可能出现苯唑西林耐药。

对大环内酯类耐药的葡萄球菌可对克林霉素耐药，主要由 *erm* 基因决定。*erm* 基因编码产生的甲基化酶可降低药物与细菌 rRNA 的靶位结合率。结构型耐药菌株具有 *ermA* 基因，诱导型耐药菌株则为 *ermC* 基因。*ermA* 基因表达稳定，表现出对红霉素、克林霉素耐药。*ermC* 基因表达不稳定，表现出对红霉素耐药，克林霉素敏感。此时需额外的诱导剂才能复现克林霉素耐药。因此，当药敏试验出现红霉素耐药，克林霉素中介或敏感时，需做红霉素诱导的克林霉素耐药试验（又称 D 试验）。D 试验按标准 K-B 法操作。制备 0.5 麦氏浓度单位菌悬液均匀涂布在 M-H 琼脂平板上，将红霉素（15μg）与克林霉素（2μg）纸片相邻放置，边缘相距 15～26mm。35℃普通孵箱培养 16～18 小时后观察结果。靠近红霉素纸片一侧的克林霉素抑菌圈出现变化，出现形如大写 D 字样现象，即为 D 试验阳性，克林霉素耐药。反之，D 试验阴性，克林霉素敏感（附录图 5、图 6）。根据 D 试验结果，修订药敏解释。

三、路邓葡萄球菌 血液

临床微生物检验解释报告

姓名：WQ 性别：男 年龄（岁）：51 病员号：0000739＊

科别：肾脏内科 床号：109 临床诊断：尿毒症

医生：LK 患者类别：住院

标本编号：1613401＊ 标本种类：血液 送检项目：血液培养（需氧＋厌氧）

培养结果：

路邓葡萄球菌（*Staphylococcus lugdunensis*）生长，报阳时间 22 小时。

培养结果解释：

患者在肾脏内科就诊期间送检 2 套血液培养均报阳，革兰染色结果均为革兰阳性球菌，培养结果为路邓葡萄球菌，自动化细菌鉴定仪鉴定分数 99％，较高。

路邓葡萄球菌可引起菌血症、脓肿、心内膜炎、腹膜炎、中枢神经系统感染、骨关节感染等，其中菌血症的主要危险因素包括静脉导管、血管移植等。

该患者 2 套血液培养均分离出路邓葡萄球菌，由路邓葡萄球菌引起菌血症的可能性大，应结合临床筛查感染性心内膜炎。

一级报告：

革兰阳性球菌生长，报阳时间22小时，鉴定药敏试验进行中。

二级报告：

路邓葡萄球菌，药敏试验进行中。

三级报告：

路邓葡萄球菌生长，耐药表型见表2-6，最终药敏结果及解释表2-7。

表2-6 路邓葡萄球菌耐药表型

检测试验	检测结果	解释
头孢西丁筛选①	Neg	阴性
诱导型克林霉素耐药②	Neg	阴性

注：①—头孢西丁可检测路邓葡萄球菌是否有 mecA 基因介导的苯唑西林耐药。头孢西丁筛选试验阴性，即苯唑西林敏感，表示该菌株为甲氧西林敏感葡萄球菌，可用β—内酰胺酶稳定的青霉素、β—内酰胺酶类、β—内酰胺酶类复合制剂和头孢菌素治疗。②—诱导型克林霉素耐药是检测有诱导剂存在的情况下，克林霉素是否发生耐药的试验，若为阴性，则不修订克林霉素的药敏结果。

表2-7 路邓葡萄球菌最终药敏结果及解释

分组①	抗生素	类别	方法	折点（μg/mL） S	I	R	检测值（μg/mL）	解释
A	青霉素 Penicillin G	不耐酶青霉素类	MIC	≤0.12	—	≥0.25	0.12	敏感（S）
A	苯唑西林 Oxacillin	耐酶青霉素类	MIC	≤2	—	≥4	2	敏感（S）
A	红霉素 Erythromycin	大环内酯类	MIC	≤0.5	1~4	≥8	≤0.25	敏感（S）
A	克林霉素 Clindamycin	林可霉素类	MIC	≤0.5	1~2	≥4	≤0.25	敏感（S）
A	甲氧苄啶—磺胺甲噁唑 Trimethoprim-Sulfamethoxazole	叶酸代谢途径抑制剂	MIC	≤2/38	—	≥4/76	≤0.5/9.5	敏感（S）
B	万古霉素 Vancomycin	糖肽类	MIC	≤4	8~16	≥32	1	敏感（S）
B	利奈唑胺 Linezolid	噁唑烷酮类	MIC	≤4	—	≥8	1	敏感（S）
B	四环素 Tetracycline	四环素类	MIC	≤	8	≥16	≤1	敏感（S）
B	利福平② Rifampicin	安沙霉素类	MIC	≤1	2	≥4	≤0.5	敏感（S）
C	庆大霉素 Gentamicin	氨基糖苷类	MIC	≤4	8	≥16	≤0.5	敏感（S）
C	环丙沙星 Ciprofloxacin	氟喹诺酮类	MIC	≤1	2	≥4	≤0.5	敏感（S）

分组①	抗生素	类别	方法	折点（μg/mL）			检测值（μg/mL）	解释
				S	I	R		
C	左氧氟沙星 Levofloxacin	氟喹诺酮类	MIC	≤1	2	≥4	0.25	敏感（S）
C	莫西沙星 Moxifloxacin	氟喹诺酮类	MIC	≤0.5	1	≥2	≤0.25	敏感（S）
U	呋喃妥因 Nitrofurantoin	硝基呋喃类	MIC	≤32	64	≥128	≤16	敏感（S）

注：①—药敏分组和折点参考 CLSI M100。A—常规试验并常规报告的药物。B—临床上重要，但选择性报告的药物。C—有临床需求或补充的抗菌药物。U—仅用于或主要用于治疗泌尿道感染（UTIs）的药物。②—利福平不能单独用于抗菌治疗。

路邓葡萄球菌天然耐药：

氨曲南、多黏菌素 B/E、萘啶酸。

局限性：

路邓葡萄球菌与金黄色葡萄球菌相似度高，易漏检或无法识别该菌，误做污染菌处理。

参考建议：

指南指出，治疗首选苯唑西林，次选注射一代头孢菌素、万古霉素或替考拉宁。有报道显示，75%的路邓葡萄球菌对青霉素敏感，因此β-内酰胺酶阴性时，亦可选择青霉素治疗。

标本采集时间　标本接收时间　报告时间　检验者　审核者　检测实验室　联系电话

【扩展信息】

路邓葡萄球菌是人体皮肤表面正常菌群，常居于会阴部，可引起侵袭性感染，感染症状与金黄色葡萄球菌相似。近年来，随着对路邓葡萄球菌毒力机制研究的不断深入，由该菌引起的感染受到重视。该菌产生耐热性 DNA、结合型凝固酶、凝集因子、溶血素、脂肪酶等毒力因子，是凝固酶阴性葡萄球菌中毒力较强的一种。目前可使用微生物自动鉴定仪、MALDI-TOF MS仪或核酸序列分析对其进行鉴定，准确性与敏感性均较高。路邓葡萄球菌对临床常用的多数抗生素敏感，常为甲氧西林敏感的凝固酶阴性葡萄球菌。对青霉素敏感的路邓葡萄球菌，也对其他β-内酰胺酶类药物敏感。氨基糖苷类治疗路邓葡萄球菌感染时，需联合其他敏感药物使用。

四、藤黄微球菌　血液

临床微生物检验解释报告

姓名：ZYL　性别：女　年龄（岁）：75　病员号：0000867＊

科别：急诊科　床号：11　临床诊断：右髋关节疼痛待诊

医生：NH　患者类别：急诊

标本编号：170203＊　标本种类：血液　送检项目：血液培养（需氧＋厌氧）

培养结果：

藤黄微球菌（*Micrococcus luteus*）生长，报阳时间1天19小时，单次阳性为污染。

培养结果解释：

患者在急诊科就诊期间送检2套血液培养，其中仅1瓶报阳，报阳时间1天19小时，其余3瓶均为阴性。阳性瓶革兰染色结果为革兰阳性球菌，培养结果为藤黄微球菌，MALDI－TOF MS鉴定分数2.153，较高。

藤黄微球菌在人体皮肤表面大量分布。采血时，难以避免污染，造成血液培养假阳性。患者送检2套血液培养仅1瓶报阳，分离出藤黄微球菌，提示为污染菌。

细菌形态：

见附录图7、图8。

一级报告：

革兰阳性球菌生长，报阳时间1天19小时。

二级报告：

藤黄微球菌生长，单次阳性，疑为污染。

三级报告：

藤黄微球菌生长，污染菌，不进行药敏试验。

局限性：

藤黄微球菌在此病例中为污染菌，故实验室不进行药敏试验。临床如确有需要，请联系临床微生物实验室。

参考建议：

藤黄微球菌为污染菌时，应避免使用抗生素。

标本采集时间　标本接收时间　报告时间　检验者　审核者　检测实验室　联系电话

【扩展信息】

藤黄微球菌为革兰阳性球菌，微球菌属，菌体大，单个、成双、四联排列，常形成不规则团块状。在血琼脂平板上菌落小于葡萄球菌，呈圆形凸起，不透明，光滑，黄色。触酶、氧化酶和6.5％NaCl试验均阳性，不分解葡萄糖。胆汁七叶苷、硝酸盐还原、枸橼酸盐和精氨酸双水解酶试验均阴性。该菌主要存在于泥土、水等环境及人和动物皮肤表面，为条件致病菌，一般不致病，也可引起伤口组织感染。严重感染包括心内膜炎等。临床怀疑患者藤黄微球菌感染时需遵循：①无菌部位分离。②分离时仅有该菌生长。③同一菌株多次分离。大多数微球菌属细菌对 β−内酰胺酶类、大环内酯类、四环素类、利奈唑胺、利福平、糖肽类敏感，少数有耐药报道，必要时可进行体外药敏试验。

五、表皮葡萄球菌　MSSE 血液

临床微生物检验解释报告

姓名：LJZ　性别：女　年龄（岁）：50　病员号：0000851＊

科别：急诊科　床号：184　临床诊断：颅内感染

医生：LGG　患者类别：急诊

标本编号：1708200＊　标本种类：血液　送检项目：血液培养（需氧＋厌氧）

培养结果：

表皮葡萄球菌（*Staphylococcus epidermidis*）生长，报阳时间 1 天 4 小时，单次阳性为污染。

培养结果解释：

患者在急诊科就诊期间送检 3 套血液培养，仅 1 瓶报阳，报阳时间 1 天 4 小时，其余 5 瓶均为阴性。阳性瓶革兰染色结果为革兰阳性球菌，培养结果为表皮葡萄球菌，MALDI−TOF MS 鉴定分数 2.219，较高。

表皮葡萄球菌为凝固酶阴性葡萄球菌，定植于人体皮肤表面，采血时，难以避免污染，造成血液培养假阳性。

患者送检 3 套血液培养，仅 1 瓶表皮葡萄球菌生长，提示此菌为污染菌。

一级报告：

革兰阳性球菌生长，报阳时间 1 天 4 小时。

二级报告：

表皮葡萄球菌生长，因需排除污染，不进行二级药敏报告。

三级报告：

表皮葡萄球菌生长，单次阳性为污染，不进行药敏试验。

局限性：

此报告中送检多瓶血液培养，仅 1 瓶为表皮葡萄球菌，符合污染判断标准。然而，实际临床工作中 1 瓶报阳时，尚不知其他血液培养瓶情况。如有需要，请临床医生及时与实验室联系。

参考建议：

污染菌不使用抗生素治疗。

标本采集时间 标本接收时间 报告时间 检验者 审核者 检测实验室 联系电话

【扩展信息】

当怀疑葡萄球菌感染时，区分金黄色葡萄球菌和凝固酶阴性葡萄球菌（Coagulase negative *Staphylococcus*，CoNS）十分重要。CoNS引起的临床感染症状一般较轻，但易在医疗设备上形成生物膜，故由医疗设备引起的医院感染较常见。CoNS也是外周和中心静脉血管内导管相关血流感染最常见的病原体，在人工血管移植相关感染、假体、脑脊液引流术、人工瓣膜心内膜炎的病例中均有报道，偶有自体瓣膜感染情况。在新生儿重症监护病房，CoNS亦可引起早产儿和低体重儿的迟发血流感染。同时，CoNS也是血液培养中最常见的污染菌，判断CoNS在血液培养中的临床意义较难。在纯培养情况下，实验室应将CoNS鉴定到种。采集标本时，若未进行严格皮肤消毒，CoNS会污染标本。然而，即使采集规范，污染也难以避免。血液培养中通常认可的总污染率应<3%。当临床血液培养标本分离出CoNS时，解释其临床意义应考虑血管内假体材料、免疫系统受损、早产、脓毒症等的临床表现。检验科血液培养标本中下列因素有助于判断CoNS是否是致病菌：①血液培养阳性≥2次。②来自无菌体液标本的纯培养株。血液培养多次送检时，仅一次阳性，则感染证据不足。在导管相关的血流感染中，静脉导管尖端培养和血液培养（至少一次阳性）都是同种CoNS时，支持导管相关感染。

表皮葡萄球菌为最常见的CoNS，需氧，革兰阳性，常定植于皮肤和黏膜表面，尤其是湿润的体表，如腋窝、腹股沟、会阴、前鼻孔、足趾等部位。甲氧西林敏感表皮葡萄球菌（Methicillin sensitive *Staphylococcus epidermidis*，MSSE）感染时，推荐使用β-内酰胺酶稳定的青霉素类抗菌药物。

六、表皮葡萄球菌 MRSE 血液

临床微生物检验解释报告

姓名：CKF 性别：男 年龄（月）：1 病员号：0000898*
科别：心脏外科 床号：15 临床诊断：室间隔缺损
医生：DF 患者类别：住院
标本编号：1801205* 标本种类：血液 送检项目：血液培养（需氧＋厌氧）

培养结果：

耐甲氧西林表皮葡萄球菌（Methiclln resistant *Staphylococcus epidermidis*，MRSE）生长，报阳时间17小时。

培养结果解释：

患者在心脏外科就诊期间送检2瓶儿童血液培养瓶均报阳，报阳时间17小时。革兰染色结果均为革兰阳性球菌，培养结果为表皮葡萄球菌，自动化细菌鉴定仪鉴定分数99%，较高。药敏结果显示该菌为MRSE。

表皮葡萄球菌是凝固酶阴性葡萄球菌中的常见菌，其感染与免疫力低下、住院、创伤、静脉导管等因素相关，可引起菌血症、骨髓炎、脓毒性关节炎、心内膜炎、腹膜炎、手术部位感染等。

该患者 2 瓶血液培养均分离出 MRSE，提示感染可能，临床需进一步排除污染。

一级报告：

革兰阳性球菌生长，报阳时间 17 小时，鉴定药敏试验进行中。

二级报告：

表皮葡萄球菌，药敏试验进行中。

三级报告：

MRSE 生长，耐药表型见表 2-8，最终药敏结果及解释见表 2-9。

表 2-8 表皮葡萄球菌耐药表型

检测试验	检测结果	解释
头孢西丁筛选①	Pos	阳性
诱导型克林霉素耐药②	Neg	阴性

注：①—头孢西丁筛选试验可检测表皮葡萄球菌是否有 *mecA* 基因介导的苯唑西林耐药。阳性提示苯唑西林耐药，该菌株为 MRSE，对所有 β−内酰胺酶类药物耐药（第五代头孢菌素除外）。②—诱导型克林霉素耐药是检测有诱导剂存在的情况下，克林霉素是否发生耐药的试验，若为阴性，则不修订克林霉素的药敏结果。

表 2-9 表皮葡萄球菌最终药敏结果及解释

分组①	抗生素	类别	方法	折点（μg/mL） S	折点（μg/mL） I	折点（μg/mL） R	检测值（μg/mL）	解释
A	青霉素 Penicillin G	不耐酶青霉素类	MIC	≤0.12	—	≥0.25	≥0.5	耐药（R）
A	苯唑西林 Oxacillin	耐酶青霉素类	MIC	≤0.25	—	≥0.5	≥4	耐药（R）
A	红霉素 Erythromycin	大环内酯类	MIC	≤0.5	1~4	≥8	≥8	耐药（R）
A	克林霉素 Clindamycin	林可霉素类	MIC	≤0.5	1~2	≥4	≥8	耐药（R）
A	甲氧苄啶−磺胺甲噁唑 Trimethoprim-Sulfamethoxazole	叶酸代谢途径抑制剂	MIC	≤2/38	—	≥4/76	≥16/304	耐药（R）
B	万古霉素 Vancomycin	糖肽类	MIC	≤4	8~16	≥32	2	敏感（S）
B	利奈唑胺 Linezolid	噁唑烷酮类	MIC	≤4	—	≥8	1	敏感（S）
B	四环素 Tetracycline	四环素类	MIC	≤4	8	≥16	2	敏感（S）
B	利福平② Rifampicin	安沙霉素类	MIC	≤1	2	≥4	≥32	耐药（R）
C	庆大霉素 Gentamicin	氨基糖苷类	MIC	≤4	8	≥16	8	中介（I）

分组①	抗生素	类别	方法	折点（μg/mL） S	折点（μg/mL） I	折点（μg/mL） R	检测值（μg/mL）	解释
C	环丙沙星 Ciprofloxacin	氟喹诺酮类	MIC	≤1	2	≥4	≥8	耐药（R）
C	左氧氟沙星 Levofloxacin	氟喹诺酮类	MIC	≤1	2	≥4	≥8	耐药（R）
C	莫西沙星 Moxifloxacin	氟喹诺酮类	MIC	≤0.5	1	≥2	2	耐药（R）
U	呋喃妥因 Nitrofurantoin	硝基呋喃类	MIC	≤32	64	≥128	≤16	敏感（S）

注：①—药敏分组和折点参考 CLSI M100。A—常规试验并常规报告的药物。B—临床上重要，但选择性报告的药物。C—有临床需求或补充的抗菌药物。U—仅用于或主要用于治疗泌尿道感染（UTIs）的药物。②—利福平不能单独用于抗菌治疗。

表皮葡萄球菌天然耐药：

氨曲南、多黏菌素 B/E、萘啶酸。苯唑西林耐药的凝固酶阴性葡萄球菌对其他 β-内酰胺酶类抗菌药物也耐药，包括青霉素类、头孢菌素类和碳青霉烯类，具有抗 MRS 活性的头孢菌素除外。

局限性：

1. 此株表皮葡萄球菌为 MRSE，临床实验室未常规开展细菌同源性分析，如有需要，请联系感控部门和临床微生物实验室。

2. 该患者为<1岁的婴儿，虽然 2 瓶儿童血液培养均分离出 MRSE，但临床需进一步排除污染可能。

参考建议：

指南指出，治疗表皮葡萄球菌深部感染推荐使用万古霉素±利福平。MRSE 亦可选利奈唑胺或达托霉素±利福平。

标本采集时间 标本接收时间 报告时间 检验者 审核者 检测实验室 联系电话

【扩展信息】

治疗 MRSE 的有效药物包括万古霉素、利奈唑胺、达托霉素。利福平不能单独用于抗菌治疗。表皮葡萄球菌常形成生物膜，可有效抵御机体免疫和抗生素治疗。特殊部位抗菌药物使用方案包括：①庆大霉素加万古霉素和利福平用于治疗人工瓣膜感染，若考虑瓣膜置换术，则抗菌药物使用需持续 6 周。②保留导管时，可使用万古霉素双倍剂量封管，持续 10～14 天。③移除导管时，抗菌药物使用持续 5～7 天。④移除人工关节，抗菌药物使用需持续 6 周。⑤移除脑脊液分流装置时，使用万古霉素。⑥针对血管移植物时，抗菌药物使用需持续 6 周。

七、化脓链球菌　血液

临床微生物检验解释报告

姓名：LHY　性别：女　年龄（岁）：42　病员号：0000827＊

科别：感染科　床号：56　临床诊断：丹毒

医生：LKK　患者类别：住院

标本编号：1801100＊　标本种类：血液　送检项目：血液培养（需氧＋厌氧）

培养结果：

化脓链球菌（*Streptococcus pyogenes*）生长，报阳时间19小时。

培养结果解释：

患者感染科就诊期间送检2套血液培养均报阳，报阳时间19小时，革兰染色结果均为革兰阳性链球菌。血琼脂平板培养菌落β溶血，鉴定结果为化脓链球菌，MALDI-TOF MS鉴定分数2.137，较高。

化脓链球菌可引起深部感染或侵袭性感染，特别是菌血症与脓毒血症，以及深部软组织感染，如丹毒、蜂窝织炎与坏死筋膜炎。

患者2套血液培养均分离出化脓链球菌，提示该菌为感染菌，请结合临床综合判断。

细菌形态：

见附录图9、图10。

一级报告：

血液培养革兰阳性链球菌生长，报阳时间19小时，鉴定药敏试验进行中。

二级报告：

化脓链球菌，药敏试验进行中。

三级报告：

化脓链球菌生长，最终药敏结果及解释见表2-10。

表2-10　化脓链球菌最终药敏结果及解释

分组①	抗生素	类别	方法	折点（mm）			检测值（mm）	解释
				S	I	R		
A	青霉素② Penicillin G	青霉素类	K-B	≥24	—	—	32	敏感（S）
A	红霉素③ Erythromycin	大环内酯类	K-B	≥21	16～20	≤15	6	耐药（R）
B	克林霉素 Clindamycin	林可霉素类	K-B	≥19	16～18	≤15	6	耐药（R）
C	万古霉素 Vancomycin	糖肽类	K-B	≥17	—	—	19	敏感（S）

分组①	抗生素	类别	方法	折点（mm） S	折点（mm） I	折点（mm） R	检测值（mm）	解释
C	左氧氟沙星 Levofloxacin	氟喹诺酮类	K—B	≥17	14～16	≤13	21	敏感（S）
C	氯霉素 Chloromycetin	苯丙醇类	K—B	≥21	18～20	≤17	27	敏感（S）
O	四环素 Tetracycline	四环素类	K—B	≥23	19～22	≤18	12	耐药（R）

注：①—药敏分组和折点参考 CLSI M100。A—常规试验并常规报告的药物。B—临床上重要，但选择性报告的药物。C—有临床需求或补充的抗菌药物。O—有临床适应证，但一般不用于常规试验和报告的药物。②—化脓链球菌通常对青霉素敏感。若检出菌株对青霉素敏感，则可认为该菌株对氨苄西林、阿莫西林、阿莫西林—克拉维酸、氨苄西林—舒巴坦、头孢唑啉、头孢吡肟、头孢噻肟、头孢拉啶、头孢噻吩、头孢曲松、头孢唑肟、亚胺培南、厄他培南、美罗培南敏感，当用于批准适应证时，无需再做药敏试验。③—红霉素可预测阿奇霉素、克拉霉素、地红霉素的药敏情况。

参考建议：

指南指出，治疗化脓链球菌引发的丹毒、菌血症、软组织感染、中毒性休克综合征首选青霉素＋克林霉素，备选青霉素、克林霉素、头孢唑林、头孢噻肟/头孢曲松或万古霉素。

标本采集时间 标本接收时间 报告时间 检验者 审核者 检测实验室 联系电话

【扩展信息】

化脓链球菌属 A 群链球菌，革兰阳性，在血琼脂平板上可形成灰白色、圆形、凸起的湿润菌落，菌落周围呈 β 溶血是其重要特征。咽拭子标本的化脓链球菌直接抗原检测可为化脓链球菌感染快速诊断提供帮助。

化脓链球菌是人源性致病菌，在链球菌中致病力强，常定植于人咽喉部及皮肤表面，有 2%～3% 的成人和 15%～20% 的儿童携带，可经飞沫或直接接触传播，上呼吸道与皮肤损伤处是该菌感染的主要部位。化脓链球菌能产生多种毒素，如链球菌溶素 O 和 S、红疹毒素、M 蛋白、脂磷壁酸、链激酶和透明质酸酶等。该菌感染可引起猩红热，红疹毒素导致密集出现的红斑砂纸样皮疹是猩红热的典型特征。猩红热一般不出现全身性毒素效应，但因大量超抗原诱导细胞与淋巴因子的生成而导致严重的链球菌中毒性休克综合征（Streptococcal toxic shock syndrome，STSS）。化脓链球菌是咽炎与脓疱病的常见病原菌，也是产褥热和产后脓毒血症的病因，亦可引发其他深部感染或侵袭性感染，比较少见的感染包括肌炎、肺炎、心内膜炎、脑膜炎、骨髓炎、化脓性关节炎等。化脓链球菌致咽部感染后可出现肾小球肾炎和急性风湿热，皮肤感染后常只引起肾小球肾炎。

治疗化脓链球菌感染时，青霉素常为有效药物。因 β 溶血链球菌对青霉素的非敏感株非常罕见，故对青霉素类和其他经批准用于治疗 β 溶血链球菌感染的 β—内酰胺酶类药物不必做常规药敏试验，以免延误治疗。若药敏试验中发现β溶血链球菌对青霉素非敏感，应重新鉴定和做药敏试验，若不能确定，送上级实验室。

2020年，中国细菌耐药监测网（CHINET）数据报告，A组溶血性链球菌对红霉素耐药率为88.3%，对克林霉素耐药率为86.7%。

八、肺炎链球菌　痰液

临床微生物检验解释报告

姓名：ZSQ　性别：女　年龄（岁）：74　病员号：0000175＊

科别：呼吸科　床号：59　临床诊断：肺炎

医生：WXD　患者类别：住院

标本编号：1708104＊　标本种类：痰液　送检项目：痰液培养

培养结果：

肺炎链球菌（Streptococcus pneumoniae）混丛，较多。

培养结果解释：

患者在呼吸科就诊期间送检痰标本2份。痰标本质量检测：白细胞>25个/LP，鳞状上皮细胞<10个/LP，标本合格。痰涂片镜下结果显示，较多革兰阳性链球菌，疑似肺炎链球菌。痰标本培养生长α溶血菌落，为革兰阳性链球菌，矛头状成双或短链状排列。MALDI-TOF MS鉴定为肺炎链球菌，鉴定分数2.326，较高。

肺炎链球菌常感染肺部、鼻窦、中耳、中枢神经系统、皮肤、眼等部位，是引起大叶性肺炎、鼻窦炎、中耳炎、脑膜炎、结膜炎等疾病的常见病原体。

患者合格标本中2次分离出肺炎链球菌，感染可能性大，请结合临床综合判断。

药敏结果解释：

肺炎链球菌药敏结果及解释见表2-11。

表2-11　肺炎链球菌药敏结果及解释

分组[①]	抗生素	类别	方法	折点（μg/mL）			检测值（μg/mL）	解释
				S	I	R		
A	青霉素[②] Penicillin G 注射剂（非脑膜炎）	青霉素类	E-test	≤2	4	≥8	0.75	敏感（S）
A	青霉素 Penicillin G 注射剂（脑膜炎）	青霉素类	E-test	≤0.06	—	≥0.12	0.75	耐药（R）
A	青霉素V Penicillin V 口服	青霉素类	E-test	≤0.06	0.12~1	≥2	0.75	中介（I）
A	红霉素[③] Erythromycin	大环内酯类	MIC	≤0.25	0.5	≥1	≥1	耐药（R）

分组①	抗生素	类别	方法	折点（μg/mL） S	I	R	检测值（μg/mL）	解释
A	甲氧苄啶一磺胺甲噁唑 Trimethoprim-Sulfamethoxazole	叶酸代谢途径抑制剂	MIC	≤0.5/9.5	1/19～2/38	≥4/76	≥16/304	耐药（R）
B	头孢噻肟 Cefotaxime（脑膜炎）	头孢菌素类	MIC	≤0.5	1	≥2	≥4	耐药（R）
B	头孢噻肟④ Cefotaxime（非脑膜炎）	头孢菌素类	MIC	≤1	2	≥4	≥4	耐药（R）
B	四环素⑤ Tetracycline	四环素类	MIC	≤1	2	≥4	≥16	耐药（R）
B	左氧氟沙星⑥ Levofloxacin	氟喹诺酮类	MIC	≤2	4	≥8	1	敏感（S）
B	万古霉素 Vancomycin	糖肽类	MIC	≤1	—	—	≤1	敏感（S）
B	美罗培南 Meropenem	碳青霉烯类	MIC	≤0.25	0.5	≥1	1	耐药（R）
C	厄他培南 Ertapenem	碳青霉烯类	MIC	≤1	2	≥4	2	中介（I）
C	阿莫西林 Amoxicillin（非脑膜炎）	青霉素类	MIC	≤2	4	≥8	4	中介（I）
C	利奈唑胺 Linezolid	噁唑烷酮类	MIC	≤2	—	—	1	敏感（S）
O	氧氟沙星 Ofloxacin	氟喹诺酮类	MIC	≤2	4	≥8	2	敏感（S）

注：①—药敏分组和折点参考CLSI M100。A—常规试验并常规报告的药物。B—临床上重要，但选择性报告的药物。C—有临床需求或补充的抗菌药物。O—有临床适应证，但一般不用做常规试验和报告的药物。②—对非脑膜炎患者的分离株，青霉素MIC≤0.06μg/mL可预报氨苄西林（口服或注射）、氨苄西林—舒巴坦、阿莫西林、阿莫西林—克拉维酸、头孢克洛、头孢地尼、头孢妥仑、头孢吡肟、头孢噻肟、头孢泊肟、头孢丙烯、头孢洛林、头孢唑肟、头孢曲松、头孢呋辛、多尼培南、厄他培南、亚胺培南、美罗培南敏感。治疗肺炎链球菌引起的非脑膜炎感染，应参考抗生素（非脑膜炎）药敏结果，若感染进一步发展成脑膜炎，则可直接参考抗生素（脑膜炎）药敏结果进行用药，除非临床需要，否则不必再另外送检，避免耽误治疗。③—检测红霉素可以预告阿奇霉素、克拉霉素和地红霉素敏感或耐药。④—对所有非脑脊液标本中分离出的肺炎链球菌，β—内酰胺酶类抗菌药物对脑膜炎和非脑膜炎感染的结果报告解释相同。⑤—对四环素敏感也视为对多西环素和米诺环素敏感。⑥—肺炎链球菌分离株对左氧氟沙星敏感可预测对吉米沙星和莫西沙星敏感，但不可反向推导。

参考建议：

目前实验室已开展肺炎链球菌尿抗原检测，检测结果可支持肺炎链球菌感染的快速诊断。

指南指出，治疗肺炎链球菌引起的肺炎，青霉素敏感时，首选青霉素、头孢曲松或头孢他啶，亦可用口服青霉素 V、阿莫西林或第二代头孢菌素。青霉素 MIC>8μg/mL 时，选用左氧氟沙星、莫西沙星、泰利霉素、头孢曲松、头孢他啶、万古霉素或利奈唑胺治疗。治疗至退热后和（或）血清降钙素原正常，全部疗程至少 5 天。

标本采集时间 标本接收时间 报告时间 检验者 审核者 检测实验室 联系电话

【扩展信息】

肺炎链球菌为革兰阳性需氧链球菌，矛头状成双或短链状排列，有荚膜（附录图 11）。肺炎链球菌在血琼脂平板上呈 α 溶血，属于草绿色链球菌。肺炎链球菌生长过程中会发生自溶现象，即生长到一定程度细菌自发溶解。肺炎链球菌自溶的生理意义尚不明确，其机制与自溶酶（Autolysin，LytA）有关。正常情况下，肺炎链球菌 LytA 表达量很低，到一定生理阶段，受环境影响，自溶酶表达量增高，细菌发生自溶。自溶现象导致肺炎链球菌菌落呈"脐窝状"（附录图 12）。α 溶血和"脐窝状"是肺炎链球菌典型的菌落特征。肺炎链球菌菌落能被 100g/L 的去氧胆酸钠溶解，称为胆汁溶菌试验，同时对奥普托欣（Optochin）敏感，可与其他链球菌，尤其是其他 α 溶血的草绿色链球菌区别。目前实验室检测肺炎链球菌主要依靠菌落形态、涂片染色、胆汁溶菌试验、奥普托欣试验和 MALDI−TOF MS 鉴定。PCR 检测肺炎链球菌自溶素 LytA 基因的特异性较好，但未普及。

肺炎链球菌为定植菌，常存在于健康人口腔及鼻咽部。该菌无症状携带率成人和儿童相差较大，成人携带为 5%～10%，儿童携带率为 20%～40%。婴幼儿、老年人、免疫力下降者以及呼吸道病毒感染后继发疾病者，易被肺炎链球菌感染。该菌主要通过飞沫或直接接触传播，引起社区获得性肺炎（Community acquired pneumonia，CAP），可从 30%CAP 患者的血液培养中检出。肺炎链球菌感染常引起中耳炎，也可导致鼻窦炎、腹膜炎，少见心内膜炎。肺炎链球菌也是成人与儿童脑膜炎的重要病原菌，发病率与死亡率均较高。在无菌体液（血液、脑脊液、胸水、腹水、关节液等）中分离出肺炎链球菌可确诊该菌感染，成人标本涂片镜检阳性、呼吸道标本培养阳性、肺炎链球菌尿抗原检测阳性时可考虑感染诊断。哮喘、HIV 感染、脾切除、多发性骨髓瘤、吸烟等是导致该菌菌血症的高危因素。

肺炎链球菌对青霉素耐药性增高，因此仅当青霉素药敏试验敏感时，优先选择。在肺炎链球菌感染报告中，PISP（Penicillin intermediate *Streptococcus pneumoniae*）是指对青霉素中度敏感的肺炎链球菌，PRSP（Penicillin resistant *Streptococcus pneumoniae*）是指对青霉素耐药的肺炎链球菌。目前，国外报道 CLSI 折点下肺炎链球菌青霉素耐药率约为 5%。中国细菌耐药监测网数据显示，2020 年，儿童分离株中 PRSP 为 0.7%，PISP 为 2.6%。同时，PRSP 常对大环内酯类、头孢菌素类、强力霉素及甲氧苄啶−磺胺甲噁唑耐药。CLSI 对脑膜炎来源的肺炎链球菌和非脑膜炎来源的肺炎链球菌药敏判断折点不同，主要包括青霉素、头孢吡肟、头孢噻肟和头孢曲松。实验室药敏报告单上应同时显示这些药物的 MIC 药敏结果，以供临床根据患者是否发生肺炎链球菌脑膜炎选择使用敏感药物。由肺炎链球菌引起的慢性支气管炎急性加重期患者可口服阿莫西林或强力霉素。对无脑膜炎患者来说，优选抗菌药物为头孢曲松、头孢他啶、阿莫西林（95％敏感）。万古霉素、氟喹诺酮（环丙沙星除外）、利奈唑胺、泰利霉素、达托霉素对98％～100％的肺炎链球菌有效，但达托霉素不能用于肺炎链球菌导致的肺炎。利福平不能单独用于治疗肺炎链球菌感染。治疗PRSP引起的感染时，使用氟喹诺酮类、特力霉素。

肺炎链球菌的主要致病物质是溶血素及荚膜。荚膜是该菌的分型依据，也是人工主动免疫的主要物质。肺炎链球菌荚膜血清型19A是主要流行血清型。肺炎链球菌荚膜多糖疫苗由23/13种普遍流行或侵袭力强的肺炎链球菌荚膜多糖混合物组成，经肌注或皮下注射，通过T细胞非依赖性机制诱导抗体，一般在接种后第3周出现保护性抗体。成人推荐使用23价荚膜多糖疫苗，儿童可采用13价联合疫苗。2岁以下幼儿的免疫系统尚未成熟，对大多数肺炎链球菌荚膜型疫苗反应一般较弱或不持久。随着肺炎链球菌疫苗的广泛使用，侵袭性肺炎链球菌感染数量大为下降。有研究显示，在疫苗使用期间，儿童感染率下降约80％，成人下降20％～40％。

九、无乳链球菌　泌尿生殖道分泌物

临床微生物检验解释报告

姓名：CH　性别：女　年龄（岁）：29　病员号：0000473＊

科别：皮肤科　床号：02　临床诊断：阴道炎

医生：LHT　患者类别：住院

标本编号：1103111＊　标本种类：泌尿生殖道分泌物

送检项目：泌尿生殖道分泌物培养

培养结果：

无乳链球菌（*Streptococcus agalactiae*），较多。

培养结果解释：

患者在皮肤科就诊期间送检泌尿生殖道分泌物标本1次。培养物革兰染色结果为较多革兰阳性链球菌，MALDI－TOF MS鉴定结果为无乳链球菌，鉴定分数为2.25，较高。

无乳链球菌在泌尿生殖道和胃肠道中常见，是女性生殖器官感染的重要病原菌，也是引起新生儿败血症、脑膜炎以及产后败血症的重要原因，还可引起菌血症、皮肤软组织感染、化脓性关节炎等。

在患者泌尿生殖道分泌物标本中分离出该菌，请结合临床情况综合判断。

细菌形态：

见附录图13、图14。

药敏结果解释：

无乳链球菌药敏结果及解释见表2－12。

表 2-12 无乳链球菌药敏结果及解释

分组[①]	抗生素	类别	方法	折点（mm）			检测值（mm）	解释
				S	I	R		
A	青霉素[②] Penicillin G	青霉素类	K-B	≥24	—	—	29	敏感（S）
A	红霉素[③] Erythromycin	大环内酯类	K-B	≥21	16～20	≤15	6	耐药（R）
B	克林霉素 Clindamycin	林可霉素类	K-B	≥19	16～18	≤15	6	耐药（R）
C	万古霉素 Ancomycin	糖肽类	K-B	≥17	—	—	17	敏感（S）
C	左氧氟沙星 Evofloxacin	氟喹诺酮类	K-B	≥17	14～16	≤13	21	敏感（S）
C	氯霉素 Chloromycetin	苯丙醇类	K-B	≥21	18～20	≤17	24	敏感（S）
O	四环素 Tetracycline	四环素类	K-B	≥23	19～22	≤18	12	耐药（R）

注：①—药敏分组和折点参考 CLSI M100。A—常规试验并常规报告的药物。B—临床上重要，但选择性报告的药物。C—有临床需求或补充的抗菌药物。O—有临床适应证，但一般不用做常规试验和报告的药物。②—若检出菌株对青霉素敏感则可认为该菌株对氨苄西林、阿莫西林、阿莫西林－克拉维酸、氨苄西林－舒巴坦、头孢唑啉、头孢吡肟、头孢噻肟、头孢拉啶、头孢噻吩、头孢曲松、头孢唑肟、亚胺培南、厄他培南、美罗培南敏感，当用于批准适应证时，无需再做药敏试验。③—红霉素可预测阿奇霉素、克拉霉素、地红霉素的药敏结果。

参考建议：

目前实验室开展的无乳链球菌筛查包括常规培养、PCR 检测和无乳链球菌泌尿生殖道抗原检测。

指南中无乳链球菌感染，包括组织感染、菌血症，推荐使用青霉素治疗，疗程 10 天，成人脑膜炎疗程 2～3 周，骨髓炎 3～4 周，心内膜炎 4～6 周，并在前 2 周加用庆大霉素。

标本采集时间 标本接收时间 报告时间 检验者 审核者 检测实验室 联系电话

【扩展信息】

无乳链球菌为革兰阳性链球菌，成双、链状排列，β 溶血性链球菌中 B 群链球菌（Group B *Streptococcus*，GBS）。

19 世纪末，无乳链球菌首次被确认为牛乳腺炎的病原菌，后在新生儿感染中被报道。无乳链球菌可在 10%～30% 的孕产妇泌尿生殖道和胃肠道定植。孕妇感染该菌表现为菌血症、泌尿生殖道感染、胎膜感染、子宫内膜感染等。新生儿感染更具侵入性，可导致败血症、肺炎、脑膜炎等，死亡率高。无乳链球菌感染新生儿也可导致长期症状，如视力受损、发育障碍、耳聋、脑瘫等。孕产妇常规筛查无乳链球菌极为重要，预防新生儿无乳链球菌感染是优生优育策略的组成部分。妊娠35~37周可分别采集阴道下1/3和直肠拭子进行无乳链球菌筛查，任一标本阳性即认为存在无乳链球菌定植。定植者在自然分娩时应给予预防性抗生素。成人患者感染无乳链球菌多发生在产后或免疫抑制患者，可引起菌血症、脑膜炎、心内膜炎、骨髓炎、皮肤软组织感染、尿路感染。近年来，无乳链球菌也成为生殖器感染的重要病原菌，在泌尿生殖道分泌物标本中分离出无乳链球菌且有临床症状应引起重视，及时治疗。

无乳链球菌感染的常规治疗和预防首选青霉素，青霉素过敏时可选用万古霉素。克林霉素亦可选，但应检测诱导型克林霉素耐药。各地区报告的克林霉素耐药率不同，欧美约30%的无乳链球菌对克林霉素耐药，我国耐药率>60%。对严重的无乳链球菌感染可联合使用庆大霉素。

十、屎肠球菌 VRE 血液

临床微生物检验解释报告

姓名：LX 性别：男 年龄（岁）：38 病员号：0017499＊

科别：呼吸科 床号：45 临床诊断：菌血症

医生：CC 患者类别：住院

标本编号：170801109＊ 标本种类：血液 送检项目：血液培养（需氧＋厌氧）

培养结果：

万古霉素耐药屎肠球菌（Vancomycin resistant *Enterococcus faecium*）生长，报阳时间18小时。

培养结果解释：

患者在呼吸科就诊期间送检2套血液培养标本，其中2瓶报阳，染色结果均为革兰阳性链球菌，培养结果为屎肠球菌，MALDI－TOF MS鉴定分数2.19，较高。药敏结果显示此菌为万古霉素耐药肠球菌（Vancomycin resistant *Enterococcus*，VRE）。

临床确诊的万古霉素耐药屎肠球菌血流感染死亡率为20%~30%。

该屎肠球菌分离自2套血液培养标本，提示引起菌血症的可能性大，应结合临床筛查感染性心内膜炎。

一级报告：

革兰阳性链球菌生长，报阳时间18小时，鉴定药敏试验进行中。

二级报告：

万古霉素耐药屎肠球菌生长，初步药敏结果及解释见表2－13。初步药敏结果可提前24小时为临床提供参考信息。初步药敏试验使用血液培养瓶中阳性培养物直接涂布M－H琼脂平板进行K－B检测，其结果可能与最终药敏结果不同，以最终药敏结果为标准药敏报告。

表 2-13 屎肠球菌初步药敏结果及解释

抗生素	方法	检测值（mm）	解释
氨苄西林 Ampicillin	K-B	15	R
万古霉素 Vancomycin	K-B	10	R
利奈唑胺 Linezolid	K-B	25	S

三级报告：

万古霉素耐药屎肠球菌生长，耐药表型见表 2-14，最终药敏结果及解释见表2-15。

表 2-14 屎肠球菌耐药表型

检测试验	检测结果	解释
氨基糖苷类高水平耐药（庆大霉素） High level aminoglycoside resistance（Gentamicin），HLAR-Gentamicin	Neg	阴性
氨基糖苷类高水平耐药（链霉素） High level aminoglycoside resistance（Streptomycin），HLAR-Streptomycin	Neg	阴性

注：当发生严重肠球菌感染时，分离菌对氨苄西林、青霉素或万古霉素敏感，且 HLAR-Gentamicin 或 HLAR-Streptomycin 为阴性时，可以选择敏感的抗生素联合使用庆大霉素或链霉素，以增强抗菌效果；对于低水平青霉素（MIC 14～64μg/mL）或氨苄西林（MIC 16～32μg/mL）耐药的肠球菌，如果加大青霉素或氨苄西林的剂量，并联合庆大霉素或链霉素（HLAR-Gentamicin 或 HLAR-Streptomycin 为阴性时）可以起到协同杀菌的作用。

表 2-15 屎肠球菌最终药敏结果及解释

分组[①]	抗生素	类别	方法	折点（μg/mL）			检测值（μg/mL）	解释
				S	I	R		
A	青霉素 Penicillin G	青霉素类	MIC	≤8	—	≥16	≥64	耐药（R）
A	氨苄西林 Ampicillin	青霉素类	MIC	≤8	—	≥16	≥32	耐药（R）
B	万古霉素[②] Vancomycin	糖肽类	MIC	≤4	8～16	≥32	≥32	耐药（R）
B	利奈唑胺 Linezolid	噁唑烷酮类	MIC	≤2	4	≥8	0.5	敏感（S）
U	环丙沙星 Ciprofloxacin	氟喹诺酮类	MIC	≤1	2	≥4	≥8	耐药（R）
U	左氧氟沙星 Levofloxacin	氟喹诺酮类	MIC	≤2	4	≥8	≥8	耐药（R）

分组①	抗生素	类别	方法	折点（μg/mL）			检测值（μg/mL）	解释
				S	I	R		
U	四环素 Tetracycline	四环素类	MIC	≤4	8	≥16	≤1	敏感（S）
U	呋喃妥因 Nitrofurantoin	硝基呋喃类	MIC	≤32	64	≥128	32	敏感（S）
O	红霉素 Erythromycin	大环内酯类	MIC	≤0.5	1~4	≥8	≥8	耐药（R）

注：①—药敏分组和折点参考 CLSI M100。A—常规试验并常规报告的药物。B—临床上需要，针对医院感染控制，可用于常规试验，选择性报告的药物。U—仅用于或主要用于治疗泌尿道感染（UTIs）的药物。O—有临床适应证，但一般不用做常规试验和报告的药物。②—经微量肉汤稀释法检测，E-test法复核，该菌为万古霉素耐药肠球菌，应纳入多重耐药菌感控管理。

屎肠球菌天然耐药：

头孢菌素类、克林霉素、甲氧苄啶-磺胺甲噁唑、夫西地酸。

局限性：

1. 该菌为万古霉素耐药肠球菌，应纳入多重耐药菌感控管理。确定该菌与其他菌的同源性需要额外试验，如有临床怀疑的流行，可联系微生物实验室和感控部门。

2. 实验室未常规开展万古霉素耐药肠球菌耐药机制检测，因此无法判断该耐药基因的型别。

参考建议：

指南中对万古霉素耐药肠球菌的治疗推荐使用利奈唑胺至少8周或奎奴普丁-达福普丁8周。无明确治疗效果时，可试用达托霉素。除以上方案，也可采用替加环素首剂加倍治疗。

标本采集时间 标本接收时间 报告时间 检验者 审核者 检测实验室 联系电话

【扩展信息】

肠球菌是兼性厌氧革兰阳性球菌，多呈短链状排列，在自然环境中分布广泛，是结肠正常菌群的主要组成部分，也存在于口咽和阴道分泌物中。肠球菌可从肠道迁移到其他部位引起感染。

患者，特别是免疫力低下患者，发生严重的肠球菌感染，如心内膜炎、脑膜炎或其他全身性感染时，建议联合使用抗菌药物。联合用药包括作用于细胞壁的抗菌药物，如β-内酰胺类（通常是青霉素或氨苄西林）或万古霉素，加上氨基糖苷类（通常是庆大霉素或链霉素）。作用于细胞壁的抗菌药物能促进氨基糖苷类向细胞内渗透，因此具有协同杀菌作用。对作用于细胞壁的抗菌药物耐药或氨基糖苷类高水平耐药肠球菌（High level aminoglycoside resistant，HLAR）能抵抗两者联合治疗的协同作用。因此，为了推测联合治疗产生的协同作用，对这些抗菌药物进行药敏试验非常重要。这些药敏试验包括氨基糖苷类高水平耐药（庆大霉素）试验和氨基糖苷类高水平耐药（链霉素）试验，用于指导氨基糖苷类对肠球菌的临床抗生素联合使用。该试验结果能够预测一种氨基糖苷类可否与氨苄西林、青霉素和万古霉素联合使用形成协同作用。实验室可用庆大霉素 $120\mu g/mL$ 和链霉素 $300\mu g/mL$ 纸片筛选 HLAR 耐药株，无抑菌圈为 HLAR 耐药菌，抑菌圈≥10mm 为非 HLAR 耐药菌，抑菌圈在 7～9mm 需用稀释法确认。

通常使用头孢硝噻吩试验检测肠球菌是否产 β－内酰胺酶。对于 β－内酰胺酶检测阴性的肠球菌（包括屎肠球菌、粪肠球菌），氨苄西林药敏结果可用于预测阿莫西林－克拉维酸、氨苄西林－舒巴坦以及哌拉西林－他唑巴坦的敏感性。如果是粪肠球菌，氨苄西林的药敏结果还可以预测亚胺培南的敏感性。β－内酰胺酶阴性肠球菌对青霉素的药敏结果可以预测氨苄西林和其他 β－内酰胺酶类抗菌药物的敏感性。然而，肠球菌对青霉素的敏感性，需要进行青霉素药敏试验来判断，而不能通过氨苄西林的药敏结果进行预测。

肠球菌获得性耐药可导致对糖肽类（尤其是万古霉素）耐药。VRE 的出现，成为治疗肠球菌的难题。根据表型和基因特征，VRE 可分为 VanA、VanB、VanC、VanD、VanE、VanG、VanL、VanM 和 VanN 共 9 型。其中 3 种基因型十分常见，即 VanA、VanB 和 VanC。VanA 表型由 *VanA* 基因编码，可诱导对万古霉素和替考拉宁高水平耐药。VanB 表型由 *VanB* 基因编码，可不同程度地诱导对万古霉素耐药（MIC 值 8～$1024\mu g/mL$）。VanC 表型由 *VanC* 基因编码，诱导对万古霉素低水平耐药。VanA 和 VanB 被认为是临床最常见的获得性耐药表型，且通常与屎肠球菌和粪肠球菌耐万古霉素相关。2020 年，中国细菌耐药监测网数据显示，VRE 在粪肠球菌和屎肠球菌的分离率分别为 0.1% 和 1.1%。VRE 感染的危险因素为严重基础疾病、长期住院、入住 ICU、静脉置管、胸腹腔手术后、曾口服或静脉接受万古霉素治疗等。VanC 耐药是鹑鸡肠球菌（VanC1 基因型）和铅黄肠球菌（VanC2～4 基因型）的天然耐药特征。因此，万古霉素耐药的鹑鸡肠球菌和铅黄肠球菌无需纳入多重耐药菌感控管理。由 *VanD*、*VanE*、*VanG*、*VanL*、*VanM* 和 *VanN* 基因编码对糖肽类耐药的其他型别在肠球菌中非常罕见。

十一、鹑鸡肠球菌　血液

临床微生物检验解释报告

姓名：GHK　性别：男　年龄（岁）：30　病员号：0011465＊
科别：血液内科　床号：46　临床诊断：脊髓炎
医生：CFD　患者类别：住院
标本编号：170513112＊　标本种类：血液　送检项目：血液培养（需氧＋厌氧）

培养结果：
鹑鸡肠球菌（*Enterococcus gallinarum*）生长，报阳时间 24 小时。
培养结果解释：
患者在血液内科就诊期间送检 2 套血液培养标本，均报阳，报阳时间 24 小时。染色结果均为革兰阳性链球菌，培养结果为鹑鸡肠球菌，MALDI－TOF MS 鉴定分数 2.27，较高。

鹑鸡肠球菌是禽兽类动物肠道中的正常菌群，属于条件致病菌，临床标本分离较少，人类血液中少见，但在机体免疫力低下时可入侵血液引发败血症。

该鹑鸡肠球菌分离自 2 套血液培养标本，提示可能是致病菌，请结合临床标本综合判断。

一级报告：

革兰阳性链球菌生长，报阳时间 24 小时，鉴定药敏试验进行中。

二级报告：

鹑鸡肠球菌，药敏试验进行中。

三级报告：

鹑鸡肠球菌生长，耐药表型见表 2－16，最终药敏结果及解释见表 2－17。

表 2－16　鹑鸡肠球菌耐药表型

检测试验	检测结果	解释
氨基糖苷类高水平耐药（庆大霉素） High level aminoglycoside resistance (Gentamicin), HLAR-Gentamicin	Neg	阴性
氨基糖苷类高水平耐药（链霉素） High level aminoglycoside resistance (Streptomycin), HLAR-Streptomycin	Neg	阴性

注：当发生严重肠球菌感染时，分离菌对氨苄西林、青霉素或万古霉素敏感，且 HLAR-Gentamicin 或 HLAR-Streptomycin 为阴性时，可以选择敏感的抗生素联合使用庆大霉素或链霉素，以增强抗菌效果；对于低水平青霉素（MIC 14~64μg/mL）或氨苄西林（MIC 16~32μg/mL）耐药的肠球菌，如果加大青霉素或氨苄西林的剂量，并联合庆大霉素或链霉素（HLAR-Gentamicin 或 HLAR-Streptomycin 为阴性时）可以起到协同杀菌的作用。

表 2－17　鹑鸡肠球菌最终药敏结果及解释

分组[①]	抗生素	类别	方法	折点（μg/mL） S	I	R	检测值（μg/mL）	解释
A	青霉素 Penicillin G	青霉素类	MIC	≤8	—	≥16	1	敏感（S）
A	氨苄西林 Ampicillin	青霉素类	MIC	≤8	—	≥16	≤2	敏感（S）
B	万古霉素[②] Vancomycin	糖肽类	MIC	≤4	8~16	≥32	≥32	耐药（R）
B	利奈唑胺 Linezolid	噁唑烷酮类	MIC	≤2	4	≥8	0.5	敏感（S）
U	环丙沙星 Ciprofloxacin	氟喹诺酮类	MIC	≤1	2	≥4	1	敏感（S）
U	左氧氟沙星 Levofloxacin	氟喹诺酮类	MIC	≤2	4	≥8	≤1	敏感（S）

分组①	抗生素	类别	方法	折点（μg/mL）			检测值（μg/mL）	解释
				S	I	R		
U	四环素 Tetracycline	四环素类	MIC	≤4	8	≥16	≤1	敏感（S）
U	呋喃妥因 Nitrofurantoin	硝基呋喃类	MIC	≤32	64	≥128	32	敏感（S）
O	红霉素 Erythromycin	大环内酯类	MIC	≤0.5	1～4	≥8	0.5	敏感（S）

注：①—药敏分组和折点参考 CLSI M100。A—常规试验并常规报告的药物。B—临床上重要，但选择性报告的药物。U—仅用于或主要用于治疗泌尿道感染（UTIs）的药物。O—有临床适应证，但一般不用做常规试验和报告的药物。②—鹑鸡肠球菌对万古霉素天然低水平耐药。

鹑鸡肠球菌天然耐药：

头孢菌素类、万古霉素、克林霉素、甲氧苄啶－磺胺甲噁唑、夫西地酸。

局限性：

鹑鸡肠球菌存在 VanC 基因，对万古霉素天然耐药。其耐药基因位于细菌的染色体上，不在菌株之间传递，因此，在临床上分离出鹑鸡肠球菌时无需纳入多重耐药菌感控管理。如确定基因型，则需要进行分子检测。

参考建议：

指南指出，菌血症中的肠球菌如果对氨苄西林、青霉素敏感，可用氨苄西林或氨苄西林＋庆大霉素的治疗方案。

标本采集时间 标本接收时间 报告时间 检验者 审核者 检测实验室 联系电话

【扩展信息】

鹑鸡肠球菌属于肠球菌属。肠球菌属正式命名的菌种有 16 个，分 5 群。Ⅰ群包括鸟肠球菌、棉子糖肠球菌等。Ⅱ群包括粪肠球菌、屎肠球菌、铅黄肠球菌、鹑鸡肠球菌等。Ⅲ群包括坚忍肠球菌、小肠肠球菌、特异肠球菌等。Ⅳ群包括 *E. cacce*、盲肠肠球菌等。Ⅴ群为鸽肠球菌。

鹑鸡肠球菌染色体上 VanC 基因属于内源性耐药基因，位于细菌染色体 Tn6202 转座子上，不能在菌株之间传递。表达的 VanC 蛋白修饰细菌细胞壁 D－Ala－D－Lac 结构，造成对万古霉素天然耐药。

鹑鸡肠球菌虽分离较少，但也有感染报道，特别是当机体免疫力低下时。医院感染中该菌可经人与人接触传播，也可由媒介间接传播，包括护理人员的手、被污染的医疗仪器和设备（如血糖仪、血压计、电子体温计、心电图显示器和电线）以及周围环境（如患者衣服、床单、床、护栏、地板、洗手间设施、门把手和洗脸盆）等。

十二、粪肠球菌　尿液

临床微生物检验解释报告

姓名：YD　性别：女　年龄（岁）：47　病员号：0001781＊
科别：急诊科　床号：15　临床诊断：复杂性尿路感染
医生：TR　患者类别：急诊
标本编号：170312111＊　标本种类：尿液　送检项目：尿液培养（菌落计数）

培养结果：

粪肠球菌（*Enterococcus faecalis*），菌量>1×10⁵CFU/mL。

培养结果解释：

患者因腹痛、排尿困难来急诊就诊。尿液常规检查：白细胞酯酶（＋）、亚硝酸盐（＋），白细胞>10个/HP。送检中段尿标本做细菌培养，结果为粪肠球菌生长，菌量>1×10⁵CFU/mL。MALDI－TOF MS 鉴定分数为 2.21，分数高。

肠球菌是尿路感染的常见菌。肠球菌所致的尿路感染中粪肠球菌约占 60％。

此标本尿液常规白细胞增多，提示尿路感染。尿液培养分离的粪肠球菌数量>1×10⁵CFU/mL，达到细菌学指标，粪肠球菌引起尿路感染的可能性大。

药敏结果解释：

粪肠球菌耐药表型见表 2-18，药敏结果及解释见表 2-19。

表 2-18　粪肠球菌耐药表型

检测试验	检测结果	解释
氨基糖苷类高水平耐药（庆大霉素） High level aminoglycoside resistance (Gentamicin)， HLAR-Gentamicin	Neg	阴性
氨基糖苷类高水平耐药（链霉素） High level aminoglycoside resistance (Streptomycin)， HLAR-Streptomycin	Pos	阳性

注：HLAR-Gentamicin 和 HLAR-Streptomycin 用于高水平的氨基糖苷类（庆大霉素和链霉素）对肠球菌的筛选试验。该试验结果能够预测氨苄西林、青霉素和万古霉素与一种氨基糖苷类药物的协同作用。HLAR-Streptomycin 阳性代表链霉素与具有细胞壁活性药物（如氨苄西林、青霉素和万古霉素）无协同作用。

表 2-19　粪肠球菌药敏结果及解释

分组①	抗生素	类别	方法	折点（μg/mL）			检测值（μg/mL）	解释
				S	I	R		
A	青霉素 Penicillin G	青霉素类	MIC	≤8	—	≥16	1	敏感（S）

续表2-19

分组①	抗生素	类别	方法	折点（μg/mL）			检测值（μg/mL）	解释
				S	I	R		
A	氨苄西林 Ampicillin	青霉素类	MIC	≤8	—	≥16	≤2	敏感（S）
B	万古霉素 Vancomycin	糖肽类	MIC	≤4	8～16	≥32	2	敏感（S）
B	利奈唑胺 Linezolid	噁唑烷酮类	MIC	≤2	4	≥8	0.5	敏感（S）
U	环丙沙星 Ciprofloxacin	氟喹诺酮类	MIC	≤1	2	≥4	≤1	敏感（S）
U	左氧氟沙星 Levofloxacin	氟喹诺酮类	MIC	≤2	4	≥8	≤1	敏感（S）
U	四环素 Tetracycline	四环素类	MIC	≤4	8	≥16	≥16	耐药（R）
U	呋喃妥因 Nitrofurantoin	硝基呋喃类	MIC	≤32	64	≥128	≤16	敏感（S）
O	红霉素 Erythromycin	大环内酯类	MIC	≤0.5	1～4	≥8	≥8	耐药（R）

注：①—药敏分组和折点参考 CLSI M100。A—常规试验并常规报告的药物。B—临床上重要，但选择性报告的药物。U—仅用于或主要用于治疗泌尿道感染（UTIs）的药物。O—有临床适应证，但一般不用做常规试验和报告的药物。

粪肠球菌天然耐药：

头孢菌素类、克林霉素、甲氧苄啶－磺胺甲噁唑、夫西地酸。

局限性：

微生物数量的测定常受患者状态、采集情况以及主观判断的影响，因此只根据培养结果来诊断尿路感染有局限性，需结合实验室其他指标，如尿液常规以及患者临床情况综合判断。

参考建议：

指南对肠球菌引起尿路感染的治疗推荐使用青霉素或氨苄西林。敏感肠球菌引起的单纯性泌尿道感染，可用莫西沙星。青霉素过敏或高水平耐药时，可选用万古霉素，亦可选用呋喃妥因。

标本采集时间 标本接收时间 报告时间 检验者 审核者 检测实验室 联系电话

【扩展信息】

尿液标本在采集过程中常被污染，因此尿液培养需定量计数。常采用 1μL 接种量，计数结果为平板菌落数 1×1000CFU/mL。若采用 10μL 接种量，计数结果为平板菌落数 1×100CFU/mL。尿液培养结果的准确判断需要实验室收集必要的信息，包括尿液采集方法、患者科室（如泌尿科或老年科）、临床症状、尿液常规和镜检分析结果以及既往培养结果等。尿液培养方法与结果的解释可根据行业标准 WS/T 48-2016 进行。尿液培养方法与结果解释见表 2-20。

表 2-20　尿液培养方法与结果解释

培养类型	适用人群	采集方法	培养方法	生长情况	后续试验
常规	1. 门诊患者 2. 大部分非复杂性尿路感染患者	清洁中段尿	1μL 或 10μL 接种至血、麦康凯或中国蓝琼脂平板。5%CO_2 培养 18～24 小时。若无菌生长，应延长培养至 48 小时，方可报告阴性	1 种革兰阴性菌或阳性菌 $\geqslant 1\times 10^5$ CFU/mL	菌种鉴定、药敏
				1 或 2 种革兰阴性杆菌$\geqslant$ 1×10^5 CFU/mL，其他菌 $\leqslant 1\times 10^4$ CFU/mL	菌种鉴定＋革兰阴性杆菌药敏
				其他任何种类的细菌$\geqslant$ 1×10^4 CFU/mL	菌种鉴定
监测	1. 患者： ①神经性膀胱功能障碍； ②留置导尿管 2. 老年患者	清洁中段尿	1μL 或 10μL 接种至血、麦康凯或中国蓝琼脂平板。5%CO_2 培养 18～24 小时	1 种革兰阴性杆菌$\geqslant 1\times 10^4$ CFU/mL	菌种鉴定＋药敏
				1 种革兰阴性杆菌$\geqslant 1\times 10^5$ CFU/mL，其他菌$\leqslant 1\times 10^4$ CFU/mL	菌种鉴定＋革兰阴性杆菌药敏
				其他任何种类的细菌$\geqslant 1\times 10^4$ CFU/mL	菌种鉴定
特殊	有持续症状的患者：①既往培养未发现致病菌；②治疗无效；③怀疑少见菌感染	1. 耻骨上膀胱穿刺采集； 2. 膀胱导尿采集； 3. 经前列腺按摩后排尿采集	1μL 或 10μL 接种至血、麦康凯或中国蓝琼脂平板。怀疑特殊病原菌感染，如厌氧菌、淋病奈瑟球菌、结核分枝杆菌，应当选择厌氧平板、GC 琼脂平板或罗琴培养基。除怀疑结核外，其他标本 5%CO_2 培养 48 小时	1 种革兰阴性菌或阳性菌 $\geqslant 1\times 100$ CFU/mL	菌种鉴定＋药敏
				2 种菌$\geqslant 1\times 100$ CFU/mL	菌种鉴定＋革兰阴性杆菌药敏

尿路感染可分为单纯性尿路感染和复杂性尿路感染。常见菌包括大肠埃希菌、肠球菌、肺炎克雷伯菌、铜绿假单胞菌等。复杂性尿路感染的危险因素有泌尿生殖道的结构或功能异常或伴有其他潜在疾病，如免疫缺陷、糖尿病、肾衰竭等。近年来，复杂性尿路感染细菌谱中大肠埃希菌比例降低，肠球菌比例升高。肠球菌感染亦与医院感染有关，最常见的类型为医院相关尿路感染，常与尿道器械操作、导尿、腹部或盆腔创伤及外科手术有关。

CLSI 指出："严重的肠球菌感染，如心内膜炎，除非证明其对庆大霉素和链霉素高水平耐药，可用氨苄西林、青霉素或万古霉素（对于敏感株）加一种氨基糖苷类进行联合治疗，起到协同杀菌作用。"检测肠球菌对氨基糖苷类的药物敏感性对联合用药非常重要。检测方法为氨基糖苷类高水平耐药（庆大霉素）试验和氨基糖苷类高水平耐药（链霉素）试验，检测结果阴性代表临床可以联合使用庆大霉素或链霉素。近年来，肠球菌对氨苄西林和庆大霉素同时耐药的菌株增多，造成联合用药困难，万古霉素耐药肠球菌也时有报道，使肠球菌所致重症感染的治疗成为临床棘手问题。

十三、缓症链球菌 血液

临床微生物检验解释报告

姓名：ZLH 性别：女 年龄（岁）：38 病员号：0001785＊

科别：血液内科 床号：122 临床诊断：急性白血病

医生：LX 患者类别：住院

标本编号：170330118＊ 标本种类：血液 送检项目：血液培养（需氧＋厌氧）

培养结果：

缓症链球菌（*Streptococcus mitis*）生长，报阳时间 26 小时。

培养结果解释：

患者在血液内科就诊期间送检 2 套血液培养标本，其中 2 瓶报阳（需氧瓶），最早报阳时间 26 小时。染色结果均为革兰阳性链球菌，培养后 MALDI－TOF MS 鉴定结果为缓症链球菌，鉴定分数 2.35，较高。

缓症链球菌是口咽部、消化道和女性生殖道的定植菌群，血液培养中分离出此菌时需要对临床状况进行仔细评估。粒细胞缺乏症患者，化疗后出现免疫抑制，缓症链球菌可引起致命的脓毒症或肺炎。

患者患粒细胞缺乏症，缓症链球菌分离自 2 瓶血液培养标本，有导致血流感染的可能，请结合临床诊断，并注意排查心内膜炎。

细菌形态：

见附录图 15、图 16。

一级报告：

革兰阳性链球菌生长，报阳时间 26 小时，鉴定药敏试验进行中。

二级报告：

缓症链球菌，药敏试验进行中。

三级报告：

缓症链球菌生长，最终药敏结果及解释见表 2－21。

表 2－21 缓症链球菌最终药敏结果及解释

分组①	抗生素	类别	方法	折点			检测值	解释
				S	I	R		
A	青霉素 Penicillin G	青霉素类	MIC	≤0.12	0.25～2	≥4	0.5	中介（I）
B	头孢曲松 Ceftriaxone	头孢菌素类	K－B	≥27	25～26	≤24	29	敏感（S）
B	头孢噻肟 Cefotaxime	头孢菌素类	K－B	≥28	26～27	≤25	31	敏感（S）

分组①	抗生素	类别	方法	折点			检测值	解释
				S	I	R		
B	头孢吡肟 Cefepime	头孢菌素类	K-B	≥24	22~23	≤21	31	敏感（S）
B	万古霉素 Vancomycin	糖肽类	MIC	≤1	—	—	0.5	敏感（S）
C	红霉素 Erythromycin	大环内酯类	K-B	≥21	16~20	≤15	26	敏感（S）
C	氯霉素 Chloromycetin	苯丙醇类	K-B	≥21	18~20	≤17	31	敏感（S）
C	利奈唑胺 Linezolid	噁唑烷酮类	MIC	≤2	—	—	1	敏感（S）
O	阿奇霉素 Azithromycin	大环内酯类	K-B	≥18	14~17	≤13	18	敏感（S）

注：①—药敏分组和折点参考CLSI M100。折点和检测值单位：MIC，$\mu g/mL$；K-B，mm。A—常规试验并常规报告的药物。B—临床上重要，但选择性报告的药物。C—有临床需求或补充的抗菌药物。O—有临床适应证，但一般不用做常规试验和报告的药物。

局限性：

1. 缓症链球菌可引起原发性菌血症，但有超过80%的血液培养显示该菌是污染菌，仅偶然引起短暂的菌血症。在化疗患者中需仔细分析该菌的临床意义。

2. 缓症链球菌生长缓慢，鉴定困难，需要较长的鉴定时间，必要时需测序鉴定。

参考建议：

缓症链球菌是感染性心内膜炎的常见病原菌，当从血液中分离到该菌时，应排查心内膜炎。指南指出，感染性心内膜炎治疗方案需根据青霉素MIC决定。若青霉素MIC≤$0.12\mu g/mL$，首选青霉素＋庆大霉素、青霉素或头孢曲松。备选头孢曲松＋庆大霉素。青霉素或头孢菌素过敏者使用万古霉素。监测血药浓度，控制最大剂量。若青霉素MIC为$0.12～0.5\mu g/mL$，首选青霉素＋庆大霉素。备选万古霉素。监测血药浓度，控制最大剂量。青霉素MIC≥$0.5\mu g/mL$时，首选青霉素＋庆大霉素或氨苄西林＋庆大霉素，治疗时间延长2周。备选万古霉素＋庆大霉素，治疗时间延长2周。

标本采集时间 标本接收时间 报告时间 检验者 审核者 检测实验室 联系电话

【扩展信息】

缓症链球菌群（*Streptococcus mitis* group）包括缓症链球菌（S. mitis）、血链球菌（S. sanguis）、戈登链球菌（S. gordonii）和口腔链球菌（S. oralis）等。

缓症链球菌绝大多数为α溶血链球菌，小部分为γ溶血链球菌，菌落形态通常呈灰色或近白色，粗糙干燥。引起脓腔、心内膜炎以及粒细胞缺乏症患者严重感染的α/γ溶血链球菌应鉴定到群或种的水平。鉴定α/γ溶血链球菌是临床微生物工作中的挑战，目前需要传统生化试验和分子鉴定技术相结合，MALDI-TOF MS鉴定的准确性尚待进一步评估。几种常见 α/γ 溶血链球菌群的主要生理特性试验见表 2-22。

表 2-22 几种常见 α/γ 溶血链球菌群的主要生理特性试验

链球菌群	精氨酸水解	七叶苷	甘露醇	山梨醇	尿素水解	V-P
缓症链球菌群	v	v	—	v	—	—
咽峡炎链球菌群	+	+	—	—	—	+
变异链球菌群	—	+	+	+	—	+
唾液链球菌群		v	—	—	v	+
牛链球菌群	—	v	v	—	—	+

注：+—阳性；——阴性；v—可变。

十四、咽峡炎链球菌　血液

临床微生物检验解释报告

姓名：MCH　性别：男　年龄（岁）：63　病员号：0001782*

科别：心脏内科　床号：19　临床诊断：心内膜炎

医生：YHL　患者类别：住院

标本编号：170530155*　标本种类：血液　送检项目：血液培养（需氧+厌氧）

培养结果：

咽峡炎链球菌（*Streptococcus anginosus*）生长，报阳时间 11 小时。

培养结果解释：

患者于心脏内科就诊期间送检 2 套血液培养标本，其中 2 瓶需氧瓶报阳，报阳时间 11 小时。染色结果均为革兰阳性链球菌，培养结果为咽峡炎链球菌，MALDI-TOF MS 鉴定分数 2.47，较高。

咽峡炎链球菌是咽峡炎链球菌群中的一种，为口咽部、泌尿生殖道以及胃肠道微生物菌群。与口咽部、腹腔、脑部的脓肿密切相关，亦常为感染性心内膜炎的病原菌。

患者拔牙后引起发热，入院怀疑心内膜炎，送检 2 瓶血液培养均有咽峡炎链球菌生长，提示该菌是致病菌的可能性大。

细菌形态：

见附录图 17、图 18。

一级报告：

革兰阳性链球菌生长，报阳时间 11 小时，鉴定药敏试验进行中。

二级报告：

咽峡炎链球菌，药敏试验进行中。

三级报告：

咽峡炎链球菌生长，最终药敏结果及解释见表2—23。

表2—23 咽峡炎链球菌最终药敏结果及解释

分组①	抗生素	类别	方法	折点 S	折点 I	折点 R	检测值	解释
A	青霉素 Penicillin	青霉素类	MIC	≤0.12	0.25～2.00	≥4	0.5	中介（I）
A	头孢曲松 Ceftriaxone	头孢菌素类	K—B	≥27	25.00～26.00	≤24	30	敏感（S）
B	头孢噻肟 Cefotaxime	头孢菌素类	K—B	≥28	26.00～27.00	≤25	30	敏感（S）
B	头孢吡肟 Cefepime	头孢菌素类	K—B	≥24	22.00～23.00	≤21	31	敏感（S）
B	万古霉素 Vancomycin	糖肽类	MIC	≤1	—	—	0.5	敏感（S）
B	红霉素 Erythromycin	大环内酯类	K—B	≥21	16.00～20.00	≤15	10	耐药（R）
C	氯霉素 Chloromycetin	苯丙醇类	K—B	≥21	18.00～20.00	≤17	31	敏感（S）
C	利奈唑胺 Linezolid	噁唑烷酮类	MIC	≤2	—	—	1	敏感（S）
C	阿奇霉素 Azithromycin	大环内酯类	K—B	≥18	14.00～17.00	≤13	6	耐药（R）

注：①—药敏分组和折点参考 CLSI M100。折点和检测值单位：MIC，μg/mL；K—B，mm。A—常规试验并常规报告的药物。B—临床上重要，但选择性报告的药物。C—有临床需求或补充的抗菌药物。O—有临床适应证，但一般不用做常规试验和报告的药物。

局限性：

链球菌分类变化快，包括咽峡炎链球菌在内的多种草绿色链球菌正确鉴定较困难，有时需要额外试验或测序鉴定。

参考建议：

指南指出，感染性心内膜炎治疗方案需根据青霉素 MIC 决定。若青霉素 MIC ≤0.12μg/mL，首选青霉素＋庆大霉素、青霉素或头孢曲松。备选头孢曲松＋庆大霉素。青霉素或头孢菌素过敏者使用万古霉素。监测血药浓度，控制最大剂量。若青霉素 MIC 为 0.12～0.5μg/mL，首选青霉素＋庆大霉素。备选万古霉素。监测血药浓度，控制最大剂量。青霉素 MIC≥0.5μg/mL 时，首选青霉素＋庆大霉素或氨苄西林＋庆大霉素，治疗时间延长 2 周。备选万古霉素＋庆大霉素，治疗时间延长 2 周。

标本采集时间 标本接收时间 报告时间 检验者 审核者 检测实验室 联系电话

【扩展信息】

目前，草绿色链球菌群中已知菌种数超过 30 个。咽峡炎链球菌群（*Streptococcus anginosus* group）包括咽峡炎链球菌（*S. anginosus*）、星座链球菌（*S. constellatus*）与中间链球菌（*S. intermedius*），是口咽部、泌尿生殖道以及胃肠道的微生物菌群之一。该链球菌群的所有菌种对营养要求较高，生长均为小菌落（菌落直径≤0.5mm），多数菌株在 CO_2 环境下生长更好，部分菌株甚至需要厌氧条件。咽峡炎链球菌群可呈现不同类型溶血（α、β、γ），如星座链球菌和咽峡炎链球菌常为 β 溶血，中间链球菌的大多数菌株不溶血，同一菌种内也可存在溶血差别。这些菌种可能含有兰氏血清分型中 A 群、C 群、F 群和 G 群的抗原，然而一些星座链球菌或中间链球菌不与任何抗血清反应，无法按兰氏抗原分群。星座链球菌可分为两个亚种，星座链球菌星座亚种以及星座链球菌咽峡炎亚种，两者表型存在差异，但均与咽峡炎密切相关。将咽峡炎链球菌群与大菌落（菌落直径＞0.5mm）以及 β 溶血的化脓链球菌明确区分非常重要。咽峡炎链球菌群生化表型特征见表 2-24。

表 2-24 咽峡炎链球菌群生化表型特征

试验	咽峡炎链球菌	星座链球菌	中间链球菌
β-D-岩藻糖苷酶	-	-	+
β-N-乙酰葡糖胺糖苷酶	-	-	+
β-N-乙酰葡糖乳糖苷酶	-	-	+
神经氨酸酶	-	-	+
α-D-葡萄糖苷酶	v	+	-
β-D-葡萄糖苷酶	+	-	v
β-D-半乳糖苷酶	v	-	+
苦杏仁苷（酸化）	+	v	v
甘露醇（酸化）	v	-	-
乳糖（酸化）	+	v	+
七叶苷水解	+	v	+

注：+—阳性；-—阴性；v—可变。

十五、缺陷乏养菌　血液

临床微生物检验解释报告

姓名：FTH　性别：男　年龄（岁）：45　病员号：0001783＊

科别：感染科　床号：19　临床诊断：菌血症

医生：CJK　患者类别：住院

标本编号：170720218＊　　标本种类：血液　送检项目：血液培养（需氧＋厌氧）

培养结果:

缺陷乏养菌(*Abiotrophia defectiva*)生长,报阳时间15小时。

培养结果解释:

患者在感染科就诊期间送检2套血液培养标本,其中2瓶需氧瓶报阳,报阳时间15小时。染色结果均为革兰阳性链球菌,培养结果为缺陷乏养菌,MALDI-TOF MS鉴定分数1.87,较低。为了确保鉴定结果的准确性,扩增细菌的16S rRNA基因序列并测序,经测序比对,结果确认为缺陷乏养菌,鉴定率100%。

缺陷乏养菌为苛养阳性球菌,是人上呼吸道、泌尿生殖道以及胃肠道的正常菌群,可引起感染性心内膜炎、中耳炎、菌血症、脓肿、外伤感染、骨髓炎、角膜炎以及眼部感染等。近年来分离率有上升趋势,尤其是心内膜炎中分离率较高。

患者2瓶血液培养分离到此菌,致病菌可能性大。请结合临床筛查感染性心内膜炎。

细菌形态:

见附录图19、图20、图21。

一级报告:

革兰阳性链球菌生长,报阳时间15小时,鉴定药敏试验进行中。

二级报告:

缺陷乏养菌,药敏试验进行中。

三级报告:

缺陷乏养菌生长,最终药敏结果及解释见表2-25。

表2-25 缺陷乏养菌最终药敏结果及解释

抗生素	类别	方法	折点[①] (μg/mL)			检测值 (μg/mL)	解释
			S	I	R		
青霉素 Penicillin	青霉素类	MIC	≤0.12	0.25~2	≥4	0.12	敏感(S)
头孢曲松 Ceftriaxone	头孢菌素类	MIC	≤1	2	≥4	0.12	敏感(S)
头孢噻肟 Cefotaxime	头孢菌素类	MIC	≤1	2	≥4	0.12	敏感(S)
头孢吡肟 Cefepime	头孢菌素类	MIC	≤1	2	≥4	0.12	敏感(S)
万古霉素 Vancomycin	糖肽类	MIC	≤1	—	—	0.5	敏感(S)
红霉素 Erythromycin	大环内酯类	MIC	≤0.25	0.5	≥1	0.25	敏感(S)
氯霉素 Chloromycetin	苯丙醇类	MIC	≤4	—	≥8	1	敏感(S)

注:①—本报告解释参考CLSI M45。

局限性：

1. 缺陷乏养菌生长有独特的营养需求，培养和鉴定通常比较困难。需要延长培养时间，加入维生素 B_6 和 L-半胱氨酸可以促其生长。必要时依靠测序鉴定。

2. 缺陷乏养菌的体外抗菌药敏试验没有统一标准，实验室利用草绿色链球菌非肺炎链球菌标准作为折点，药敏结果解释仅供参考。

参考建议：

指南和报道中对缺陷乏养菌的治疗描述较少。根据 CLSI M45，缺陷乏养菌治疗建议首选青霉素、头孢曲松/头孢噻肟或万古霉素，尚未发现万古霉素耐药株，对亚胺培南和美罗培南亦有较高敏感率。

标本采集时间 标本接收时间 报告时间 检验者 审核者 检测实验室 联系电话

【扩展信息】

缺陷乏氧菌是口腔、泌尿生殖道和肠道的正常菌群之一。近年来，该菌引起感染的报道不断增多，特别是在免疫力低下的患者中可引起菌血症、感染性心内膜炎、脑脓肿等。缺陷乏氧菌为革兰阳性苛养菌，成链状排列，但常以多型球杆样呈现。以前此菌和颗粒链球菌被归为营养变异链球菌（Nutritionally variant *Streptococci*，NVS）。1989年，Bouvet 等通过 DNA-DNA 杂交研究证明，缺陷乏氧菌从分类学上与颗粒链球菌相去甚远。1995年，Kawamula 等利用 16S rRNA 基因序列分析提出乏养菌属分类。2000年，Collins 和 Lawson 利用 16S rRNA 基因序列的异质性和表型差异，对乏养菌属进行了重新分类，乏养菌属仅保留缺陷乏养菌，颗粒链球菌属包含毗邻颗粒链球菌、副毗邻颗粒链球菌等 4 个种（图 2-2）。

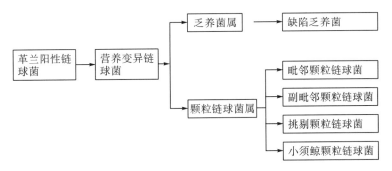

图 2-2 缺陷乏氧菌和颗粒链球菌分类

乏养菌属在不含吡哆醛或 L-半胱氨酸的普通血琼脂平板不生长或生长不良。因此，当血培养涂片呈现革兰阳性菌，多形性，菌株在普通血琼脂平板不生长或生长不良，触酶阴性时，应考虑乏养菌属及颗粒链球菌属。怀疑这类菌时，可使用含盐酸吡哆醛的血液培养基做培养，也可使用接种金黄色葡萄球菌的普通血琼脂平板做卫星试验。金黄色葡萄球菌溶血后可提供乏养菌生长所需要的营养，故出现细菌围绕金黄色葡萄球菌生长的现象（附录图 22）。

十六、猪链球菌 血液

临床微生物检验解释报告

姓名：FDD 性别：男 年龄（岁）：34 病员号：0001130＊

科别：急诊科 床号：19 临床诊断：发热待诊

医生：DKG 患者类别：住院

标本编号：170413115＊ 标本种类：血液 送检项目：血液培养（需氧＋厌氧）

培养结果：

猪链球菌（*Streptococcus suis*）生长，报阳时间 18 小时。

培养结果解释：

患者因发热 4 天入急诊科就诊，期间送检 2 套血液培养标本，其中 2 瓶需氧瓶报阳，报阳时间 18 小时。染色结果均为革兰阳性链球菌，培养结果为猪链球菌，MALDI-TOF MS 鉴定分数 2.12，较高。

人类猪链球菌病是由猪链球菌引起的人畜共患病。猪链球菌部分菌株引起人类感染，包括细菌性脑炎、心内膜炎、蜂窝织炎、腹膜炎、横纹肌溶解、关节炎、肺炎、葡萄膜炎和眼内炎等。

患者 2 瓶血液培养标本均为猪链球菌，该菌致病的可能性大。

细菌形态：

见附录图 23、图 24。

一级报告：

革兰阳性链球菌生长，报阳时间 18 小时，鉴定药敏试验进行中。

二级报告：

猪链球菌，药敏试验进行中。

三级报告：

猪链球菌生长，最终药敏结果及解释见表 2－26。

表 2－26 猪链球菌最终药敏结果及解释

分组①	抗生素	类别	方法	折点（μg/mL）			检测值（μg/mL）	解释
				S	I	R		
A	青霉素 Penicillin	青霉素类	MIC	≤0.12	0.25～2	≥4	≤0.12	敏感（S）
A	氨苄西林 Ampicillin	青霉素类	MIC	≤0.25	0.50～4	≥8	≤0.25	敏感（S）
B	万古霉素 Vancomycin	糖肽类	MIC	≤1	—	—	≤0.50	敏感（S）
C	利奈唑胺 Linezolid	噁唑烷酮类	MIC	≤2	—	—	1	敏感（S）

分组[①]	抗生素	类别	方法	折点（μg/mL）			检测值（μg/mL）	解释
				S	I	R		
O	四环素Tetracycline	四环素类	MIC	≤2	4	≥8	≥16	耐药（R）

注：①—本报告解释参考 CLSI M100 草绿色链球菌药敏折点。A—常规试验并常规报告的药物。B—临床上重要，但选择性报告的药物。C—有临床需求或补充的抗菌药物。O—有临床适应证，但一般不用做常规试验和报告的药物。

局限性：

目前暂无猪链球菌药敏折点，参考 CLSI M100 草绿色链球菌折点标准。

参考建议：

指南中猪链球菌的感染治疗首选青霉素，次选万古霉素或头孢曲松，避免使用氟喹诺酮类和大环内酯类。猪链球菌引起的脑膜炎治疗可选头孢曲松或青霉素。

标本采集时间 标本接收时间 报告时间 检验者 审核者 检测实验室 联系电话

【扩展信息】

猪链球菌病作为近年来新发人畜共患病，对人类的生命健康构成重大威胁，也对畜牧业和地方经济发展造成严重影响。世界动物卫生组织（World Organisation for Animal Health，OIE）将猪链球菌病列为 B 类疫病，我国已将其与布鲁菌病一起定为Ⅱ类动物疫病。由于该菌毒力和传播力较强，引起疾病严重，因此对病原菌的早期检测尤为重要。

猪链球菌为椭圆形或橄榄状的单个或成对排列的革兰阳性球菌，多有荚膜，广泛存在于自然界及猪的扁桃体和气管分泌物中。该菌可感染人并导致严重的脑膜炎、败血症，甚至引起死亡。该菌抵抗力较强，能在粪便、灰尘及水中存活较长时间。蝇类是该菌的重要传播媒介，可携带病原菌并保持传染性达 5 天以上。根据荚膜抗原，猪链球菌可分为 35 个血清型，分别为 1~34 型及 1/2 型，其中 2 型流行最广，致病性最强。猪链球菌的荚膜多糖、溶菌酶释放蛋白、溶血素、黏附素、谷氨酸脱氢酶等毒力因子，在致病过程中起重要作用。生猪屠宰、销售及加工人员为本菌易感人群。接触被感染的病猪/肉后，该菌可经破损皮肤、黏膜或消化道侵入人体，引起中毒性休克综合征或链球菌脑膜炎综合征。

猪链球菌病的流行区域主要在北欧和东南亚养殖或食用猪肉的国家和地区。江苏、四川、香港、台湾均有病例报道。在国外，新加坡、日本、泰国、美国、英国、德国、荷兰、克罗地亚均有流行。2005 年，四川省发生感染疫情，214 人染病，39 人死亡，是近年来较为严重的暴发流行。猪链球菌病的临床特点为潜伏期短，从感染到发病最短 2 小时，最长 7 天，平均潜伏期 2~3 天。临床表现为全身中毒症状，包括畏寒、发热、头痛、头昏、全身不适、乏力、腹痛、腹泻等。半数患者有不同程度的听力损害、关节炎、化脓性咽炎和化脓性淋巴结炎。部分病例迅速进展为中毒性休克综合征和链球菌脑膜炎综合征，早期诊断尤为重要。

（袁余　邓劲）

第三章　革兰阳性杆菌

革兰阳性杆菌常用的分类特征包括对氧的需求、菌体形态以及是否产生芽孢。需氧革兰阳性杆菌可分为4个群：①规则的无芽孢杆菌，包括李斯特菌属（*Listeria*）、丹毒丝菌属（*Erysipelothrix*）、乳杆菌属（*Lactobacillus*）和库特菌属（*Kurthia*）等；②规则的芽孢杆菌，如芽孢杆菌属（*Bacillus*）等；③不规则或棒状的无芽孢杆菌，包括棒状杆菌属（*Croynebacterium*）、罗氏菌属（*Rothia*）、丙酸杆菌属（*Propionibacterium*）、加德纳菌属（*Gardnerella*）、隐秘杆菌属（*Arcanobacterium*）、纤维化菌属（*Cellulosimicrobium*）、短小杆菌属（*Curtobacterium*）、纤维单胞菌属（*Cellulomonas*）、微小杆菌属（*Exguobacterium*）等；④需氧放线菌，包括诺卡菌属（*Nocardia*）、红球菌属（*Rhodococcus*）等。一些严格厌氧的革兰阳性杆菌也可能包含耐氧或者需氧生长的种或株，如某些放线菌（*Actinomyces*）、放线棒杆菌属（*Actinobaculum*）、丙酸杆菌属（*Propionibacterium*）、第三梭菌（*Clostridium terium*）等。革兰阳性杆菌种水平的鉴定需要结合显微镜检查、菌落形态、生化试验等，同时越来越多的鉴别手段运用到精确鉴定中，如 MALDI－TOF MS 鉴定以及 16S rRNA 基因测序鉴定。

本章以临床常见菌种、不同标本类型和不同耐药表型等多方面作为示例，主要介绍常见革兰阳性杆菌的报告内容及方式。

一、巴西诺卡菌　穿刺液

临床微生物检验解释报告

姓名：ZWC　性别：男　年龄（岁）：69　病员号：0014963 *

科别：中西医结合科　床号：50　临床诊断：发热待诊

医生：LXX　患者类别：住院

标本编号：1802126 *　标本种类：穿刺液

送检项目：穿刺液/血液培养（需氧＋厌氧）

培养结果：

巴西诺卡菌（*Nocardia brasiliensis*）生长，报阳时间 36 小时。

培养结果解释：

患者在中西医结合科就诊期间送检 1 套血液培养标本，报阳时间 36 小时。培养物涂片革兰染色查见革兰阳性杆菌，镜下可见菌体明显分枝，弱抗酸染色阳性。报阳瓶转血琼脂平板培养 72 小时，MALDI－TOF MS 鉴定结果为巴西诺卡菌，鉴定分数 2.115，较高。

巴西诺卡菌引起诺卡菌病，可因吸入肺部或侵入创口引起化脓感染，多为外源性。

从患者穿刺液中分离出巴西诺卡菌，提示诺卡菌感染的可能性大。

细菌形态：

见附录图 25、图 26、图 27。

一级报告：

革兰阳性杆菌生长，报阳时间 36 小时，鉴定药敏试验进行中。

二级报告：

疑似诺卡菌，初步鉴定生长不良，药敏试验进行中。

三级报告：

巴西诺卡菌生长，最终药敏结果及解释见表 3－1。

表 3－1　巴西诺卡菌最终药敏结果及解释

| 分组① | 抗生素 | 类别 | 方法 | 折点①（µg/mL） | | | 检测值（µg/mL） | 解释 |
				S	I	R		
一线药物	阿莫西林－克拉维酸 Amoxicillin-Clavulanate	β－内酰胺酶类复合制剂	E-test	≤8/4	8～16	≥32/16	1/0.5	敏感（S）
一线药物	头孢曲松 Ceftriaxone	头孢菌素类	E-test	≤8	16～32	≥64	2	敏感（S）
一线药物	阿米卡星 Amikacin	氨基糖苷类	E-test	≤8	—	≥16	2	敏感（S）
一线药物	妥布霉素 Tobramycin	氨基糖苷类	E-test	≤4	8	≥16	1	敏感（S）
一线药物	环丙沙星 Ciprofloxacin	氟喹诺酮类	E-test	≤1	2	≥4	0.5	敏感（S）
一线药物	莫西沙星 Moxifloxacin	氟喹诺酮类	E-test	≤1	2	≥4	0.5	敏感（S）
一线药物	克拉霉素 Clarithromycin	大环内酯类	E-test	≤2	4	≥8	0.5	敏感（S）
一线药物	甲氧苄啶－磺胺甲噁唑 Trimethoprim-Sulfamethoxazole	叶酸代谢途径抑制剂	E-test	≤2/38	—	≥4/76	2	敏感（S）
一线药物	利奈唑胺 Linezolid	噁唑烷酮类	E-test	≤8	—	—	2	敏感（S）
一线药物	亚胺培南 Imipenem	碳青霉烯类	E-test	≤4	8	≥16	1	敏感（S）
一线药物	米诺环素 Minocycline	四环素类	E-test	≤1	2～4	≥8	0.5	敏感（S）
二线药物	头孢噻肟 Cefotaxime	头孢菌素类	E-test	≤8	16～32	≥64	1	敏感（S）
二线药物	头孢吡肟 Cefepime	头孢菌素类	E-test	≤8	16	≥32	1	敏感（S）

| 分组① | 抗生素 | 类别 | 方法 | 折点① （μg/mL） | | | 检测值（μg/mL） | 解释 |
				S	I	R		
二线药物	多西环素 Doxycycline	四环素类	E-test	≤1	2～4	≥8	0.5	敏感（S）

注：①—本报告药敏解释参考 CLSI M24、CLSI M62。

局限性：

巴西诺卡菌生长缓慢，鉴定工作需要较长的时间。

参考建议：

指南推荐治疗用抗生素首选磺胺类药物。若患者磺胺类不耐受，尤其是HIV/AIDS患者，考虑脱敏，疗程 6～12 个月。对磺胺类耐药的菌株，改用阿米卡星和（或）亚胺培南。肺部感染疗程大于 5 个月。严重或播散性疾病、HIV/AIDS 且侵犯中枢神经系统时，甲氧苄啶-磺胺甲噁唑使用持续 6～12 个月。患 HIV/AIDS，未侵犯神经中枢系统时，可选用亚胺培南或美罗培南+阿米卡星。肺外损伤可使用外科清创术或引流。

标本采集时间 标本接收时间 报告时间 检验者 审核者 检测实验室 联系电话

【扩展信息】

诺卡菌广泛存在于土壤中，多为腐烂物中的非病原菌。部分诺卡菌能致病，导致诺卡菌病。当宿主受伤时，诺卡菌可侵犯下表皮引起化脓性感染，也可引起脑膜炎、脑脓肿、播散性腹膜炎及足菌肿。在机体组织感染中，感染部位或可见黄色、黑色或红色的由诺卡菌菌丝缠绕形成的小颗粒，类似放线菌感染产生的"硫磺颗粒"。肺部吸入诺卡菌可引起肺部或全身感染，肺部表现与结核病类似，痰标本或组织颗粒革兰染色可见偏阳性有分枝的纤细菌体。通常认为诺卡菌病为外源性感染所致，而放线菌往往引起内源性感染。诺卡菌感染危险因素包括进行性疾病或免疫障碍性疾病，尤其是库欣综合征、糖尿病或长期使用皮质激素、免疫抑制剂及广谱抗生素。诺卡菌病也会引起 AIDS 患者机会性感染，可造成全身播散。临床上约 50% 无基础疾病患者亦会发生诺卡菌感染。

诺卡菌属（*Nocardia*）包括 22 个种，其中星形诺卡菌（*N. asteroids*）、巴西诺卡菌（*N. brasiliensis*）、豚鼠耳炎诺卡菌（*N. otitidiscaviarum*）、脓肿诺卡菌（*N. abscessus*）、皮疽诺卡菌（*N. farcinica*）最为常见。巴西诺卡菌可侵入皮下组织，引起慢性肉芽肿，表现为肿胀、脓肿及多发性瘘管，好发于腿部、足部，引起足菌肿。几乎所有的组织感染均由创伤引起，包括刺伤、抓伤、昆虫叮咬等。皮肤症状包括蜂窝织炎、脓肿、皮肤淋巴感染。患者可取渗出液或组织，保持湿润转运至实验室检测。播散性感染常起源于肺部病灶。普通抗感染治疗往往无效，常规呼吸道标本培养不易分离到病原菌，有时需延长培养时间。必要时可增加肺泡灌洗、肺部穿刺等手段以获得明确诊断。

对怀疑诺卡菌感染的临床标本，进行显微镜检测极其重要。首先应特别注意观察标本中的细胞，因为标本镜检中常伴有诺卡菌引起的多形核白细胞聚集，可在这些细胞内发现被吞噬的革兰染色阳性或弱抗酸染色阳性的菌体（附录图 28）。在弱抗酸染色涂片中，诺卡菌内部有抗酸颗粒而呈现"串珠样"（附录图 29）。诺卡菌生长缓慢，血琼脂平板延长培养 3~5 天可在培养基上形成干燥菌落。菌落有褶皱，部分菌株可出现表面颗粒样，有"啃食琼脂"现象（附录图 30）。

如果显微镜下观察到疑似诺卡菌形态，应提醒实验室工作人员将标本接种到合适的培养基并选择适当温度，特别注意要延长培养时间。与培养后菌落形态相比，标本直接涂片镜检更具诊断意义。若发现可疑标本，常借助弱抗酸染色进一步确诊。弱抗酸染色方法与抗酸染色方法近似，只是将抗酸染色中盐酸酒精改为 1‰ 硫酸酒精脱色，其余步骤相同。诺卡菌在抗酸染色中不能抵抗盐酸酒精脱色，表现为蓝色，而在弱抗酸染色时，诺卡菌可以保持一部分石碳酸复红的颜色（红色），形成半红半蓝的特殊染色效果（附录图 31、图 32）。

二、皮疽诺卡菌 分泌物

临床微生物检验解释报告

姓名：BJCM 性别：女 年龄（岁）：56 病员号：0020684＊
科别：感染科 床号：—— 临床诊断：腿部脓肿
医生：WX 患者类别：门诊
标本编号：1815118＊ 标本种类：分泌物 送检项目：分泌物培养

培养结果：
皮疽诺卡菌（*Nocardia farcinica*），较多。

培养结果解释：
患者在感染科就诊期间送检 1 份腿部脓肿分泌物标本。涂片结果查见较多阳性杆菌，可见明显分枝。加做弱抗酸染色，阳性。分离培养生长大量阳性杆菌，MALDI-TOF MS 鉴定结果为皮疽诺卡菌，鉴定分数 1.987，可信。

诺卡菌可侵入创口引起化脓感染，严重时引起全身播散。皮疽诺卡菌在医院感染暴发事件中有报道。

患者腿部脓肿分泌物标本镜检见诺卡菌，培养为皮疽诺卡菌，提示皮疽诺卡菌感染可能性大，结合患者症状综合考虑。多次送检可以明确病原菌检出意义。

细菌形态：
见附录图 33、图 34、图 35。

药敏结果解释：
皮疽诺卡菌药敏结果及解释见表 3-2。

表 3-2　皮疽诺卡菌药敏结果及解释

分组①	抗生素	类别	方法	折点① （μg/mL）			检测值（μg/mL）	解释
				S	I	R		
一线药物	阿莫西林－克拉维酸 Amoxicillin－Clavulanate	β－内酰胺酶类复合制剂	E-test	≤8/4	8～16	≥32/16	8/4	敏感（S）
一线药物	头孢曲松 Ceftriaxone	头孢菌素类	E-test	≤8	16～32	≥64	128	耐药（R）
一线药物	阿米卡星 Amikacin	氨基糖苷类	E-test	≤8	—	≥16	4	敏感（S）
一线药物	妥布霉素 Tobramycin	氨基糖苷类	E-test	≤4	8	≥16	32	耐药（R）
一线药物	环丙沙星 Ciprofloxacin	氟喹诺酮类	E-test	≤1	2	≥4	0.5	敏感（S）
一线药物	莫西沙星 Moxifloxacin	氟喹诺酮类	E-test	≤1	2	≥4	0.5	敏感（S）
一线药物	克拉霉素 Clarithromycin	大环内酯类	E-test	≤2	4	≥8	32	耐药（R）
一线药物	甲氧苄啶－磺胺甲噁唑 Trimethoprim-Sulfamethoxazole	叶酸代谢途径抑制剂	E-test	≤2/38	—	≥4/76	2/38	敏感（S）
一线药物	利奈唑胺 Linezolid	噁唑烷酮类	E-test	≤8	—	—	2	敏感（S）
一线药物	亚胺培南 Imipenem	碳青霉烯类	E-test	≤4	8	≥16	1	敏感（S）
一线药物	米诺环素 Minocycline	四环素类	E-test	≤1	2～4	≥8	0.5	敏感（S）
二线药物	头孢噻肟 Cefotaxime	头孢菌素类	E-test	≤8	16～32	≥64	1	敏感（S）
二线药物	头孢吡肟 Cefepime	头孢菌素类	E-test	≤8	16	≥32	1	敏感（S）
二线药物	多西环素 Doxycycline	四环素类	E-test	≤1	2～4	≥8	0.5	敏感（S）

注：①—本报告药敏解释参考 CLSI M24、CLSI M62。

局限性：

皮疽诺卡菌生长缓慢，鉴定工作需要较长的时间。常规生化反应无法具体鉴定到种，MALDI-TOF MS 鉴定诺卡菌种水平尚未得到验证，需要进一步结合分子生物学鉴定手段。

指南推荐首选磺胺类药物，磺胺类不耐受患者可考虑脱敏，疗程 6～12 个月。对于磺胺类耐药菌株，首选阿米卡星和（或）亚胺培南。肺外损伤可使用外科清创术或引流。

标本采集时间 标本接收时间 报告时间 检验者 审核者 检测实验室 联系电话

【扩展信息】

根据诺卡菌耐药表型可将其划分为 6 种不同的药物型和 1 种混合型。6 种药物型包括脓肿诺卡菌（*Nocardia abscessus*，药物模型Ⅰ）、新型诺卡菌（*Nocardia nova*，药物模型Ⅲ）、华莱士诺卡菌（*Nocardia wallacei*，药物模型Ⅳ）、皮疽诺卡菌（*Nocardia farcinica*，药物模型Ⅴ）、圣乔治诺卡菌（*Nocardia cyriacigeorgica*，药物模型Ⅵ）以及药物模型Ⅱ菌株。星形诺卡菌复合体（*Nocardia asteroids complex*）被称为混合型。

皮疽诺卡菌原被划分为星型诺卡菌复合体，该菌特别容易引起播散性疾病，尤其是对于免疫力受损人群。皮疽诺卡菌肺部感染常见，约有 1/3 的感染涉及中枢神经系统，在脑脓肿、感染血液、角膜炎等中亦有分离。皮疽诺卡菌常对阿米卡星、阿莫西林－克拉维酸、环丙沙星、利奈唑胺、磺胺类抗生素敏感，对头孢曲松、克拉霉素、妥布霉素耐药。

三、红斑丹毒丝菌 血液

临床微生物检验解释报告

姓名：WCY 性别：男 年龄（岁）：31 病员号：0530878＊

科别：急诊科 床号：50 临床诊断：溶血性贫血，发热伴头晕

医生：CLX 患者类别：急诊

标本编号：1702301＊ 标本种类：血液 送检项目：血液培养（需氧＋厌氧）

培养结果：

红斑丹毒丝菌（*Erysipelothrix rhusiopathiae*）生长，报阳时间 1 天 6 小时。

培养结果解释：

患者在急诊科就诊期间送检血液培养标本多套，2 瓶需氧瓶报阳，最快报阳时间 1 天 6 小时。报阳瓶涂片，革兰染色为细小弯曲革兰阳性杆菌。转种培养 30 小时后，需氧平板见 α 溶血小菌落。MALDI－TOF MS 鉴定结果为红斑丹毒丝菌，鉴定分数 2.073，较高。

红斑丹毒丝菌为人畜共患病原菌，可引起人类丹毒，大多数病例与职业暴露有关，如畜/鱼类养殖、屠宰或加工业等。播散性感染病例中，可引起心内膜炎。

从患者 2 瓶血液培养标本中分离红斑丹毒丝菌，红斑丹毒丝菌感染的可能性大，请结合患者临床症状及职业综合考虑，并排查心内膜炎。

细菌形态：

见附录图 36、图 37。

一级报告：

革兰阳性杆菌生长，报阳时间 1 天 6 小时，鉴定药敏试验进行中。

二级报告：

红斑丹毒丝菌，药敏试验进行中。

三级报告：

红斑丹毒丝菌生长，最终药敏结果及解释见表3-3。

表3-3　红斑丹毒丝菌最终药敏结果及解释

抗生素	类别	方法	折点① (μg/mL)			检测值 (μg/mL)	解释
			S	I	R		
青霉素 Penicillin	青霉素类	E-test	≤0.12	—	—	0.12	敏感（S）
氨苄西林 Ampicillin	青霉素类	E-test	≤0.25	—	—	0.25	敏感（S）
头孢吡肟 Cefepime	头孢菌素类	E-test	≤1	—	—	0.5	敏感（S）
头孢噻肟 Cefotaxime	头孢菌素类	E-test	≤1	—	—	0.5	敏感（S）
头孢曲松 Ceftraxone	头孢菌素类	E-test	≤1	—	—	0.5	敏感（S）
亚胺培南 Imipenem	碳青霉烯类	E-test	≤0.5	—	—	0.25	敏感（S）
美罗培南 Meropenem	碳青霉烯类	E-test	≤0.5	—	—	0.25	敏感（S）
红霉素 Erythromycin	大环内酯类	E-test	≤0.25	0.5	≥1	0.25	敏感（S）
环丙沙星 Ciprofloxacin	氟喹诺酮类	E-test	≤1	—	—	0.25	敏感（S）
加替沙星 Gatifloxacin	氟喹诺酮类	E-test	≤1	—	—	0.25	敏感（S）
左氧氟沙星 Levofloxacin	氟喹诺酮类	E-test	≤2	—	—	1	敏感（S）
克林霉素 Clindamycin	林可霉素类	E-test	≤0.25	0.5	≥1	0.25	敏感（S）

注：①—本报告药敏解释参考CLSI M45。

局限性：

红斑丹毒丝菌营养要求高，生长缓慢，鉴定药敏试验需要较长时间。

参考建议：

目前，指南推荐红斑丹毒丝菌治疗首选青霉素或阿莫西林，其次是第三代头孢菌素或氟喹诺酮类，其他有效药物包括亚胺培南、哌拉西林-他唑巴坦。丹毒丝菌病包括局部感染和全身感染。局部感染治疗方案为苯唑西林、青霉素、红霉素或强力霉素，疗程1周。全身感染，如败血症、感染性心内膜炎患者推荐使用青霉素，疗程4～6周。

标本采集时间 标本接收时间 报告时间 检验者 审核者 检测实验室 联系电话

【扩展信息】

丹毒丝菌属（*Erysipelothrix*）包括红斑丹毒丝菌（*E. rhusiopathiae*）、扁桃体丹毒丝菌（*E. tonsillarum*）、食心虫网螺丹毒丝菌（*E. inoprinata*）3个种。只有红斑丹毒丝菌引起人类疾病。根据细胞壁肽聚糖，红斑丹毒丝菌可分为多个血清型（1a、1b、2a、2b、3、4、5、6、8、9、11、12、15、16、17、19、21），引起感染的血清型主要为1型和2型。

红斑丹毒丝菌兼性厌氧，无动力，无芽孢，镜下为革兰阳性两端钝圆的短杆菌，呈单个、短链或长链排列，部分菌体染色不均。5～42℃均能生长，最适生长温度为30～37℃。营养需求较高，可在碱性培养基、高浓度氯化钠培养基生长。

红斑丹毒丝菌全球分布，最常见的动物感染途径是摄入污染食物。许多动物尤其是火鸡、猪的消化道、扁桃体带菌率高，可引起猪急/慢性丹毒，因此又称猪丹毒丝菌。红斑丹毒丝菌病是一种人畜共患病，大多数病例与职业暴露有关，多因接触动物或动物产品后，通过受损皮肤感染，偶尔引起局部淋巴管炎、关节炎。从类丹毒的病损部位采集检验标本是获取丹毒丝菌最好的途径。丹毒丝菌主要在损伤部位皮下，因此应采集损伤部位边缘皮下组织，用于革兰染色和培养。皮肤表面拭子标本无意义。播散性病例可从血液或感染部位穿刺物中分离出红斑丹毒丝菌。

青霉素可用于局部和全身性丹毒丝菌感染的治疗。尚未发现对广谱头孢菌素或氟喹诺酮类耐药的菌株。红斑丹毒丝菌对万古霉素天然耐药，通常对氨基糖苷类和磺胺类耐药。体外药敏试验中，红斑丹毒丝菌常对红霉素、克林霉素、达托霉素、亚胺培南和四环素敏感。

四、杰克棒状杆菌 血液

临床微生物检验解释报告

姓名：HCY　性别：男　年龄（岁）：47　病员号：1736188＊

科别：神经外科　床号：6　临床诊断：蛛网膜下腔出血

医生：ZXX　患者类别：住院

标本编号：1612472＊　标本种类：血液　送检项目：血液培养（需氧＋厌氧）

培养结果：

杰克棒状杆菌（*Corynebacterium jeikeium*）生长，报阳时间1天。

培养结果解释：

患者在神经外科就诊期间送检血液培养标本2套，仅1瓶报阳，报阳时间1天。报阳瓶涂片，革兰染色为革兰阳性棒状杆菌。转种后MALDI-TOF MS鉴定结果为杰克棒状杆菌，鉴定分数为1.987，可信。

杰克棒状杆菌是人类皮肤正常菌群，住院患者带菌率为25％～30％，是血液培养的常见污染菌。

患者送检2瓶血液标本培养，仅1瓶有杰克棒状杆菌生长，提示此菌为污染菌的可能性大。

细菌形态：

见附录图 38、图 39。

一级报告：

革兰阳性杆菌生长，报阳时间 1 天。

二级报告：

杰克棒状杆菌。

三级报告：

杰克棒状杆菌生长，污染菌，不进行药敏试验。

参考建议：

污染菌，不建议用药。

标本采集时间 标本接收时间 报告时间 检验者 审核者 检测实验室 联系电话

【扩展信息】

棒状杆菌属（*Corynebacterium*）是一类具有典型"棒状形态"的细菌，菌体排列常呈栅栏状或"V"字形，触酶阳性，无动力。大部分棒状杆菌是人类和哺乳动物皮肤黏膜的正常菌群，准确评估从患者标本中分离的棒状杆菌的临床意义较困难。实验室分离棒状杆菌后是否进一步鉴定到种水平以及是否进行药敏试验，可参考以下几点：①从无菌部位分离；②多份标本中检出同种棒状杆菌；③从正确采集的标本中分离，且为唯一细菌或绝对优势菌；④直接涂片中发现与白细胞相关性强；⑤必要时应与临床取得直接联系。

杰克棒状杆菌分布广泛，菌落小，扁平，边缘整齐，灰白色，需氧，可氧化葡萄糖，有时分解麦芽糖产酸。杰克棒状杆菌具有亲脂性，筛选富集时，可在培养基上添加 0.1‰~1‰吐温 80。该菌可引起心内膜炎、植入物感染、菌血症、伤口感染、尿路感染等，肺部感染亦有零星报道。该菌常对万古霉素、利奈唑胺敏感，对青霉素、红霉素、克林霉素、头孢噻肟、环丙沙星、多西环素耐药。

五、产单核细胞李斯特菌　血液

临床微生物检验解释报告

姓名：LY　性别：女　年龄（岁）：29　病员号：1398381＊

科别：急诊科　床号：134　临床诊断：发热待诊

医生：WY　患者类别：急诊

标本编号：1411217＊　标本种类：血液　送检项目：血液培养（需氧＋厌氧）

培养结果：

产单核细胞李斯特菌（*Listeria monocytogenes*）生长，报阳时间 2 天。

培养结果解释：

患者在急诊科就诊期间送检血液培养多套，其中多瓶血液培养报阳。最快报阳时间2天。报阳瓶直接涂片，革兰染色为细小革兰阳性杆菌。转种后 MALDI－TOF MS 鉴定结果为产单核细胞李斯特菌，鉴定分数为1.923，可信。

产单核细胞李斯特菌可引起脓毒血症、脑膜炎和脑炎，病死率为50％。该菌可通过胎盘感染胎儿，因此孕妇分离该菌应高度重视。此外，免疫缺陷患者、年龄大于50岁的老年人亦为危险因素。

患者多瓶血液培养标本分离出产单核细胞李斯特菌，提示该菌引起感染的可能，请结合临床诊断。

细菌形态：

见附录图40、图41。

一级报告：

革兰阳性杆菌生长，报阳时间2天，鉴定药敏试验进行中。

二级报告：

产单核细胞李斯特菌，药敏试验进行中。

三级报告：

产单核细胞李斯特菌生长，最终药敏结果及解释见表3-4。

表3-4 产单核细胞李斯特菌最终药敏结果及解释

抗生素	类别	方法	折点[①]（μg/mL）			检测值（μg/mL）	解释
			S	I	R		
青霉素 Penicillin	青霉素类	E-test	≤2	—	—	1	敏感（S）
氨苄西林 Ampicilin	青霉素类	E-test	≤2	—	—	1	敏感（S）
甲氧苄啶－磺胺甲噁唑 Trimethoprim-Sulfamethoxazole	叶酸代谢途径抑制剂	E-test	≤0.5/9.5	1/19～2/38	≥4/76	0.5/9.5	敏感（S）

注：①—本报告药敏解释参考 CLSI M45。

产单核细胞李斯特菌天然耐药：

头孢菌素、磷霉素、夫西地酸。

局限性：

1. CLSI M45 提供的产单核细胞李斯特菌药敏折点仅有青霉素、氨苄西林和甲氧苄啶－磺胺甲噁唑。

2. 产单核细胞李斯特菌属于李斯特菌属，该属细菌种间鉴别有一定难度，有时需要更多额外实验。

参考建议：

产单核细胞李斯特菌除与生殖感染相关外，还常污染食物，通过胃肠道引发感染，因此具有公共卫生意义。

指南推荐产单核细胞李斯特菌治疗，抗生素首选氨苄西林±庆大霉素，其次是磺胺类药物，其他有效药物包括青霉素、甲氧苄啶－磺胺甲噁唑、红霉素。美罗培南体外有效。

标本采集时间 标本接收时间 报告时间 检验者 审核者 检测实验室 联系电话

【扩展信息】

李斯特菌属（*Listeria*）为革兰阳性短杆菌，无芽孢，无分枝，少鞭毛，兼性厌氧，以腐生方式栖生环境中，分布广泛。菌体可呈栏栅状或"V"字形排列，易与棒状杆菌混淆。李斯特菌属有 6 个种，包括产单核细胞李斯特菌（*L. monocytogenes*）、格氏李斯特菌（*L. grayi*）、斯氏李斯特菌（*L. seeligeri*）、无害李斯特菌（*L. inncocua*）、伊氏李斯特菌（*L. ivanovii*）、威氏李斯特菌（*L. welshimeri*）。代表菌种为产单核细胞李斯特菌。产单核细胞李斯特菌在 4℃ 下有繁殖能力，可通过粪－口途径污染食品，也可通过胎盘和产道感染新生儿，与病畜接触可致皮肤或眼部感染。该菌引起的疾病称为李斯特菌病，潜伏期短则 1 天，长则 2~3 个月。在成人，主要引起脑膜炎、脑炎、脓毒血症等，病死率高，少量报道亦可引起心内膜炎、心包炎、关节炎、骨髓炎、胆囊炎、胸膜炎、静脉导管和肺部感染。在妊娠妇女，可引起自限性流感样病症、短暂的菌血症，亦可造成胎盘炎和羊膜炎，造成流产、死胎或早产等。机体对李斯特菌病的免疫力主要依靠细胞免疫。产单核细胞李斯特菌可逃逸宿主天然免疫防御，侵入器官上皮细胞增殖扩散。血液和脑脊液标本适用于李斯特菌检测。如怀疑发生新生儿李斯特菌感染，可对新生儿血液、脑脊液、孕妇羊水等标本进行检测。无菌部位标本可接种于血琼脂培养基，环境标本、粪便标本或食物标本应接种选择性培养基。

产单核细胞李斯特菌动力、触酶、七叶苷水解试验、V－P 试验、环磷酸腺苷（CAMP）试验均阳性。基于菌体 O 抗原和 H 抗原，该菌有 13 个血清型，包括 1/2a、1/2b、1/2c、3a、3b、3c、4a、4ab、4b/4bX、4c、4d、4e 和 7，常见血清型为 1/2a、1/2b、1/2c 和 4b/4bX，可使用凝集试验进行检测。微生物自动化鉴定仪以及MALDI－TOF MS 均可以鉴定该菌，并且 MALDI－TOF MS 已运用于产单核细胞李斯特菌快速分型。

目前治疗李斯特菌病最有效的抗生素为氨基青霉素，如氨苄西林。氨基青霉素与氨基糖苷类药物具有协同作用，因此两者常联用于李斯特菌病的治疗。甲氧苄啶－磺胺甲噁唑被推荐用于青霉素过敏患者的治疗。体外药敏试验显示莫西沙星、利奈唑胺、替加环素和达托霉素也有较高的敏感性。产单核细胞李斯特菌对头孢菌素、磷霉素、夫西地酸天然耐药（即便体外药敏试验敏感），对氯霉素、大环内酯类和四环素具有获得性耐药。

六、蜡样芽孢杆菌 眼内容物

临床微生物检验解释报告

姓名：HXM 性别：男 年龄（岁）：49 病员号：0020038＊

科别：眼科 床号：50 临床诊断：右眼球贯通伤伴眼眶、眼球内异物

医生：TLX 患者类别：住院

标本编号：1802305＊ 标本种类：眼内容物

送检项目：眼内容物/血液培养（需氧＋厌氧）

培养结果：

蜡样芽孢杆菌（*Bacillus cereus*）生长，报阳时间1天18小时。

培养结果解释：

患者因"电锯锯木头时，木头上一铁钉（可能生锈）弹起击伤右眼"，诊断为"右眼球贯通伤伴眼眶、眼球内异物"。眼科治疗期间送检血液培养标本多套（标本为眼内容物），其中多瓶报阳，最快报阳时间1天18小时。报阳瓶革兰染色见粗大阳性杆菌。转种后，需氧平板见干燥β溶血菌落。MALDI－TOF MS鉴定结果为蜡样芽孢杆菌，鉴定分数为2.241，较高。

蜡样芽孢杆菌为条件致病菌，可引起局部（眼、皮肤、伤口）感染和系统性感染（菌血症，脓毒血症，脑膜炎，腹膜炎，心内膜炎，呼吸道、消化道及泌尿道感染）。局部感染常与外伤有关，系统性感染常见于基础疾病（如癌症和糖尿病）。蜡样芽孢杆菌是引起眼部感染的病原体，常与外伤有关，导致眼内炎。

患者异物外伤眼部，多份眼内容物标本均分离出蜡样芽孢杆菌，提示该菌致病。

细菌形态：

见附录图42、图43。

一级报告：

革兰阳性杆菌生长，报阳时间1天18小时，鉴定药敏试验进行中。

二级报告：

蜡样芽孢杆菌，药敏试验进行中。

三级报告：

蜡样芽孢杆菌生长，最终药敏结果及解释见表3－5。

表3－5 蜡样芽孢杆菌最终药敏结果及解释

抗生素	类别	方法	折点[①]（$\mu g/mL$）			检测值（$\mu g/mL$）	解释
			S	I	R		
青霉素 Penicillin	青霉素类	E-test	≤0.125	2	≥0.25	≥0.25	耐药（R）

抗生素	类别	方法	折点① （μg/mL）			检测值 （μg/mL）	解释
			S	I	R		
氨苄西林 Ampicillin	青霉素类	E-test	≤0.25	—	≥0.5	≥0.5	耐药（R）
红霉素 Erythromycin	大环内酯类	E-test	≤0.5	1～4	≥8	0.5	敏感（S）
利福平 Rifampicin	安沙霉素类	E-test	≤1	2	≥4	0.5	敏感（S）
氯霉素 Chloromycetin	苯丙醇类	E-test	≤8	16	≥32	4	敏感（S）
万古霉素 Vancomycin	糖肽类	E-test	≤4	—	—	1	敏感（S）
环丙沙星 Ciprofloxacin	氟喹诺酮类	E-test	≤1	2	≥4	1	敏感（S）
四环素 Tetracyclines	四环素类	E-test	≤4	8	≥16	2	敏感（S）
克林霉素 Clindamycin	林可胺类	E-test	≤0.5	1～2	≥4	0.5	敏感（S）
亚胺培南 Imipenem	碳青霉烯类	E-test	≤4	8	≥16	0.5	敏感（S）
美罗培南 Meropenem	碳青霉烯类	E-test	≤4	8	≥16	0.5	敏感（S）
阿米卡星 Amikacin	氨基糖苷类	E-test	≤16	32	≥64	1	敏感（S）
庆大霉素 Gentamicin	氨基糖苷类	E-test	≤4	8	≥16	≥16	耐药（R）

注：①—本报告药敏解释参考 CLSI M45。

参考建议：

指南中，蜡样芽孢杆菌感染的治疗推荐抗生素首选克林霉素或万古霉素，其次是氟喹诺酮类或亚胺培南。蜡样芽孢杆菌引起眼内炎时，亦有在玻璃体内注射克林霉素或庆大霉素的治疗方案。

标本采集时间 标本接收时间 报告时间 检验者 审核者 检测实验室 联系电话

【扩展信息】

芽孢杆菌属（*Bacillus*）是芽孢杆菌科（Bacillaceae）的模式属，典型的芽孢杆菌呈粗大杆状，可形成芽孢，触酶阳性，周鞭毛。芽孢杆菌属新鲜培养物革兰染色呈阳性，陈旧培养物革兰染色不确定。大多数需氧芽孢杆菌为环境微生物，在自然界普遍存在。芽孢具有抵抗极端环境的能力，易随风、灰尘、气溶胶等播散，并对多种消毒剂有抗性。手术后或院内获得性感染通常可追踪到该菌污染的手套、工作服、床单、敷料、医疗器械（导管、分流器、植入物、支气管镜、呼吸机）等，甚至消毒用酒精棉亦有发现。蜡样芽孢杆菌引起的感染多由器械口污染伤所致，系统性疾病包括食物中毒、菌血症、消化道感染、感染性心内膜炎、人工瓣膜或起搏器感染以及各种术后引起的胸腔、腹腔、脑室、脑膜感染等，通常发生在免疫力受损或具有合并症的患者，亦有新生儿及婴幼儿感染的报道。

芽孢杆菌与食物腐败和食物中毒有关，是食品生产加工中常见的污染菌。蜡样芽孢杆菌是食源性腹泻的致病因子，毒力包括多种外毒素、肠毒素、溶血素和溶细胞素等。腹泻分为腹泻型和呕吐型。腹泻型由不耐热肠毒素引起，进食后（6～14小时）发生胃肠炎症状，临床表现为腹痛、腹泻、里急后重，偶有呕吐、发热。呕吐型由耐热肠毒素引起，患者有恶心和呕吐，但仅部分患者有腹泻症状。预防措施主要是防止食物污染，不进食腐败变质的剩饭剩菜，对食物的保存严格要求。

此外，一些芽孢杆菌是传统发酵食品、动物饲料和植物生长助剂所必需的，也可用于某些酶类（蛋白酶、纤维蛋白酶、淀粉酶等）、抗生素（多黏菌素、杆菌肽等）和杀虫剂的生产。

枯草芽孢杆菌是芽孢杆菌属模式种，广泛存在于土壤、尘埃和环境空气中，毒力低，条件致病，是实验室常见的污染菌。少量报道显示，枯草芽孢杆菌可致呼吸道感染、心内膜炎、菌血症、脓毒血症，也有报道从各种术后伤口引流、整形假体等部位分离。枯草芽孢杆菌镜下形态和菌落特征与蜡样芽孢杆菌相似（附录图44、图45）。

大多数芽孢杆菌不具致病性，少数条件致病，感染报道少见。芽孢杆菌属中重要致病菌为炭疽芽孢杆菌。炭疽芽孢杆菌是炭疽病的病原体，属生物危害二类病原体。炭疽病是人畜共患病，动物常因食入被炭疽芽孢杆菌污染的食物而感染，人类感染通常涉及直接接触感染动物或其制品。人类炭疽病主要分为皮肤炭疽、肠炭疽和肺炭疽。发现疑似炭疽患者需上报当地卫生行政部门。

七、马红球菌　脑脊液

临床微生物检验解释报告

姓名：FT　性别：男　年龄（岁）：13　病员号：0831425＊

科别：神经外科　床号：56　临床诊断：脑动脉瘤

医生：LY　患者类别：住院

标本编号：1210255＊　标本种类：脑脊液　送检项目：脑脊液培养

培养结果：

马红球菌（*Rhodococcus equi*），较多。

培养结果解释：

患者在神经外科住院期间送检脑脊液培养标本，培养阳性，MALDI－TOF MS鉴定结果为马红球菌，鉴定分数为1.911，可信。

马红球菌可引起人和动物呼吸道感染，也可引起胸膜炎、脑膜炎、菌血症等。

患者脑脊液中分离出马红球菌，引起感染的可能性大，请结合临床诊断。

细菌形态：

见附录图 46、图 47、图 48。

药敏结果解释：

马红球菌药敏结果及解释见表 3-6。

表 3-6　马红球菌药敏结果及解释

抗生素	类别	方法	折点① （µg/mL）			检测值（µg/mL）	解释
			S	I	R		
红霉素 Erythromycin	大环内酯类	E-test	≤0.5	1～4	≥8	≤0.5	敏感（S）
氯霉素 Chloroamphenicol	苯丙醇类	E-test	≤8	16	≥32	≤8	敏感（S）
左氧氟沙星 Levofloxacin	喹诺酮类	E-test	≤1	2	≥4	≤0.12	敏感（S）
利奈唑胺 Linezolid	噁唑烷酮类	E-test	≤4	—	≥8	1	敏感（S）
万古霉素 Vancomycin	糖肽类	E-test	≤2	4～8	≥16	2	敏感（S）
利福平 Rifampicin	安沙霉素类	E-test	≤1	2	≥4	≤0.5	敏感（S）

注：①—本报告依据 CLSI M24 表 9 注释 b 中内容，马红球菌参考 CLSI M100 中金黄色葡萄球菌药敏折点进行解释。

局限性：

1. 马红球菌鉴定较困难，有时需要对其进行测序才能准确鉴定。

2. 该菌在培养中可呈杆状、球杆状或球状，易被误认为棒状杆菌或链球菌，鉴别过程中需用弱抗酸染色进行区分，在弱抗酸染色中马红球菌部分菌体被染成红色。

参考建议：

指南推荐马红球菌感染治疗首选阿奇霉素、左氧氟沙星或利福平，次选万古霉素或亚胺培南+阿奇霉素、左氧氟沙星或利福平，亦可用环丙沙星或红霉素。万古霉素体外敏感，但马红球菌通常位于细胞内，可能影响药效。避免使用青霉素、头孢菌素、克林霉素、四环素、磺胺类药物。马红球菌感染的治疗需要至少 4 周或直至积液消失，HIV/AIDS 患者需更长时间。

标本采集时间 标本接收时间 报告时间 检验者 审核者 检测实验室 联系电话

【扩展信息】

马红球菌，曾归于棒状杆菌属（*Corynebacterium*），称马棒状杆菌（*C. equi*），后归于红球菌属（*Rhodococcus*），命名为马红球菌（*R.equi*），为红球菌属代表种。目前红球菌属有 57 个种，其中与医学相关的包括马红球菌、类棒菌状红球菌（*R.corynebacterioides*）、红串红球菌（*R.erythropplis*）、紫红球菌（*R.rhodochrous*）、束红球菌（*R.fascians*）、圆红球菌（*R.globerulus*）、戈登红球菌（*R.gordoniae*）等。红球菌属分布广泛，土壤、水源、海洋以及节肢动物肠道中均有发现。马红球菌为条件致病菌，因可引起马肺部感染而得名。该菌革兰阳性，呈卵圆形短杆状，在液体培养中呈杆状，无鞭毛、无芽孢。常规鉴定时，易将马红球菌误认为棒状杆菌。血琼脂平板上 35℃培养 18～24 小时形成表面光滑、湿润、边缘整齐的菌落，呈淡红色，培养 2 天后黏液明显，4 天后形成黏液型菌落（附录图 49）。

疑似马红球菌时，需进行弱抗酸染色，只有部分菌体会保留红色，因此观察时需特别仔细。对使用 5％羊血胰酪胨大豆琼脂或巧克力色血琼脂培养的菌株进行弱抗酸染色时，结果可能为阴性。研究表明，马红球菌可能为几个不同种的复合体，也见其他红球菌引起感染的报道，因此需要基因测序方法对其进行准确鉴定。马红球菌带有两个质粒编码的毒力基因 *vapA* 和 *vapB*。VapA 阳性株可能是导致马患病的主要原因。从人感染病例中亦可分离到不产 VapA 和 VapB 的菌株。

马红球菌可引起人和动物呼吸道感染，也可引起胸膜炎、菌血症等。大多数马红球菌感染者存在免疫力受损，约 2/3 的感染者为 HIV/AIDS 患者。免疫力受损人群中约 80％累及肺部，常见肺空洞损害。大部分免疫力受损患者和约 1/3 免疫力正常患者可出现菌血症。治疗马红球菌感染常联合使用抗菌药物，应用的抗菌药物包括大环内酯类、亚胺培南、氟喹诺酮类、利福平、万古霉素和利奈唑胺。

八、链霉菌属　眼内容物

临床微生物检验解释报告

姓名：WKG　性别：男　年龄（岁）：48　病员号：0086432＊

科别：眼科　床号：50　临床诊断：右眼角膜穿通伤，右眼球内异物

医生：ML　患者类别：住院

标本编号：1807101＊　标本种类：眼内容物

送检项目：眼内容物/血液培养（需氧＋厌氧）

培养结果：

链霉菌属（*Streptomyces*）生长，报阳时间 1 天 19 小时。

培养结果解释：

患者因"装修时右眼被射钉枪的铁钉打伤"来院就诊。住院期间取眼内容物注入血液培养瓶中多次送检，其中多瓶报阳。最快报阳时间 1 天 19 小时。报阳瓶直接涂片，见革兰阳性杆菌，长丝状。转种培养 36 小时后，需氧血琼脂平板见粗糙干燥菌落，表面绒毛样菌丝。MALDI－TOF MS 鉴定结果为链霉菌属，鉴定分数为 1.989，可信。

链霉菌属广泛存在于环境中，属于放线菌，条件致病。最常见的感染为足菌肿，亦

可致呼吸道感染、菌血症。

患者眼内异物伤，多份标本分离出链霉菌，该菌引起感染的可能性大，请结合临床诊断。

细菌形态：

见附录图 50、图 51。

一级报告：

革兰阳性杆菌生长，报阳时间 1 天 19 小时，鉴定药敏试验进行中。

二级报告：

初步鉴定生长不良。

三级报告：

链霉菌属生长，药敏未报告，报阳时间 1 天 19 小时。

局限性：

1. 此菌常规鉴定方法不能准确鉴定到种，需借助基因测序才能对其进行准确鉴定。

2. 实验室尚未开展链霉菌药敏试验工作。

参考建议：

指南中未见对链霉菌感染的治疗方案，参考放线菌感染时，首选青霉素，治疗 2～6 周，之后阿莫西林，治疗 6～12 个月。替代治疗方案为多西环素、红霉素或克拉霉素，疗程 6～12 个月。甲硝唑、磺胺类、头孢他啶、苯唑西林、氟喹诺酮类无效。

标本采集时间 标本接收时间 报告时间 检验者 审核者 检测实验室 联系电话

【扩展信息】

链霉菌属（*Streptomyces*）为放线菌，革兰阳性杆菌。初次分离时菌落小，分散呈地衣状、皮革状或奶油状。最初菌落表面光滑，发育一层短菌丝体后呈颗粒状、绒状或毛状。产生各种色素使营养菌丝体、气生菌丝体和基质有颜色。菌丝纤细，多核，直径 0.5～2.0μm。链霉菌属中许多菌种能合成一种或多种抗细菌、真菌、藻类、病毒、原生动物或肿瘤的化学物质。链霉菌属最常见的感染为足菌肿。因临床缺乏鉴定手段，常常不能将其准确鉴定到种，多数病例鉴定至属水平亦可满足临床诊治需要。链霉菌属常被报道的病原菌还有索马里链霉菌（*S. somaliensis*），分子生物学检测也提示比基尼链霉菌（*S. bikiniensis*）和热普通链霉菌（*S. thermovulgaris*）可导致菌血症。一项来自美国疾病预防控制中心（CDC）的链霉菌抗菌药物敏感性研究中，92 株链霉菌，100％对阿米卡星和利奈唑胺敏感，77％对米诺环素敏感，67％对亚胺培南敏感，51％对克拉霉素和阿莫西林－克拉维酸敏感。

九、阴道加德纳菌　泌尿生殖道分泌物

临床微生物检验解释报告

姓名：LZJ　性别：女　年龄（岁）：21　病员号：0015979＊

科别：皮肤科　床号：—　临床诊断：阴道炎

医生：YX　患者类别：门诊

标本编号：1709255＊　标本种类：泌尿生殖道分泌物

送检项目：泌尿生殖道分泌物培养

培养结果：

阴道加德纳菌（*Gardnerella vaginalis*），较多。

培养结果解释：

患者因"性交痛，外阴瘙痒"来医院皮肤科就诊，取泌尿生殖道分泌物送检。分泌物呈稀薄灰白色，生理盐水涂片镜下查见线索细胞（附录图52）。培养2天后从标本中分离培养出较多阴道加德纳菌，MALDI-TOF MS鉴定分数2.05，较高。

阴道加德纳菌存在于健康成年人和儿童直肠中，同时也是阴道正常菌群的一部分。该菌过度生长可造成阴道菌群失调，与细菌性阴道炎有关。

此标本中分离到较多阴道加德纳菌，湿片查见线索细胞，分泌物pH检测结果为5.5（>4.5），同时胺试验（+），支持细菌性阴道炎诊断，请结合临床诊断。

细菌形态：

见附录图52、图53、图54。

局限性：

1. 阴道加德纳菌从健康人标本中也能分离到，需结合患者症状诊断。

2. 阴道加德纳菌不推荐进行药敏试验。目前尚未发现产β-内酰胺酶的阴道加德纳菌。

参考建议：

参考指南中细菌性阴道炎的治疗，推荐使用甲硝唑或克林霉素。

标本采集时间　标本接收时间　报告时间　检验者　审核者　检测实验室　联系电话

【扩展信息】

阴道加德纳菌是加德纳菌属（*Gardnerella*）唯一的细菌，革兰阳性，杆菌，具多形性，无鞭毛和荚膜，兼性厌氧，5%～10%CO_2环境下生长良好，在含5%兔血琼脂平板上35℃培养18～25小时，形成针尖大小、圆形、光滑、半透明、有轻微β溶血的菌落。阴道加德纳菌与细菌性阴道炎相关，但并非引起细菌性阴道炎的唯一因素，其他一些细菌如棒状杆菌、厌氧菌等也参与引起细菌性阴道炎。阴道加德纳菌可导致妊娠妇女早产、胎膜早破和绒毛膜羊膜炎，也可引起产后或流产后菌血症以及新生儿感染。在

细菌性阴道炎妇女的性伴侣的尿道中也可发现此菌，但是否与男性疾病存在相关性尚不确定。诊断细菌性阴道炎的标准：①均匀一致的阴道分泌物。②分泌物 pH 值＞4.5。③分泌物加 10％氢氧化钾有胺味。④阴道分泌物湿片查见线索细胞，即黏附大量阳性杆菌的上皮细胞。符合上述标准中任何 3 项（必须包含第 4 项）即可诊断。

（戴仲秋）

第四章　分枝杆菌

分枝杆菌属（*Mycobacterium*）是一类细长略弯、有分枝的杆菌，因细胞壁富含分枝菌酸，能抵抗酸醇脱色，故又称抗酸杆菌（Acid-fast bacillus）。分枝杆菌包括：①结核分枝杆菌复合群（*M. tuberculosis* complex，MTC），为结核病病原，包括结核分枝杆菌（*M. tuberculosis*）、牛分枝杆菌（*M. bovis*）、非洲分枝杆菌（*M. africanum*）、田鼠分枝杆菌（*M. microti*）、坎纳分枝杆菌（*M. canetti*）、鳍脚分枝杆菌（*M. pinnipedii*）以及近来发现的獴分枝杆菌（*M. mungi*）；②麻风分枝杆菌（*M. leprae*），麻风病病原。③非结核分枝杆菌（Nontuberculous mycobacteria，NTM），为除以上两类的其他分枝杆菌，多引起局部感染，偶有全身性感染报道。

结核分枝杆菌一直备受关注。德国科学家罗伯特·科赫（Robert Koch）于1882年通过染色方法首次证实了结核分枝杆菌的存在。2019年，世界卫生组织（WHO）结核病统计报告显示，全球约有1/4的人口（约20亿人）存在结核病潜在感染。全球每年约1000万新增结核病患者，约160万患者死于结核病。我国是全球结核病高负担国家之一。此外，耐药结核逐年上升。全球81个国家或地区估计感染耐多药结核患者超过48万例，新增约3.6%。尽管结核病控制取得很大进展，但由于耐药株的播散以及HIV/AIDS合并结核感染等，结核病仍是我国主要的公共卫生威胁。

WHO为了大幅度降低结核病发病率，制订了未来20年结核病防控计划。目前，消除结核病的主要难点是政府支持不足、专业人员匮乏、实验室设备不完善以及患者管理不当。我国《"十三五"全国结核病防治规划》（国办发〔2017〕16号）强调，全面落实结核病防治工作的各项措施，重点开展结核病发病机制、流行危险因素、新药品及新型疫苗等领域的研究工作。加强对新技术、新方法的客观评估，筛选出适合我国的诊断新技术并推广。WHO在最新的《结核病感染预防与控制指南》中对医疗系统也给出了建议，建议包括分诊、隔离、抗结核治疗、卫生宣教、呼吸防护、环境通风与消毒七个方面，以保障医务人员的生物安全。

NTM引起的感染称为非结核分枝杆菌病。调查显示，由于免疫缺陷患者日趋增多，合并NTM感染的发病率也随之上升。NTM感染与结核分枝杆菌感染的临床表现十分类似，尤其是在肺部，很难区分，但其治疗不尽相同。目前实验室缺乏鉴定手段，临床上易发生误诊误治，须引起高度重视。

一、结核分枝杆菌复合群 脑脊液

临床微生物检验解释报告

姓名：YZ 性别：男 年龄（岁）：83 病员号：1558221＊

科别：结核科 床号：1 诊断：结核性脑膜炎

医生：CXR 患者类别：住院

标本编号：1704234＊ 标本种类：脑脊液 送检目的：分枝杆菌培养

培养结果：

结核分枝杆菌复合群（*Mycobacterium tuberculosis* complex，MTC），报阳时间11天。

培养结果解释：

患者在结核科送检一份脑脊液标本，分枝杆菌培养及鉴定为结核分枝杆菌复合群，报阳时间11天。

结核分枝杆菌复合群感染可累及全身各个组织和器官，以肺结核最多见。肺外结核包括结核性胸膜炎、结核性脑膜炎、淋巴结核、骨结核等。

患者脑脊液分离出结核分枝杆菌是诊断结核性脑膜炎的病原学证据。

细菌形态：

见附录图55、图56。

药敏结果解释：

结核分枝杆菌复合群药敏结果及解释见表4-1。

表4-1 结核分枝杆菌复合群药敏结果及解释

WHO分组[①]	抗生素	类别	方法	解释[②]
第一组	异烟肼 Isoniazid	抗结核药物	氧化还原指示法	敏感（S）
第一组	利福平 Rifampicin	安沙霉素类	氧化还原指示法	敏感（S）
第一组	利福布汀 Rifabutin	安沙霉素类	氧化还原指示法	敏感（S）
第一组	乙胺丁醇[③] Ethambutol	抗结核药物	氧化还原指示法	敏感（S）
第二组	链霉素 Streptomycin	氨基糖苷类	氧化还原指示法	敏感（S）
第二组	阿米卡星 Amikacin	氨基糖苷类	氧化还原指示法	敏感（S）
第二组	卷曲霉素 Capreomycin	氨基糖苷类	氧化还原指示法	敏感（S）

WHO分组①	抗生素	类别	方法	解释②
第二组	卡那霉素 Kanamycin	氨基糖苷类	氧化还原指示法	敏感（S）
第三组	氧氟沙星 Ofloxacin	氟喹诺酮类	氧化还原指示法	敏感（S）
第三组	左氧氟沙星 Levofloxacin	氟喹诺酮类	氧化还原指示法	敏感（S）
第三组	莫西沙星 Moxifloxacin	氟喹诺酮类	氧化还原指示法	敏感（S）
第四组	乙硫异烟胺 Ethionamide	抗结核药物	氧化还原指示法	敏感（S）
第四组	对氨基水杨酸 Para-aminosalicylic acid	抗结核药物	氧化还原指示法	敏感（S）
第五组	氯苯吩嗪 Chlofazimine	抗结核药物	氧化还原指示法	敏感（S）

注：①—本报告参考WHO抗结核药物五组分类法。第一组：一线口服抗结核药物；第二组：注射用抗结核药物；第三组：氟喹诺酮类；第四组：口服抑菌二线抗结核药物；第五组：疗效尚不确切的抗结核药物。②—药敏解释参考CLSI M24、CLSI M62。③乙胺丁醇为剂量依赖性敏感（Susceptible-dose dependent，SDD）药物。

局限性：

1. 结核分枝杆菌复合群生长缓慢，鉴定和药敏试验均需较长时间。

2. 结核分枝杆菌复合群药敏试验采用氧化还原指示法，只能判断敏感或耐药，无法给出MIC值。

参考建议：

指南指出，能透过血-脑屏障治疗结核性脑膜炎的抗结核药物包括莫西沙星、异烟肼、利福平、吡嗪酰胺、乙/丙硫异烟胺、环丝氨酸。

标本采集时间 标本接收时间 报告时间 检验者 审核者 检测实验室 联系电话

【扩展信息】

分枝杆菌属（*Mycobacterium*）无鞭毛，无芽孢，有荚膜，菌落可分为无色菌落（不产色素）和有色菌落。有色菌落通常为黄色、橘黄色或因胡萝卜素形成罕见的粉色。某些菌种需要光才能形成色素（光产色菌），有些菌落在光照或黑暗下均能形成色素（暗产色菌）。由于分枝杆菌在染色后能抵抗酸性乙醇的脱色作用，可被特殊染色程序（萋-尼染色）染成红色，故又称为抗酸杆菌。分枝杆菌属细胞壁含有大量脂质，脂质与其生长特性、致病性、抵抗力密切相关。分枝杆菌属包括致病菌、条件致病菌和寄生菌，有许多重要的菌种，如结核分枝杆菌复合群、麻风分枝杆菌和非结核分枝杆菌。麻风分枝杆菌引起麻风病，在无生命环境下不能复制，因此无法体外培养。结核分枝杆菌复合群主要以呼吸道传播为主，部分菌体进入人体后，会转为休眠状态潜伏。该类患者结核γ干扰素（IFN-γ）释放实验（TB-Interferon γ release assay，TB-IGRA）、结核感染T细胞试验（T-spot. TB）和（或）结核菌素皮肤实验（Tuberculin skin test，TST）阳性。免疫力低下患者TB-IGRA、T-spot. TB可为阴性。TB-IGRA、T-spot. TB阳性也可能因少见分枝杆菌感染引起，如堪萨斯分枝杆菌（*M. kansasii*）、苏尔加分枝杆菌（*M. szulgai*）、海分枝杆菌（*M. marinum*）感染。非结核分枝杆菌分布广泛，存在于河、湖、土壤中，也可在无症状患者的皮肤、呼吸道、肠道以及生殖道中分离到。大多数分枝杆菌生长缓慢，在普通培养基上每繁殖一代需18～20小时，部分菌种，如溃疡分枝杆菌，最长可达36小时。结核分枝杆菌复合群生长缓慢，在罗琴固体培养基中形成菌落需要至少一周。部分快速生长分枝杆菌，在固体培养基中一周内可形成菌落。临床可利用菌落形成周期（液体培养报阳时间或培养基形成颗粒样沉淀时间）对结核分枝杆菌复合群和快速生长分枝杆菌进行初步区分。

临床肺结核诊断以病原学（包括细菌学、分子生物学）为标准，结合其他要点，包括流行病学史、临床表现、胸部影像学以及实验室其他辅助检查。结核病的实验室检查包括：①细菌学检查，如抗酸染色镜检、分枝杆菌培养、菌种鉴定等；②分子生物学检查，如结核分枝杆菌核酸检查TB-DNA、X-pert TB等；③结核病理学检查，活检；④支气管镜检查，直接观察气管和支气管病变或抽吸分泌物刷检或活检；⑤以免疫学原理为基础的实验室辅助检查，如TST、TB-IGRA或T-spot. TB、结核分枝杆菌抗原/抗体检测。

近年来，耐药结核增多，主要原因包括基因突变、抗生素筛选作用、患者依从性以及人员流动性等。由于抗生素的作用，结核分枝杆菌可发生细胞壁缺陷变异，形成L型结核分枝杆菌（L-form of *M. tubeculosis*）。细胞壁缺陷变异的发生包括自然发生和药物诱导发生，尤其是利福平诱导。L型结核分枝杆菌在生物学性状、致病性、药物敏感性、抗原性等方面均发生改变，导致患者临床表现不典型，甚至抗结核治疗无效。结核病临床表现多样，相应标本采集要求见表4-2。

表4-2　结核分枝杆菌培养及抗酸染色标本采集要求

标本类型	标本要求	标本说明	不可接受标本
脓疱吸出物	用注射器吸取尽可能多的标本并封闭	穿刺部位用酒精消毒。只有不能用注射器吸取时，才可用拭子采集。采集拭子置于转运培养基或小体积7H9肉汤用于运送	干燥拭子
血液（怀疑血液传播患者）	血液培养结核专用培养瓶	同常规血液培养穿刺消毒处理。可用SPS或肝素作为抗凝剂	不可用EDTA抗凝；血液凝集
体液（胸水、腹水、心包液）	尽量多取标本于无菌容器或注射器内	穿刺处用酒精消毒。标本量小于10mL时可接种于血液培养结核专用培养瓶。必要时加入SPS或肝素抗凝	—
骨	置于无菌容器	不加固定剂及防腐剂	标本置于甲醛

标本类型	标本要求	标本说明	不可接受标本
骨髓	尽量多取标本	无菌操作。可接种于血液培养结核专用培养瓶。可加入 SPS 抗凝	—
支气管/肺泡灌洗液	≥5mL，采集于无菌容器	避免支气管镜污染，NTM 污染可导致培养与涂片阳性	—
脑脊液	≥2mL，置于无菌容器，用采集的最大量	可直接接种于血液培养结核专用培养瓶	—
淋巴结	部分或整个淋巴结置于无菌容器	无菌采集，勿冷冻	标本置于甲醛
皮损	活检标本置于无菌容器	当无法取活检或抽吸时，采用拭子并放入转运培养基，保持湿润。皮肤溃疡从损伤边缘处取材	干燥拭子
痰液	50mL 无菌容器。连续3 天收集清晨深咳痰，分别检测	符合通行的痰标本采集规范	唾液
大便	≥1g，置于无菌容器	标本直接收集入容器或从有盖的便盆中转入。抗酸杆菌大便培养的有效性尚有争论	冰冻标本
活检/伤口组织	约 1g，置于无菌容器	无菌操作，如果存在，挑选干酪样部分。勿冷冻	标本置于甲醛
经气管插管吸出物	用注射器吸取尽可能多的标本，并加上针帽	—	—
尿液	取尽量多的（至少40mL）清洁中段晨尿，置于无菌容器。亦可取耻骨上膀胱穿刺尿液，需特殊注明采集方式	晨尿效果佳。耻骨上膀胱穿刺尿液按照无菌体液处理	24 小时尿标本；导尿管标本

结核分枝杆菌复合群药敏试验方法包括绝对浓度法、比例法和氧化还原指示法等。绝对浓度法以"无菌生长"的最低抑菌浓度来判定药敏结果。每种药物需制备两个不同浓度（高浓度、低浓度）的含药培养基，同时用不含药物的培养基作为对照，接种菌液后，37℃培养 4 周观察结果。对照培养基上细菌生长良好，含药培养基上菌落数>20个判定为耐药。比例法是在含药培养基上接种不同浓度的菌液，以含药培养基上的菌落数与不含药培养基上的菌落数之比作为药敏判定标准，耐药百分比＝含药培养基上菌落数/对照培养基上菌落数×100％，百分比<1％为敏感，>1％为耐药。氧化还原指示法是在比例法基础上加入氧化还原指示剂，通常为刃天青。在培养过程中，由于细胞代谢活动，氧化型刃天青由青蓝色转化为还原型粉红色，这种转变可用肉眼或荧光光度计辨别。若加入指示剂后发生颜色变化，则该孔药物有菌生长，判定为耐药，反之则说明该孔药物无菌生长，判定为敏感。

结核分枝杆菌复合群药物敏感性测定可为结核病预防、治疗与控制提供重要信息，其作用体现于：①监测结核分枝杆菌耐药性，为制定、评价和完善地区结核病流行病学防治策略提供参考；②辅助制定临床患者治疗指南；③指导耐药结核病患者临床治疗与隔离；④研究临床抗结核药物的耐药性。

二、结核分枝杆菌复合群　痰液

临床微生物检验解释报告

姓名：KG　性别：女　年龄（岁）：35　病员号：0878438＊

科别：结核科　床号：9　诊断：继发性肺结核

医生：CXR　患者类型：住院

标本编号：0614400＊　标本种类：痰液　送检目的：分枝杆菌培养

培养结果：

结核分枝杆菌复合群（*Mycobacterium tuberculosis* complex，MTC），报阳时间12天。

培养结果解释：

患者送检1份痰标本进行涂片和培养，抗酸涂片查见抗酸杆菌（＋＋＋）。分枝杆菌培养12天后报阳，鉴定为结核分枝杆菌复合群。患者TB-IGRA阳性，TB-DNA阳性。多项指标提示患者患肺结核，细菌学指标明确。

细菌形态：

见附录图57、图58、图59、图60。

药敏结果解释：

结核分枝杆菌复合群药敏结果及解释见表4-3。

表4-3　结核分枝杆菌复合群药敏结果及解释

WHO分组①	抗生素	类别	方法	解释②
第一组	异烟肼③ Isoniazid	抗结核药物	氧化还原指示法	耐药（R）
第一组	利福平③ Rifampicin	安沙霉素类	氧化还原指示法	耐药（R）
第一组	利福布汀 Rifabutin	安沙霉素类	氧化还原指示法	耐药（R）
第一组	乙胺丁醇④ Ethambutol	抗结核药物	氧化还原指示法	敏感（S）
第二组	链霉素 Streptomycin	氨基糖苷类	氧化还原指示法	敏感（S）
第二组	阿米卡星 Amikacin	氨基糖苷类	氧化还原指示法	敏感（S）
第二组	卷曲霉素 Capreomycin	氨基糖苷类	氧化还原指示法	耐药（R）

WHO 分组①	抗生素	类别	方法	解释②
第二组	卡那霉素 Kanamycin	氨基糖苷类	氧化还原指示法	敏感（S）
第三组	氧氟沙星 Ofloxacin	氟喹诺酮类	氧化还原指示法	耐药（R）
第三组	左氧氟沙星 Levofloxacin	氟喹诺酮类	氧化还原指示法	耐药（R）
第三组	莫西沙星 Moxifloxacin	氟喹诺酮类	氧化还原指示法	耐药（R）
第四组	乙硫异烟胺 Ethionamide	抗结核药物	氧化还原指示法	耐药（R）
第四组	对氨基水杨酸 Para-aminosalicylic acid	抗结核药物	氧化还原指示法	敏感（S）
第五组	氯苯吩嗪 Chlofazimine	抗结核药物	氧化还原指示法	敏感（S）

注：①—本报告参考 WHO 抗结核药物五组分类法。第一组：一线口服抗结核药物；第二组：注射用抗结核药物；第三组：氟喹诺酮类；第四组：口服抑菌二线抗结核药物；第五组：疗效尚不确切的抗结核药物。②—药敏解释参考 CLSI M24、CLSI M62。③—该结核分枝杆菌体外药敏试验显示至少同时对异烟肼和利福平耐药，符合多重耐药结核分枝杆菌特点，引起多重耐药结核病（Multi-drug resistant tuberculosis，MDR－TB）。④—乙胺丁醇为剂量依赖性敏感（Susceptible-dose dependent，SDD）药物。

局限性：

1. 抗酸染色能确证抗酸阳性菌，抗酸阳性菌包括结核分枝杆菌复合群、NTM、麻风分枝杆菌。抗酸阳性菌中结核分枝杆菌复合群占 78%～92%。

2. 对 MTC 与 NTM 的进一步鉴定需要依靠分子生物学检测方法。

参考建议：

指南指出，利福平耐药结核病需 18～20 个月的长程治疗，且由至少 4 种有效抗结核药物组成治疗方案。

标本采集时间 标本接收时间 报告时间 检验者 审核者 检测实验室 联系电话

【扩展信息】

耐药结核病按耐药种类进行分类，分为单耐药结核病（Mono-drug resistant tuberculosis，MR－TB）、泛耐药结核病（Pan-drug resistant tuberculosis，PDR－TB）、多重耐药结核病（Multi-drug resistant tuberculosis，MDR－TB）、极度耐多药结核病（Extensive drug resistant tuberculosis，XDR－TB）和全耐药结核病（Totally resistant tuberculosis，TDR－TB）。单耐药结核病指结核病患者感染的结核分枝杆菌被体外药敏试验证实对 1 种一线抗结核药物耐药。泛耐药结核病指结核病患者感染的结核分枝杆菌被体外药敏试验证实对 1 种以上的一线抗结核药物耐药，但不包括同时对异烟肼、利福平耐药。多重耐药结核病指结核病患者感染的结核分枝杆菌被体外药敏试验证实至少同时对异烟肼和利福平耐药。极度耐多药结核病指结核病患者感染的结核分枝杆菌被体外药敏试验证实除同时对异烟肼和利福平耐药以外，还对任何氟喹诺酮类以及二线 3 种注射药物（卷曲霉素、卡那霉素、阿米卡星）中的至少 1 种耐药。全耐药结核病指结核病患者感染的结核分枝杆菌被体外药敏试验证实对现有一线抗结核药物和进行药敏试验的所有二线抗结核药物均耐药。

2020 年，WHO 特别针对耐多药结核病提出长期使用药物分组方案，见表 4-4。

表 4-4 耐多药结核病长期使用药物分组方案

药物分组	药物名称
A组	左氧氟沙星/莫西沙星
	利奈唑胺
	贝达奎宁
B组	氯法齐明
	环丝氨酸/特立齐酮
C组	乙胺丁醇
	德拉马尼
	吡嗪酰胺
	亚胺培南-西司他丁/美罗培南
	阿米卡星/链霉素
	乙硫异烟胺/丙硫异烟胺
	对氨基水杨酸

开展结核药敏试验的主要目的是指导临床药物的选择，并在临床治疗得不到满意效果时，证实耐药性的存在，进一步提供药物选择；同时对结核耐药率进行监测和流行病学分析。结核分枝杆菌耐药主要包括原发性耐药和获得性耐药，耐药机制多样。原发性耐药是指从未接受过抗结核药物治疗的结核病患者感染的结核分枝杆菌对 1 种或多种抗结核药物耐药，包括天然耐药以及感染耐药结核分枝杆菌。异烟肼耐药频率为 10^{-6}，利福平为 10^{-8}，链霉素为 10^{-5}，乙胺丁醇为 10^{-5}，吡嗪酰胺为 $10^{-4} \sim 10^{-2}$，氟喹诺酮类为 $10^{-6} \sim 10^{-5}$。获得性耐药是指抗结核药物治疗开始时感染者的结核分枝杆菌对抗结核药物敏感，但在治疗过程中发展为耐药。获得性耐药主要由治疗不当造成。耐药的原因包括靶基因突变、通透性障碍和质粒介导的药物修饰酶等，其中药物作用的靶基因突变为主要机制。结核分枝杆菌耐药基因主要突变位点见表 4-5。

表 4-5 结核分枝杆菌耐药基因主要突变位点

药物	耐药基因及主要突变位点
异烟肼 （抑制细胞分枝菌酸合成）	*inhA* 编码脂肪酸烯酰基载体蛋白还原酶 A（−15，C−T）、*KatG* 编码过氧化氢−过氧化物酶（315，Ser-Thr）、ahpC、fabG1、ndh
利福平 （抑制 RNA 转录）	*rpoB* 编码 β 亚基 RNA 聚合酶（531，Ser-Leu）（526，His-Tyr）（526，His-Asp）（516，Asp-Val）
乙胺丁醇 （抑制细胞壁阿拉伯半乳糖合成）	*embB* 编码阿拉伯糖基转移酶（306，Met-Val）
链霉素 （抑制蛋白质合成）	*rpsL* 编码 S12 核糖体蛋白（43，88，Lys-Arg）、*rrs* 编码 16S rRNA 亚单位（514，A−C）
吡嗪酰胺 （酸化细胞质和去极化细胞膜）	*pnc* 编码吡嗪酰胺酶（突变位点不明确）、panD
氟喹诺酮类 （抑制 DNA 旋转酶活性）	*gyrA* 编码 DNA 螺旋酶亚基 A（94，Asp-Gly）（90，Ala-Val）
卷曲霉素 （抑制蛋白质合成）	*rrs* 编码 16S rRNA 亚单位（1401，A−G）、*tlyA* 编码 2′−氧甲基转移酶（突变位点不明确）
氨基糖苷类 （抑制蛋白质合成）	*rrs* 编码 16S rRNA 亚单位（1401，A−G）、*eis* 编码氨基糖苷类乙酰转移酶（突变位点不明确）
乙硫异烟胺 （抑制 RNA 转录）	*ethA* 编码转录抑制子单氧酶

三、鸟分枝杆菌复合群　痰液

临床微生物检验解释报告

姓名：QZX　性别：男　年龄（岁）：32　病员号：1549519＊

科别：传染科　床号：12　诊断：发热待诊、AIDS

医生：LKY　患者类别：住院

标本编号：1510102＊　标本种类：痰液　送检目的：分枝杆菌培养

培养结果：

鸟分枝杆菌复合群（*Mycobacterium avium* complex，MAC）生长，报阳时间 11 天。

培养结果解释：

患者因"反复发热 4＋月"来医院就诊，曾在外院诊断"AIDS 合并机会性感染"并进行了抗结核治疗，无效。患者在传染科送检痰标本 1 份，分枝杆菌培养阳性，测序鉴定结果为鸟分枝杆菌复合群，鉴定符合率 100％。

鸟分枝杆菌复合群是非结核分枝杆菌感染中最常见的病原菌。HIV/AIDS 是鸟分枝杆菌复合群菌感染的主要危险因素，同时，鸟分枝杆菌复合群感染是 HIV/AIDS 患者的主要致死原因之一。

患者有基础疾病，痰标本中分离出鸟分枝杆菌复合群，该菌感染的可能性大，请结合临床诊断。

菌落形态：

见附录图 61、图 62。

局限性：

1. 实验室尚未开展除结核分枝杆菌复合群以及快速生长非结核分枝杆菌以外的其他慢生长分枝杆菌药物敏感性检测。

2. 通常鸟分枝杆菌和胞内分枝杆菌难以准确区别，有时称为鸟-胞内分枝杆菌复合群，包括多个种和亚种。

参考建议：

指南对鸟-胞内分枝杆菌病的治疗：基础方案（克拉霉素或阿奇霉素＋乙胺丁醇）＋3~4 种抗 NTM 药物（阿米卡星、链霉素、左氧氟沙星/莫西沙星）联合治疗。对严重或形成空洞以及结节的患者，可使用克拉霉素或阿奇霉素＋乙胺丁醇＋利福平。有严重疾病或难治性感染时，可增加阿米卡星或链霉素。治疗过程中需要定期监测患者肝肾功能以及眼部基本情况。

标本采集时间 标本接收时间 报告时间 检验者 审核者 检测实验室 联系电话

【扩展信息】

目前发现的 150 多种 NTM 中，约有 80 种是慢生长分枝杆菌（Slowly growth of mycobacteria，SGM）。临床常见的 SGM 包括鸟分枝杆菌（*M. avium*）、胞内分枝杆菌（*M. intracellulare*）、堪萨斯分枝杆菌（*M. kansasii*）、海分枝杆菌（*M. marinum*）、蟾蜍分枝杆菌（*M. xenopi*）、摩尔玛分枝杆菌（*M. malmoense*）和溃疡分枝杆菌（*M. ulcerans*）等。戈登分枝杆菌（*M. gordonae*）时有报道，通常来自水污染。奇美拉分枝杆菌（*M. chimera*）亦有污染医疗用水而引起医院获得性感染暴发的报道。多数 NTM 感染主要与宿主因素有关，包括年龄、体重、慢性肺部疾病史、胸部结构改变以及其他暴露因素等。感染多由吸入致病菌的气溶胶、污染植入物、摄入被污染食物及水等导致。对临床分离的 NTM 需要进行评估以确定其临床意义，如评估临床症状、宿主因素、微生物致病性、经涂片或培养检测到的标本含菌量、培养分离株的来源等。目前认为 NTM 不存在人与人传播，因此不像结核病那样纳入公共卫生管理，也无证据表明存在动物到人或人到动物的感染传播途径。

鸟分枝杆菌复合群包括鸟分枝杆菌鸟亚种（*M. avium subsp. avium*）、鸟分枝杆菌副结核亚种（*M. avium subsp. paratuberculosis*）、鸟分枝杆菌森林亚种（*M. avium subsp. silvaticum*）和鸟分枝杆菌人（猪）亚种（*M. avium subsp. hominissuis*）。鸟分枝杆菌复合群与胞内分枝杆菌的形态、生化反应、培养特征以及耐药性极为相似，传统微生物检验方法难以鉴别，因此胞内分枝杆菌曾被归为鸟分枝杆菌复合群，临床亦习惯称其为鸟-胞内分枝杆菌复合群。鸟-胞内分枝杆菌复合群有 28 个血清型,其中 1～6、8～11、21 为鸟分枝杆菌复合群血清型,其余为胞内分枝杆菌血清型。鸟分枝杆菌复合群主要引起播散性疾病,胞内分枝杆菌主要引起肺部疾病。鸟分枝杆菌复合群肺部感染很少有空洞形成,容易被漏筛。该菌体较小,仅 1～2μm,容易在染色过程中被忽略或被误认为别的菌体。鸟-胞内分枝杆菌复合群能形成 3 种菌落:①光滑、不透明、圆形、凸起菌落;②光滑、透明、扁平菌落;③粗糙型菌落。鸟-胞内分枝杆菌复合群是导致 HIV/AIDS 患者死亡的主要病原体之一,HIV/AIDS 患者分离到的该菌多以光滑、透明、扁平菌落为主,可能更具毒性,且更耐药。

根据中华人民共和国卫生行业标准《肺结核诊断》(WS 288—2017),NTM 肺病的诊断符合以下条件之一者即可考虑疑似 NTM 感染:①痰抗酸杆菌检测阳性而临床表现与肺结核不符合;②痰显微镜检查发现菌体异常的分枝杆菌;③痰或者其他标本中分枝杆菌培养阳性,但其菌落形态和生长情况与结核分枝杆菌复合群有异;④接受正规抗结核治疗无效而反复排菌的患者,且肺部病灶以支气管扩张、多发性小结节及薄壁空洞为主;⑤经支气管卫生净化处理后痰分枝杆菌不能转阴者;⑥有免疫缺陷,已排除结核感染者;⑦医源性或非医源性软组织损伤,或外科手术伤口长期不愈合找不到原因者。

除此之外,具有呼吸系统症状或全身症状,经肺部影像学检查发现空洞阴影,多病灶性支气管扩张及多发性小结节病变等,已排除其他疾病,确保标本无外部污染的前提下,符合以下条件之一者可做 NTM 肺病诊断:①痰 NTM 培养 2 次均为同一致病菌;②BALF 中 NTM 培养阳性,阳性度为 2+ 以上;③BALF 中 NTM 培养阳性 1 次,抗酸杆菌涂片阳性度 2+ 以上;④经支气管镜或其他途径肺活检,发现分枝杆菌病的组织病理学特征性改变(肉芽肿性炎症或抗酸染色阳性),并且 NTM 培养阳性;⑤肺活检发现分枝杆菌病的组织病理学特征性改变(肉芽肿性炎症或抗酸染色阳性),并且痰标本和(或)BALF NTM 培养阳性≥1 次。随着基因测序技术的开展,越来越多的标本检查中出现 NTM 序列,如何评价其临床意义是微生物检验工作者和临床医生共同面临的挑战。目前,大部分基因测序结果评价仍需要依靠传统检测技术,如分枝杆菌培养和抗酸染色。

根据 CLSI M24、CLSI M62 文件,慢生长分枝杆菌使用微量肉汤稀释法作为药敏试验方法时,需根据具体菌种,使用 2 倍浓度倍比稀释的微量肉汤稀释法或宏量肉汤稀释法,可在 96 孔板上操作。CLIS 建议对堪萨斯分枝杆菌只报告利福平和克拉霉素的药敏结果。除非利福平耐药,否则不对其他抗生素进行药敏试验。除克拉霉素外,鸟分枝杆菌药物 MIC 与患者对药物的临床反应没有相关性,因此在大多数情况下,鸟分枝杆菌没有必要进行药敏试验或只推荐克拉霉素药敏试验。目前对鸟分枝杆菌已有阿米卡星、莫西沙星、利奈唑胺药物敏感性解释标准,但临床相关性研究尚需加强。

大环内酯类(阿奇霉素、克拉霉素)、安沙霉素类(利福平、利福布汀)、乙胺丁醇、氨基糖苷类(阿米卡星)、氟喹诺酮类(氧氟沙星、左氧氟沙星、加替沙星、莫西沙星、环丙沙星)、头孢西丁、四环素类(多西环素、米诺环素)、磺胺类、碳青霉烯类(亚胺培南、美罗培南)、替加环素、利奈唑胺等药物对常见 NTM 病有较好的治疗效果。有 NTM 菌种鉴定结果时,可根据菌种选择治疗药物,治疗不佳者,根据药敏试验调整。没有 NTM 鉴定结果时，则选择 5～6 种药物联合用药，强化期 6～12 个月，在培养阴性后继续治疗 12 个月以上。

四、脓肿分枝杆菌　穿刺液

临床微生物检验解释报告

姓名：TZ　性别：男　年龄（岁）：22　病员号：0051263 *

科别：骨科　床号：60　诊断：骨结核？

医生：ZCD　患者类型：住院

标本编号：1604127 *　标本种类：穿刺液　送检目的：分枝杆菌培养

培养结果：

脓肿分枝杆菌（*Mycobacterium abscessus*）生长，报阳时间 5 天。

培养结果解释：

患者因"髋关节骨折术后，反复左髋部疼痛 5[+] 月，加重 1[+] 月"来医院就诊。送检穿刺液标本 1 份，革兰染色无发现，抗酸染色查见抗酸杆菌（＋）。分枝杆菌培养及普通细菌培养均生长抗酸杆菌，疑似非结核分枝杆菌（NTM），测序鉴定为脓肿分枝杆菌，鉴定符合率 100%。

脓肿分枝杆菌为快生长分枝杆菌，可造成骨和关节感染，最常见于股骨开放性骨折，一般发生在骨科手术后。

患者穿刺液标本抗酸染色阳性，分离到脓肿分枝杆菌，提示患者为脓肿分枝杆菌造成的骨感染，请结合临床诊断。

细菌形态：

见附录图 63、图 64、图 65。

药敏结果解释：

脓肿分枝杆菌药敏结果及解释见表 4-6。

表 4-6　脓肿分枝杆菌药敏结果及解释

抗生素	类别	方法	折点[①]（μg/mL）			检测值（μg/mL）	解释
			S	I	R		
阿米卡星 Amikacin	氨基糖苷类	MIC	≤16	32	≥64	2	敏感（S）
环丙沙星[②] Ciprofloxacin	氟喹诺酮类	MIC	≤1	2	≥4	2	中介（I）
莫西沙星 Moxifloxacin	氟喹诺酮类	MIC	≤1	2	≥4	1	敏感（S）
克拉霉素 Clarithromycin	大环内酯类	MIC	≤2	4	≥8	0.5	敏感（S）

续表4-6

抗生素	类别	方法	折点[①]（μg/mL）			检测值（μg/mL）	解释
			S	I	R		
甲氧苄啶-磺胺甲噁唑 Trimethoprim-Sulfamethoxazole	叶酸代谢途径抑制剂	MIC	≤2/38	—	≥4/76	2/38	敏感（S）
利奈唑胺 Linezolid	噁唑烷酮类	MIC	≤8	—	≥32	2	敏感（S）
亚胺培南[③] Imipenem	碳青霉烯类	MIC	≤4	8~16	≥32	16	中介（I）
米诺环素 Minocycline	四环素类	MIC	≤1	2~4	≥8	1	敏感（S）
头孢西丁 Cefoxitin	头孢菌素类	MIC	≤16	32~64	≥128	16	敏感（S）
多西环素 Doxycycline	四环素类	MIC	≤1	2~4	≥8	1	敏感（S）

注：①—本报告药敏解释参考CLSI M24、CLSI M62。②—环丙沙星药敏结果可以预测左氧氟沙星药敏结果。③—对快生长分枝杆菌，亚胺培南活性较美罗培南和厄他培南高，但亚胺培南不能预测美罗培南或厄他培南的药敏结果。

局限性：

脓肿分枝杆菌鉴定需要基因测序手段，可能需要更多时间。

参考建议：

指南中，脓肿分枝杆菌感染包括肺部感染、肺外局部感染和肺外严重感染。对于肺部疾病或严重的肺外疾病，推荐使用克拉霉素+阿米卡星、头孢西丁或亚胺培南联合用药，治疗2~4个月，然后转为口服克拉霉素或阿奇霉素。使用2周应有临床症状改善，用药周期通常为4个月，骨髓炎推荐6个月。可考虑手术治疗。选择莫西沙星治疗时，需注意其联合大环内酯类药物存在拮抗作用。对于肺外局部感染，可选用大环内酯类药物单药治疗，如单用克拉霉素，亦可联用阿米卡星。若无效或治疗较差，可以考虑手术。

标本采集时间 标本接收时间 报告时间 检验者 审核者 检测实验室 联系电话

【扩展信息】

快生长分枝杆菌（Rapid growth of mycobacteria，RGM）常被定义为在培养基上7天内长出明显菌落的NTM，初次分离培养最佳温度为28~30℃。目前发现的NTM中，约有70种是RGM。RGM分布广泛，条件致病，主要包括偶发分枝杆菌（*M. fortuitum*）、龟分枝杆菌（*M. chelonae*）、脓肿分枝杆菌（*M. abscessus*）、耻垢分枝杆菌群（*M. smegmatis* group）、马德里分枝杆菌群（*M. mageritense* group）等。RGM疾病中80%由偶发分枝杆菌群、龟分枝杆菌和脓肿分枝杆菌引起。

脓肿分枝杆菌在社区获得性感染和医院感染中偶见，能引起肺部感染和肺外感染，医院感染的暴发流行中亦有报道，感染类型包括术后伤口感染、导管相关感染、脓毒血症、血液透析后感染、注射后脓肿、疫苗相关感染和鼓膜置换术后中耳炎。脓肿分枝杆菌曾归为龟分枝杆菌脓肿亚种，与龟分枝杆菌种属关系近，很难准确鉴定，常被称为龟－脓肿分枝杆菌。两菌部分 16S rRNA 基因序列相同，因此常规的 16S rRNA 基因序列在鉴定两菌时也存在缺陷，改良的 16S rRNA 基因序列需要分析相同区域以外的其他部位。可以通过头孢西丁药敏试验区分脓肿分枝杆菌与龟分枝杆菌，龟分枝杆菌对头孢西丁完全耐药，没有抑菌圈，脓肿分枝杆菌则可形成部分甚至较大的抑菌圈。龟－脓肿分枝杆菌致病性较强，引起的播散性皮肤病在 RGM 皮肤感染中最常见。该病的典型表现为多发红色结节，通常累及下肢，其中脓肿分枝杆菌引起的感染更为严重。龟－脓肿分枝杆菌亦常引起慢性肺部感染，常从囊性纤维化患者标本中分离到，感染预后不佳，可考虑手术治疗。除皮肤感染和肺部感染外，脓肿分枝杆菌亦可引起耳部感染。

根据 CLSI M24、CLSI M62，微量肉汤稀释法为 RGM 的药敏试验参考方法。抗菌药物包括丁胺卡那霉素、头孢西丁、环丙沙星、克拉霉素、多西环素、利奈唑胺、亚胺培南、甲氧苄啶－磺胺甲噁唑和妥布霉素，但妥布霉素只能用于龟分枝杆菌的治疗，暂行的 CLSI 版本还包括一些附加药物，如莫西沙星、亚胺培南、美罗培南、米诺环素。需要注意的是，脓肿分枝杆菌需放置于 30℃ 培养，培养至第 3 天后读取最佳的 MIC。

五、龟分枝杆菌　关节液

临床微生物检验解释报告

姓名：ZS　性别：女　年龄（岁）：24　病员号：0287418＊

科别：风湿免疫科　床号：—　诊断：关节炎

医生：LK　患者类别：门诊

标本编号：1505912＊　标本种类：关节液　送检目的：分枝杆菌培养

培养结果：

龟分枝杆菌（*Mycobacterium chelonae*）生长，报阳时间 5 天。

培养结果解释：

患者"外伤，右膝反复疼痛 1 个多月，加重伴肿胀 1 个月"来医院就诊。患者结核抗体检测弱阳性。送检关节液进行分枝杆菌培养，5 天后报阳，初步结果：抗酸杆菌生长，疑似非结核分枝杆菌。基因测序结果为龟分枝杆菌，鉴定符合率 100%。

龟分枝杆菌可引起组织感染、肺部感染和术后继发感染。

患者关节液标本中分离出龟分枝杆菌，提示该菌引起关节感染的可能。

菌落形态：

见附录图 66、图 67。

药敏结果解释：

龟分枝杆菌药敏结果及解释见表 4－7。

表 4-7　龟分枝杆菌药敏结果及解释

抗生素	类别	方法	折点[①]（μg/mL）			检测值（μg/mL）	解释
			S	I	R		
阿米卡星 Amikacin	氨基糖苷类	MIC	≤16	32	≥64	8	敏感（S）
妥布霉素[②] Tobramycin	氨基糖苷类	MIC	≤2	4	≥8	16	耐药（R）
环丙沙星 Ciprofloxacin	氟喹诺酮类	MIC	≤1	2	≥4	4	耐药（R）
莫西沙星 Moxifloxacin	氟喹诺酮类	MIC	≤1	2	≥4	4	耐药（R）
克拉霉素 Clarithromycin	大环内酯类	MIC	≤2	4	≥8	1	敏感（S）
甲氧苄啶－磺胺甲噁唑 Trimethoprim-Sulfamethoxazole	叶酸代谢途径抑制剂	MIC	≤2/38	—	≥4/76	4/76	耐药（R）
利奈唑胺 Linezolid	噁唑烷酮类	MIC	≤8	—	≥32	2	敏感（S）
亚胺培南 Imipenem	碳青霉烯类	MIC	≤4	8～16	≥32	16	中介（I）
米诺环素 Minocycline	四环素类	MIC	≤1	2～4	≥8	8	耐药（R）
头孢西丁 Cefoxitin	头孢菌素类	MIC	≤16	32～64	≥128	256	耐药（R）
多西环素 Doxycycline	四环素类	MIC	≤1	2～4	≥8	16	耐药（R）

注：①—本报告解释参考 CLSI M24、CLSI M62。②—妥布霉素一般只在龟分枝杆菌中报告。

局限性：

龟分枝杆菌生长需要一定时间，鉴定依靠基因测序方法。

参考建议：

指南中推荐的龟分枝杆菌治疗方案：克拉霉素单药治疗，手术部位考虑优先清创。播散性感染可增加妥布霉素、亚胺培南或利奈唑胺治疗。眼部感染可使用妥布霉素＋加替沙星或莫西沙星。

标本采集时间　标本接收时间　报告时间　检验者　审核者　检测实验室　联系电话

【扩展信息】

龟分枝杆菌菌体具有多形性，细长、粗短或呈球形。该菌生长迅速，为 RGM，在大多数培养基上 3～5 天可形成光滑、湿润、有光泽的菌落，有时亦可出现粗糙菌落。新鲜培养物（5 天之内）抗酸性强，5 天后其抗酸性逐渐减弱。龟分枝杆菌的生物特性与脓肿分枝杆菌相似，可引起不同类型的感染，如播散性感染、创伤后感染、注射部位感染、肺部感染、眼部感染等。由龟分枝杆菌所致的皮肤感染中，几乎所有患者存在长期使用低剂量皮质类固醇治疗所致的免疫抑制。

（戴仲秋）

第五章　肠杆菌科

肠杆菌科（*Enterobacteriaceae*）细菌是一群生物学性状相似的革兰阴性杆菌，广泛分布于水、土壤或腐败物质，常寄居于人与动物的肠道中，故名肠杆菌。当机体免疫力降低或侵入肠道外组织时，肠杆菌引起机会性感染，有些菌种是医院感染的重要病原菌。肠杆菌在临床分离菌中约占 50%，革兰阴性杆菌中约占 80%。临床上 50% 的菌血症、70% 的泌尿系感染由该科细菌引起。致病物质主要有菌毛、荚膜、外膜蛋白、内毒素、外毒素等。肠杆菌中志贺菌属（*Shigella*）、沙门菌属（*Salmonella*）、一部分埃希菌属（*Escherichia*）对人类有致病作用，可引起人类肠道传染病。鼠疫耶尔森菌可引起自然疫源的烈性传染病——鼠疫。

肠杆菌种类繁多，目前已知 44 个属 170 多个种，常有新菌种被命名或重新分类。肠杆菌主要包括埃希菌属、克雷伯菌属（*Klebsiella*）、肠杆菌属（*Enterobacter*）、志贺菌属、沙门菌属、枸橼酸杆菌属（*Citrobacter*）、沙雷菌属（*Serratia*）、摩根菌属（*Morganella*）、变形杆菌属（*Proyeus*）等。大多数菌体两端钝圆，无芽孢，很多菌种有周鞭毛，能运动，少数菌种无鞭毛。肠杆菌对营养要求不高，在常用培养基上生长良好，兼性厌氧，发酵葡萄糖产酸或产酸产气，具有肠道细菌共同抗原。

随着抗生素的广泛使用，细菌耐药问题正变得日益严峻。肠杆菌科多重耐药菌机制为产超广谱 β－内酰胺酶（Extended spectrum β-Lactamases，ESBLs），如耐碳青霉烯类肠杆菌（Carbapenem resistant Enterobacteriaceae，CRE）。ESBLs 是一类能水解青霉素类、头孢菌素类以及单环类抗生素的 β－内酰胺酶，其活性能被 β－内酰胺酶抑制剂抑制。产 ESBLs 的菌株可对青霉素类、头孢菌素类以及单环类抗生素耐药。我国产 ESBLs 的大肠埃希菌和肺炎克雷伯菌检出率较高。中国细菌耐药监测网显示，2005—2020 年大肠埃希菌对头孢曲松或头孢噻肟耐药率在 51.9%～61.7%，肺炎克雷伯菌在 40.6%～52.2%，奇异变形杆菌从 16% 上升至 39%。CRE 是指对亚胺培南、美罗培南或厄他培南任一碳青霉烯类药物耐药的肠杆菌。产碳青霉烯酶是肠杆菌对碳青霉烯类耐药的重要机制。该类酶包括：①A 类酶，如 KPC－2 酶；②B 类酶，如金属酶、NDM－1 酶；③D 类酶，如 OXA－23 和 OXA－48。CRE 感染的发生率逐年增加，不同国家或地区 CRE 感染的发生率存在差异。在 CRE 菌株中，最常见的为肺炎克雷伯菌，其次为大肠埃希菌。

一、肺炎克雷伯菌　血液

临床微生物检验解释报告

姓名：PDC　性别：男　年龄（岁）：53　病员号：0018509＊

科别：ICU　床号：27　临床诊断：急性重症胰腺炎

医生：CDF　患者类别：住院

标本编号：171011102＊　标本种类：血液　送检项目：血液培养（需氧＋厌氧）

培养结果：

碳青霉烯类耐药肺炎克雷伯菌（Carbapenem resistant *Klebsiella pneumoniae*，CRKP）生长，报阳时间12小时。

培养结果解释：

患者在ICU住院期间送检2套血液培养标本，均报阳，最快报阳时间12小时，染色结果均为革兰阴性杆菌，培养结果为肺炎克雷伯菌，MALDI-TOF MS鉴定分数2.261，较高。药敏结果显示此菌为碳青霉烯类耐药肺炎克雷伯菌，应纳入多重耐药菌感控管理。

肺炎克雷伯菌引起的菌血症，常与原发器官感染、周边或中心静脉导管感染有关。该患者2套血液培养标本均分离出CRKP，菌血症的可能性大，请结合临床诊断。

一级报告：

革兰阴性杆菌生长，报阳时间12小时，鉴定药敏试验进行中。

二级报告：

碳青霉烯类耐药肺炎克雷伯菌初步药敏结果及解释见表5-1。初步药敏结果可提前24小时为临床提供参考信息。初步药敏试验使用血液培养瓶中阳性培养物直接涂布M-H琼脂平板进行K-B检测，其结果可能与最终药敏结果不同，以最终药敏结果为标准药敏报告。

表5-1　碳青霉烯类耐药肺炎克雷伯菌初步药敏结果及解释

抗生素	方法	检测值（mm）	解释
哌拉西林-他唑巴坦 Piperacillin-Tazobactam	K-B	15	耐药（R）
头孢噻肟 Cefotaxime	K-B	18	耐药（R）
环丙沙星 Ciprofloxacin	K-B	12	耐药（R）
亚胺培南 Imipenem	K-B	17	耐药（R）

三级报告：

碳青霉烯类耐药肺炎克雷伯菌生长，耐药表型见表5-2，最终药敏结果及解释见

表5-3。

表5-2　碳青霉烯类耐药肺炎克雷伯菌耐药表型

检测试验	检测结果	解释
ESBLs①	Pos	阳性
CarbaNP②	Pos	阳性

注：①—ESBLs检测为超广谱β—内酰胺酶筛查试验，阳性代表该菌株可能产超广谱β—内酰胺酶。②—CarbaNP试验结果阳性表示该菌产碳青霉烯酶，药敏结果显示该菌对碳青霉烯类耐药，为CRE，应纳入多重耐药菌感控管理。

表5-3　碳青霉烯类耐药肺炎克雷伯菌最终药敏结果及解释

分组①	抗生素	类别	方法	折点（μg/mL）				检测值（μg/mL）	解释
				S	SDD②	I	R		
A	头孢唑林（注射）Cefazolin	头孢菌素类	MIC	≤2	—	4	≥8	≥64	耐药（R）
A	庆大霉素Gentamicin	氨基糖苷类	MIC	≤4	—	8	≥16	16	耐药（R）
A	妥布霉素Tobramycin	氨基糖苷类	MIC	≤4	—	8	≥16	≥16	耐药（R）
B	氨苄西林—舒巴坦Ampicillin-Sulbactam	β—内酰胺酶类复合制剂	MIC	≤8/4	—	16/8	≥32/16	≥32/16	耐药（R）
B	哌拉西林—他唑巴坦Piperacillin-Tazobactam	β—内酰胺酶类复合制剂	MIC	≤16/4	—	32/4～64/4	≥128/4	≥128/4	耐药（R）
B	头孢呋辛（注射）Cefuroxime	头孢菌素类	MIC	≤8	—	16	≥32	64	耐药（R）
B	头孢噻肟（注射）Cefotaxime	头孢菌素类	MIC	≤1	—	2	≥4	≥64	耐药（R）
B	头孢曲松（注射）Ceftriaxone	头孢菌素类	MIC	≤1	—	2	≥4	≥64	耐药（R）
B	头孢吡肟（注射）Cefepime	头孢菌素类	MIC	≤2	4～8	—	≥16	≥64	耐药（R）
B	头孢替坦（注射）Cefotetan	头孢菌素类	MIC	≤16	—	32	≥64	≥64	耐药（R）
B	多尼培南Doripenem	碳青霉烯类	MIC	≤1	—	2	≥4	4	耐药（R）
B	厄他培南Ertapenem	碳青霉烯类	MIC	≤0.5	—	1	≥2	≥8	耐药（R）
B	亚胺培南Imipenem	碳青霉烯类	MIC	≤1	—	2	≥4	≥16	耐药（R）
B	美罗培南Meropenem	碳青霉烯类	MIC	≤1	—	2	≥4	≥4	耐药（R）

续表5-3

分组[①]	抗生素	类别	方法	折点（μg/mL）				检测值（μg/mL）	解释
				S	SDD[②]	I	R		
B	阿米卡星 Amikacin	氨基糖苷类	MIC	≤16	—	32	≥64	≥64	耐药（R）
B	环丙沙星 Ciprofloxacin	氟喹诺酮类	MIC	≤0.25	—	0.5	≥1	≥2	耐药（R）
B	左氧氟沙星 Levofloxacin	氟喹诺酮类	MIC	≤0.5	—	1	≥2	≥2	耐药（R）
C	头孢他啶（注射） Ceftazidime	头孢菌素类	MIC	≤4	—	8	≥16	≥64	耐药（R）
C	氨曲南 Aztreonam	单环内酰胺类	MIC	≤4	—	8	≥16	≥64	耐药（R）
C	四环素 Tetracycline	四环素类	MIC	≤4	—	8	≥16	≥16	耐药（R）
O	哌拉西林 Piperacillin	青霉素类	MIC	≤16	—	32～64	≥128	≥128	耐药（R）
O	阿莫西林－克拉维酸 Amoxicillin-Clavulanate	β－内酰胺酶类复合制剂	MIC	≤8/4	—	16/8	≥32/16	16/8	中介（I）
O	替卡西林－克拉维酸 Ticarcillin-Clavulanate	β－内酰胺酶类复合制剂	MIC	≤16/2	—	32/2～64/2	≥128/2	≥128/2	耐药（R）
O	头孢泊肟（口服） Cefpodoxime	头孢菌素类	MIC	≤2	—	4	≥8	≥8	耐药（R）
O	多黏菌素 Bpolymyxin B	脂肽类	MIC	—	—	≤2	≥4	2	中介（I）

注：①—药敏分组和折点参考 CLSI M100。A—常规试验并常规报告的药物。B—临床上重要，但选择性报告的药物。C—有临床需求或补充的抗菌药物。O—有临床适应证，但一般不用做常规试验和报告的药物。②—剂量依赖性敏感（Susceptible-dose dependent，SDD），指菌株敏感性依赖使用药物的剂量。对于药敏结果（MIC 或抑菌圈直径）在 SDD 范围内的分离株，为使血药浓度达到临床疗效，采用的给药方案剂量应高于常规敏感折点的剂量，常用方式包括较高给药剂量、增加用药频率，或两者兼有。

肺炎克雷伯菌天然耐药：

氨苄西林、替卡西林。

局限性：

1. 开展的 ESBLs 检测为超广谱 β－内酰胺酶筛查试验，未常规开展 ESBLs 确证试验，除非有临床流行病学需求。

2. 实验室选择 CarbaNP 试验进行碳青霉烯酶检测，未常规进行酶型检测（mCIM 试验和 eCIM 试验）以鉴别金属 β－内酰胺酶和丝氨酸型碳青霉烯酶，如有需要可及时联系临床微生物实验室。

3. 实验室未开展联合药敏试验，无法提供联合药敏结果。

4. 该菌纳入多重耐药菌感控管理。确定菌株同源性需要额外试验，如有临床怀疑的流行，可联系感控部门。

参考建议：

指南中 CRE 治疗多为联合治疗，如多黏菌素或替加环素联合美罗培南或亚胺培南等。除产金属 β－内酰胺酶外，头孢他啶－阿维巴坦对产其他产碳青霉烯酶的肠杆菌有效。

标本采集时间　标本接收时间　报告时间　检验者　审核者　检测实验室　联系电话

【扩展信息】

克雷伯菌属（*Klebsiella*）主要包括肺炎克雷伯菌（*K. pneumoniae*）、产酸克雷伯菌（*K. oxytoca*）等。肺炎克雷伯菌是该属中重要的条件致病菌。肺炎克雷伯菌分为 3 个亚种，分别为肺炎克雷伯菌肺炎亚种（*K. pneumoniae subsp. pneumoniae*）、肺炎克雷伯菌臭鼻亚种（*K. pneumoniae subsp. ozaenae*）和肺炎克雷伯菌鼻硬结亚种（*K. pneumoniae subsp. rhinoscleromatis*）。通常所称的肺炎克雷伯菌是指肺炎克雷伯菌肺炎亚种。该菌为革兰阴性需氧杆菌，单个、成双或短链排列，无芽孢，无鞭毛，有较厚的荚膜，多数有菌毛。其对营养要求不高，在血琼脂平板上常形成巨大肥厚的菌落，往往呈黏液状。在肠杆菌选择性培养基上能发酵乳糖，呈现有色菌落。用荚膜染色可见肺炎克雷伯菌外周透明、环状荚膜。肺炎克雷伯菌具有 O 抗原和 K 抗原，利用荚膜肿胀试验，可对 K 抗原进行分型。

肺炎克雷伯菌通常寄居于人体上呼吸道和肠道。肠道是克雷伯菌感染的主要来源。肺炎克雷伯菌引起的感染，常伴发糖尿病、酗酒或慢性阻塞性肺疾病。除引起肺部感染外，该菌还可引起肺外感染，包括泌尿道感染、肠炎、菌血症、脑膜炎及组织感染等。该菌引起的菌血症多半与原发器官感染、周边或中心静脉导管感染有关，严重感染时常伴发肝脓肿。肺炎克雷伯菌荚膜 K1 血清型是社区获得性肝脓肿的重要病原菌。该病好发于 50～60 岁的亚洲男性，主要表现为肝右叶、单发、单一微生物感染的脓肿病灶。

荚膜多糖促使肺炎克雷伯菌形成黏液型菌落，往往与高毒力肺炎克雷伯菌（Hypervirulent *K. pneumoniae*，hvKP）有关。高毒力肺炎克雷伯菌的毒力显著强于普通肺炎克雷伯菌（Classic *K. pneumoniae*，cKP），可感染免疫力正常人群并形成转移性播散，导致肝脓肿、脑膜炎、坏死性筋膜炎、眼内炎和严重肺炎等，主要在泛太平洋地区流行。目前人们认为 hvKP 的毒力强与荚膜增厚、抗吞噬作用增强、铁摄取功能增强等因素有关。黏液型菌落表型可作为 hvKP 的实验室预测标记物，但准确鉴定 hvKP 比较困难。除天然耐药外，hvKP 对大多数药物敏感，但近年来产 β－内酰胺酶和产碳青霉烯酶的 hvKP 亦有报道。

CRE 是指对亚胺培南、美罗培南或厄他培南任一碳青霉烯类药物耐药的肠杆菌科细菌。产碳青霉烯酶是肠杆菌对碳青霉烯类耐药的重要机制。碳青霉烯类耐药基因一般通过质粒传播，危害性很大。近年来随着碳青霉烯类的广泛使用，CRKP 逐渐出现并广泛流行，CRKP 已成为 CRE 中最主要的致病菌。CRKP 感染控制难度大，病死率高，是院内死亡的独立危险因素。

药敏试验中亚胺培南 MIC 2～4μg/mL 或美罗培南 MIC 2～4μg/mL 或厄他培南

MIC 2μg/mL 时，应怀疑该菌产碳青霉烯酶，并进行 CarbaNP 或一种碳青霉烯酶确证试验。CRE 的实验室检测方法包括改良 Hodge 试验（MHT）、CarbaNP 试验、mCIM 试验和 eCIM 试验。MHT 因其假阳性和假阴性均高，故 CLSI 不再推荐使用。CarbaNP 试验 2 小时内可判断结果，但需自制试剂且有效期短，部分检测结果难以判断，亦有假阴性结果。mCIM 试验联合 eCIM 试验可根据结果组合报告检出丝氨酸酶型碳青霉烯酶、检出金属 β－内酰胺酶以及不确定结果。这些试验用于流行病学调查或感染预防，并未推荐临床常规开展。

二、大肠埃希菌　血液

临床微生物检验解释报告

姓名：GXH　性别：女　年龄（岁）：54　病员号：0019050＊

科别：胰腺外科　床号：45　临床诊断：胆总管下端癌

医生：LMX　患者类别：住院

标本编号：180105302＊　标本种类：血液　送检项目：血液培养（需氧＋厌氧）

培养结果：

大肠埃希菌（*Escherichia coli*）生长，报阳时间 1 天 1 小时。

培养结果解释：

患者在胰腺外科就诊期间送检 2 套血液培养标本，均报阳，报阳时间 1 天 1 小时，染色结果为革兰阴性杆菌，培养结果为大肠埃希菌，MALDI－TOF MS 鉴定分数 2.233，较高。

大肠埃希菌为条件致病菌，主要引起腹泻和尿路感染，也可侵入肠道外组织或器官，引起急性炎症或继发感染，如肾盂肾炎、膀胱炎、胆囊炎、腹膜炎、阑尾炎、手术创口感染、败血症和新生儿脑膜炎等。

患者 2 套血液培养标本均分离出大肠埃希菌，该菌引起菌血症的可能性大。

一级报告：

革兰阴性杆菌生长，报阳时间 1 天 1 小时，鉴定药敏试验进行中。

二级报告：

大肠埃希菌，初步药敏结果及解释见表 5－4。初步药敏结果可提前 24 小时为临床提供参考信息。初步药敏试验使用血液培养瓶中阳性培养物直接涂布 M－H 琼脂平板进行 K－B 检测，其结果可能与最终药敏结果不同，以最终药敏结果为标准药敏报告。

表 5－4　大肠埃希菌初步药敏结果及解释

抗生素	方法	检测值（mm）	解释
哌拉西林－他唑巴坦 Piperacillin-Tazobactam	K－B	22	敏感（S）

续表5-4

抗生素	方法	检测值（mm）	解释
头孢噻肟 Cefotaxime	K-B	25	敏感（S）
环丙沙星 Ciprofloxacin	K-B	23	敏感（S）
亚胺培南 Imipenem	K-B	26	敏感（S）

三级报告：

大肠埃希菌生长，耐药表型见表5-5，最终药敏结果及解释见表5-6。

表5-5 大肠埃希菌耐药表型

检测试验	检测结果	解释
ESBLs[①]	Neg	阴性

注：①—ESBLs检测为超广谱β—内酰胺酶筛查试验，阴性代表该菌株未产超广谱β—内酰胺酶。

表5-6 大肠埃希菌最终药敏结果及解释

分组[①]	抗生素	类别	方法	折点（μg/mL） S	SDD[②]	I	R	检测值（μg/mL）	解释
A	氨苄西林 Ampicillin	青霉素类	MIC	≤8	—	16	≥32	≤2	敏感（S）
A	头孢唑林（注射） Cefazolin	头孢菌素类	MIC	≤2	—	4	≥8	8	耐药（R）
A	庆大霉素 Gentamicin	氨基糖苷类	MIC	≤4	—	8	≥16	≤1	敏感（S）
A	妥布霉素 Tobramycin	氨基糖苷类	MIC	≤4	—	8	≥16	≤1	敏感（S）
B	氨苄西林—舒巴坦 Ampicillin-Sulbactam	β—内酰胺酶类复合制剂	MIC	≤8/4	—	16/8	≥32/16	≤8/4	敏感（S）
B	哌拉西林—他唑巴坦 Piperacillin-Tazobactam	β—内酰胺酶类复合制剂	MIC	≤16/4	—	32/4～64/4	≥128/4	≤16/4	敏感（S）
B	头孢呋辛（注射） Cefuroxime	头孢菌素类	MIC	≤8	—	16	≥32	8	敏感（S）
B	头孢噻肟（注射） Cefotaxime	头孢菌素类	MIC	≤1	—	2	≥4	≤1	敏感（S）
B	头孢曲松（注射） Ceftriaxone	头孢菌素类	MIC	≤1	—	2	≥4	≤1	敏感（S）
B	头孢吡肟（注射） Cefepime	头孢菌素类	MIC	≤2	4～8	—	≥16	≤1	敏感（S）
B	头孢替坦（注射） Cefotetan	头孢菌素类	MIC	≤16	—	32	≥64	≤4	敏感（S）

续表5－6

分组①	抗生素	类别	方法	折点（μg/mL） S	SDD②	I	R	检测值（μg/mL）	解释
B	多尼培南 Doripenem	碳青霉烯类	MIC	≤1	—	2	≥4	≤0.25	敏感（S）
B	厄他培南 Ertapenem	碳青霉烯类	MIC	≤0.5	—	1	≥2	≤0.5	敏感（S）
B	亚胺培南 Imipenem	碳青霉烯类	MIC	≤1	—	2	≥4	≤0.25	敏感（S）
B	美罗培南 Meropenem	碳青霉烯类	MIC	≤1	—	2	≥4	≤0.25	敏感（S）
B	阿米卡星 Amikacin	氨基糖苷类	MIC	≤16	—	32	≥64	4	敏感（S）
B	环丙沙星 Ciprofloxacin	氟喹诺酮类	MIC	≤0.25	—	0.5	≥1	0.5	中介（I）
B	左氧氟沙星 Levofloxacin	氟喹诺酮类	MIC	≤0.5	—	1	≥2	0.5	敏感（S）
C	头孢他啶（注射） Ceftazidime	头孢菌素类	MIC	≤4	—	8	≥16	≤1	敏感（S）
C	氨曲南 Aztreonam	单环内酰胺类	MIC	≤4	—	8	≥16	≤1	敏感（S）
C	四环素 Tetracycline	四环素类	MIC	≤4	—	8	≥16	2	敏感（S）
O	哌拉西林 Piperacillin	青霉素类	MIC	≤16	—	32～64	≥128	≤16	敏感（S）
O	阿莫西林－克拉维酸 Amoxicillin-Clavulanate	β－内酰胺酶类复合制剂	MIC	≤8/4	—	16/8	≥32/16	≤8/4	敏感（S）
O	替卡西林－克拉维酸 Ticarcillin-Clavulanate	β－内酰胺酶类复合制剂	MIC	≤16/2	—	32/2～64/2	≥128/2	≤16/2	敏感（S）
O	头孢泊肟（口服） Cefpodoxime	头孢菌素类	MIC	≤2	—	4	≥8	2	敏感（S）

注：大肠埃希菌对β－内酰胺酶类抗生素不存在天然耐药。①—药敏分组和折点参考 CLSI M100。A—常规试验并常规报告的药物。B—临床上重要，但选择性报告的药物。C—有临床需求或补充的抗菌药物。O—有临床适应证，但一般不用做常规试验和报告的药物；②—剂量依赖性敏感（Susceptible-dose dependent, SDD），指菌株敏感性依赖使用药物的剂量。对于药敏结果（MIC 或抑菌圈直径）在 SDD 范围内的分离株，为使血药浓度达到临床疗效，采用的给药方案剂量应高于常规敏感折点的剂量，常用方式包括较高给药剂量、增加用药频率，或两者兼有。

参考建议：

指南中大肠埃希菌引起的菌血症感染治疗首选头孢曲松或其他第三代或第四代头孢菌素，亦可选用环丙沙星、左氧氟沙星或莫西沙星。替换用药包括亚胺培南、美罗培南、厄他培南、多尼培南、头孢他啶或头孢吡肟。庆大霉素单药治疗一般不用于菌血症。

标本采集时间 标本接收时间 报告时间 检验者 审核者 检测实验室 联系电话

【扩展信息】

大肠埃希菌是埃希菌属（*Escherichia*）的代表种，人类正常菌群中的主要兼性厌氧菌，为革兰阴性杆菌，单个或成对排列，多数有鞭毛，能运动。其对营养要求不高，在血琼脂平板上形成灰白、湿润的大菌落。在麦康凯琼脂平板上能发酵乳糖产酸，形成粉色－红色菌落。抗原成分有菌体（O）抗原、表面（K）抗原和鞭毛（H）抗原。大肠埃希菌按 O、K、H 的顺序加数字以标识其血清型，如引起腹泻的大肠埃希菌 O157 即为 O157：H7，是引起食物中毒的重要致病菌。根据所致疾病，大肠埃希菌常分为肠道外致病性大肠埃希菌（Extraintestinal pathogenic *E. coli*，ExPEC）和致腹泻大肠埃希菌（Diarrheagenic *E. coli*）。

ExPEC 是尿路感染（Urinary tract infection，UTI）中最常见的病原菌，占 UTI 病原菌的 85%。引起 UTI 的菌群具有独特的 O 抗原，与细菌黏附能力有关。ExPEC 还可引起胆囊炎、腹膜炎、脑膜炎、菌血症等，在院内获得性肺炎、中心静脉导管相关感染、手术后伤口感染中亦不少见。

致腹泻大肠埃希菌能引起轻微至严重的腹泻，根据血清型、毒力和临床症状其可分为肠致病型大肠埃希菌（Enteropathogenic *E. coli*，EPEC）、肠产毒型大肠埃希菌（Enterotoxigenic *E. coli*，ETEC）、肠侵袭型大肠埃希菌（Enteroinvasive *E. coli*，EIEC）、肠出血型大肠埃希菌（Enterohemorrhagic *E. coli*，EHEC）、肠凝聚型大肠埃希菌（Enteroadherent *E. coli*，EAEC）。在鉴定为大肠埃希菌后进行血清学试验（O 抗原、K 抗原和 H 抗原）、毒性试验。耐热肠毒素（Heat stable toxin，ST）和不耐热肠毒素（Heat labile toxin，LT），可分别鉴定 5 型致病性大肠埃希菌。EPEC 是婴儿腹泻的重要病原菌。ETEC 是旅游者和婴儿腹泻的常见病原菌。EIEC 与志贺菌有共同抗原，侵犯上皮细胞，其发病机制与痢疾相似。EHEC 可引起严重的出血性肠炎。少数患者并发溶血性尿毒综合征（Heomlytic uremic syndrome），除胃肠道症状外，还可出现高热、呕吐、呼吸道症状和急性肾衰竭。EAEC 的主要致病物质为肠集聚耐热毒素和 α 溶血毒素以及 4 种不同形态的菌毛，可引起婴幼儿持续性腹泻、脱水，偶有血便。

三、大肠埃希菌 ESBLs 尿液

临床微生物检验解释报告

姓名：HSQ 性别：男 年龄（岁）：69 病员号：0000766＊

科别：肾脏内科 床号：109 临床诊断：慢性肾衰竭

医生：ZCX 患者类别：住院

标本编号：170728109＊ 标本种类：尿液 送检项目：尿液培养（菌落计数）

培养结果：

大肠埃希菌（*Escherichia coli*），菌量>1×10⁵CFU/mL。

培养结果解释：

患者在肾脏内科就诊期间送检尿液培养，培养结果为大肠埃希菌，MALDI－TOF MS 鉴定分数 2.135，较高。菌量>1×10⁵CFU/mL。通常认为，清洁中段尿标本中单种菌量>1×10⁵CFU/mL 可能为感染，需与尿液常规指标结合判断。

大肠埃希菌是尿路感染中最常见的病原菌。

尿液培养平板菌落计数，若每毫升尿液菌落数>1×10⁵CFU，则尿路感染的可能性比较大，需结合尿液常规指标及患者临床情况综合判断。

药敏结果解释：

大肠埃希菌耐药表型见表 5－7，药敏结果及解释见表 5－8。

表 5－7　大肠埃希菌耐药表型

检测试验	检测结果	解释
ESBLs①	Pos	阳性

注：①—ESBLs检测为超广谱β—内酰胺酶筛查试验，阳性代表该菌株可能产超广谱β—内酰胺酶。

表 5－8　大肠埃希菌药敏结果及解释

分组①	抗生素	类别	方法	折点（μg/mL）				检测值（μg/mL）	解释
				S	SDD②	I	R		
A	氨苄西林 Ampicillin	青霉素类	MIC	≤8	—	16	≥32	≥32	耐药（R）
A	庆大霉素 Gentamicin	氨基糖苷类	MIC	≤4	—	8	≥16	16	耐药（R）
A	妥布霉素 Tobramycin	氨基糖苷类	MIC	≤4	—	8	≥16	≥16	耐药（R）
B	氨苄西林－舒巴坦 Ampicillin-Sulbactam	β—内酰胺酶类复合制剂	MIC	≤8/4	—	16/8	≥32/16	≥32/16	耐药（R）
B	头孢呋辛（口服）Cefuroxime	头孢菌素类	MIC	≤4	—	8～16	≥32	≥64	耐药（R）
B	头孢噻肟（注射）Cefotaxime	头孢菌素类	MIC	≤1	—	2	≥4	≥64	耐药（R）
B	头孢曲松（注射）Ceftriaxone	头孢菌素类	MIC	≤1	—	2	≥4	≥64	耐药（R）
B	头孢吡肟（注射）Cefepime	头孢菌素类	MIC	≤2	4～8	—	≥16	≥64	耐药（R）
B	头孢替坦（注射）Cefotetan	头孢菌素类	MIC	≤16	—	32	≥64	≥64	耐药（R）
B	多尼培南 Doripenem	碳青霉烯类	MIC	≤1	—	2	≥4	≤1	敏感（S）

分组[①]	抗生素	类别	方法	折点（µg/mL） S	SDD[②]	I	R	检测值（µg/mL）	解释
B	厄他培南 Ertapenem	碳青霉烯类	MIC	≤0.5	—	1	≥2	≤0.5	敏感（S）
B	亚胺培南 Imipenem	碳青霉烯类	MIC	≤1	—	2	≥4	≤1	敏感（S）
B	美罗培南 Meropenem	碳青霉烯类	MIC	≤1	—	2	≥4	≤0.25	敏感（S）
B	阿米卡星 Amikacin	氨基糖苷类	MIC	≤16	—	32	≥64	≥64	耐药（R）
B	环丙沙星 Ciprofloxacin	氟喹诺酮类	MIC	≤0.25	—	0.5	≥1	2	耐药（R）
B	左氧氟沙星 Levofloxacin	氟喹诺酮类	MIC	≤0.5	—	1	≥2	2	耐药（R）
C	头孢他啶（注射）Ceftazidime	头孢菌素类	MIC	≤4	—	8	≥16	≥64	耐药（R）
C	氨曲南 Aztreonam	单环内酰胺类	MIC	≤4	—	8	≥16	≥64	耐药（R）
C	四环素 Tetracycline	四环素类	MIC	≤4	—	8	≥16	≥16	耐药（R）
U	头孢唑林（口服）Cefazolin	头孢菌素类	MIC	≤16	—	—	≥32	≥64	耐药（R）
U	呋喃妥因 Nitrofurantoin	硝基呋喃类	MIC	≤16	—	32~64	≥128	≥512	耐药（R）
O	哌拉西林 Piperacillin	青霉素类	MIC	≤16	—	32~64	≥128	≥128	耐药（R）
O	阿莫西林—克拉维酸 Amoxicillin-Clavulanate	β—内酰胺酶类复合制剂	MIC	≤8/4	—	16/8	≥32/16	16/8	中介（I）
O	替卡西林—克拉维酸 Ticarcillin-Clavulanate	β—内酰胺酶类复合制剂	MIC	≤16/2	—	32/2~64/2	≥128/2	≥128/2	耐药（R）
O	头孢泊肟（口服）Cefpodoxime	头孢菌素类	MIC	≤2	—	4	≥8	≥8	耐药（R）
O	萘啶酸 Nalidixic acid	喹诺酮类	MIC	≤16	—	—	≥32	≥32	耐药（R）
O	诺氟沙星 Norflocacin	氟喹诺酮类	MIC	≤4	—	8	≥16	≥16	耐药（R）

注：大肠埃希菌对β—内酰胺酶类抗生素不存在天然耐药。①—药敏分组和折点参考 CLSI M100。A—常规试验并常规报告的药物。B—临床上重要，针对医院感染控制，可用于常规试验，选择性报告的药物。C—有临床需求或补充的抗菌药物。U—仅用于或主要用于治疗泌尿道感染（UTIs）的药物。O—有临床适应证，但一般不用做常规试验和报告的药物。②—剂量依赖性敏感（Susceptible-dose dependent，SDD），菌株敏感性依赖使用药物的剂量。对于药敏结果（MIC或抑菌圈直径）在SDD范围内的分离株，为使血药浓度达到临床疗效，采用的给药方案剂量应高于常规敏感折点的剂量，常用方式包括较高给药剂量、增加用药频率，或两者兼有。

局限性：

1. 实验室开展的 ESBLs 检测为超广谱 β-内酰胺酶筛查试验，未常规开展 ESBLs 确证试验，除非有临床流行病学需求。

2. 实验室未开展联合药敏试验，因此无法提供联合药敏结果。

3. 实验室无法确定临床尿液标本的取材方式，如自行排尿、导尿或穿刺取尿。

参考建议：

指南指出，治疗 ESBLs 大肠埃希菌引起的尿路感染时，即使体外药敏敏感也应避免使用哌拉西林-他唑巴坦。单纯尿路感染时首选甲氧苄啶-磺胺甲噁唑或氟喹诺酮类，如环丙沙星或左氧氟沙星。替换用药为呋喃妥因、磷霉素。

标本采集时间 标本接收时间 报告时间 检验者 审核者 检测实验室 联系电话

【扩展信息】

超广谱 β-内酰胺酶（Extended-spectrum β-lactamases，ESBLs）是一类能水解青霉素类、头孢菌素类以及单环类抗生素的 β-内酰胺酶，其活性能被某些 β-内酰胺酶抑制剂抑制。目前临床微生物实验室检测产 ESBLs 菌株的方法主要有初筛试验、协同试验和酶抑制剂增强确证试验。

初筛试验（以纸片法为例）：按常规纸片扩散法在 M-H 琼脂平板上涂布受试菌，贴头孢噻肟（$30\mu g$/片）和头孢他啶（$30\mu g$/片）纸片，或可增加头孢曲松（$30\mu g$/片）、氨曲南（$30\mu g$/片）、头孢泊肟（$10\mu g$/片）等，使用多种药物可提高检测灵敏度，35℃培养 18~20 小时。结果判断：①肺炎克雷伯菌、产酸克雷伯菌和大肠埃希菌，头孢噻肟抑菌环直径≤27mm，头孢他啶抑菌环直径≤22mm，头孢曲松抑菌环直径≤25mm，氨曲南抑菌环直径≤27mm，头孢泊肟抑菌环直径≤17mm，任何一种药物抑菌环直径达到上述标准，提示该菌株可能产 ESBLs。②奇异变形杆菌：头孢噻肟抑菌环直径≤27mm，头孢他啶抑菌环直径≤22mm，头孢泊肟抑菌环直径≤22mm，任何一种药物抑菌环直径达到上述标准，提示该菌株可能产 ESBLs。

酶抑制剂增强确证试验（纸片法）：按常规纸片扩散法在 M-H 琼脂平板上涂布受试菌，贴头孢噻肟（$30\mu g$/片）、头孢他啶（$30\mu g$/片）、头孢噻肟/克拉维酸（$30/10\mu g$/片）和头孢他啶/克拉维酸（$30/10\mu g$/片）纸片，35℃培养 18~20 小时。2 个头孢药物中有任何一个在加克拉维酸后，抑菌圈直径与不加克拉维酸的抑菌圈相比，增大值≥5mm，判定为产 ESBLs。

ESBLs 表型测定不能全面反映肠杆菌科细菌对头孢菌素的耐药性，其他耐药机制如产 AmpC 酶、产碳青霉烯酶、膜孔蛋白丢失等均会干扰检测结果。药代动力学和临床病例研究指出，与临床疗效相关的是细菌对抗生素的 MIC 而不是耐药机制，因此 CLSI 对肠杆菌科细菌中部分头孢菌素的折点进行了修订（降低），并同时建议临床微生物实验室不必再进行出于治疗目的的 ESBLs 检测，仅在流行病学调查和医院感染有需求时才进行酶抑制剂增强确证试验。目前，中国的 ESBLs 专家共识建议国内临床微生物实验室仍常规检测和报告 ESBLs。

　　尿标本最佳采集时间为晨起后第一次尿液，原则上应在抗菌药物使用前采集。如怀疑沙门菌感染，应在病后2周左右连续采集3次尿液进行培养。尿液标本在采集过程中容易受到泌尿道定植微生物污染，因此采集后应在2小时内送至实验室。采集尿液培养的指征包括尿频、尿急等尿道刺激征，以及血尿、发热等。长期卧床患者，排尿不及时或插入导尿管是诱发尿路感染的危险因素。经导尿管放出的尿液不宜做尿液培养。

四、阴沟肠杆菌复合群　CRE血液

临床微生物检验解释报告

　　姓名：YZY　性别：男　年龄（岁）：51　病员号：0000853＊
　　科别：心脏外科　床号：65　临床诊断：急性重症胰腺炎
　　医生：SDF　患者类别：住院
　　标本编号：171015108＊　标本种类：血液　送检项目：血液培养（需氧＋厌氧）

培养结果：

　　碳青霉烯类耐药阴沟肠杆菌复合群（Carbapenem resistant *Enterobacter cloacae* complex，CREc）生长，报阳时间15小时。

培养结果解释：

　　患者在心脏外科就诊期间送检2套血液培养标本，均报阳。最早报阳时间15小时，染色结果为革兰阴性杆菌，培养结果为阴沟肠杆菌复合群，MALDI－TOF MS鉴定分数2.60，较高。该菌CarbaNP试验阳性，为CRE（Carbapenem resistant Enterobacteriaceae）菌株，应纳入多重耐药菌感控管理。

　　肠杆菌属细菌引起的菌血症主要与导管等医疗设备相关，以阴沟肠杆菌复合群最常见。

　　患者多套血液培养标本均分离出阴沟肠杆菌复合群，该菌引起血流感染的可能性大。

一级报告：

　　革兰阴性杆菌生长，报阳时间15小时，鉴定药敏试验进行中。

二级报告：

　　阴沟肠杆菌复合群，药敏试验进行中。

三级报告：

　　阴沟肠杆菌复合群生长，耐药表型见表5－9，最终药敏结果及解释见表5－10。

表5－9　阴沟肠杆菌复合群耐药表型

检测试验	检测结果	解释
CarbaNP①	Pos	阳性

　　注：①—CarbaNP试验结果阳性表示该菌产碳青霉烯酶，药敏结果显示该菌对碳青霉烯类耐药，为CRE，应纳入多重耐药菌感控管理。

表 5-10　阴沟肠杆菌最终药敏结果及解释

分组[①]	抗生素	类别	方法	折点（µg/mL）				检测值（µg/mL）	解释
				S	SDD[②]	I	R		
A	庆大霉素 Gentamicin	氨基糖苷类	MIC	≤4	—	8	≥16	16	耐药（R）
A	妥布霉素 Tobramycin	氨基糖苷类	MIC	≤4	—	8	≥16	≥16	耐药（R）
B	哌拉西林－他唑巴坦 Piperacillin-Tazobactam	β—内酰胺酶类复合制剂	MIC	≤16/4	—	32/4～64/4	≥128/4	≥128/4	耐药（R）
B	头孢噻肟（注射） Cefotaxime	头孢菌素类	MIC	≤1	—	2	≥4	≥64	耐药（R）
B	头孢曲松（注射） Ceftriaxone	头孢菌素类	MIC	≤1	—	2	≥4	≥64	耐药（R）
B	头孢吡肟（注射） Cefepime	头孢菌素类	MIC	≤2	4～8	—	≥16	≥64	耐药（R）
B	多尼培南 Doripenem	碳青霉烯类	MIC	≤1	—	2	≥4	≥8	耐药（R）
B	厄他培南 Ertapenem	碳青霉烯类	MIC	≤0.5	—	1	≥2	8	耐药（R）
B	亚胺培南 Imipenem	碳青霉烯类	MIC	≤1	—	2	≥4	≥8	耐药（R）
B	美罗培南 Meropenem	碳青霉烯类	MIC	≤1	—	2	≥4	≥8	耐药（R）
B	阿米卡星 Amikacin	氨基糖苷类	MIC	≤16	—	32	≥64	32	中介（I）
B	环丙沙星 Ciprofloxacin	氟喹诺酮类	MIC	≤0.25	—	0.5	≥1	2	耐药（R）
B	左氧氟沙星 Levofloxacin	氟喹诺酮类	MIC	≤0.5	—	1	≥2	2	耐药（R）
C	头孢他啶（注射） Ceftazidime	头孢菌素类	MIC	≤4	—	8	≥16	≥64	耐药（R）
C	氨曲南 Aztreonam	单环内酰胺类	MIC	≤4	—	8	≥16	≥64	耐药（R）
C	四环素 Tetracycline	四环素类	MIC	≤4	—	8	≥16	≥16	耐药（R）
O	哌拉西林 Piperacillin	青霉素类	MIC	≤16	—	32～64	≥128	≥128	耐药（R）
O	替卡西林－克拉维酸 Ticarcillin-Clavulanate	β—内酰胺酶类复合制剂	MIC	≤16/2	—	32/2～64/2	≥128/2	≥128/2	耐药（R）
O	头孢泊肟（口服） Cefpodoxime	头孢菌素类	MIC	≤2	—	4	≥8	≥8	耐药（R）
O	多黏菌素 B Polymyxin B	脂肽类	MIC	—	—	≤2	≥4	2	中介（I）

注：①—药敏分组和折点参考 CLSI M100。A—常规试验并常规报告的药物。B—临床上重要，

针对医院感染控制，可用于常规试验，选择性报告的药物。C—有临床需求或补充的抗菌药物。O—有临床适应证，但一般不用做常规试验和报告的药物。②—剂量依赖性敏感（Susceptible-dose dependent，SDD），指菌株敏感性依赖使用药物的剂量。对于药敏结果（MIC 或抑菌圈直径）在 SDD 范围内的分离株，为使血药浓度达到临床疗效，采用的给药方案剂量应高于常规敏感折点的剂量，常用方式包括较高给药剂量、增加用药频率，或两者兼有。

阴沟肠杆菌复合群天然耐药：

氨苄西林、阿莫西林-克拉维酸、氨苄西林-舒巴坦、头孢唑林、头孢噻吩、头孢西丁、头孢替坦。

局限性：

1. 实验室选择 CarbaNP 试验进行碳青霉烯酶检测，未常规进行酶型检测（mCIM 试验和 eCIM 试验）以鉴别金属 β-内酰胺酶和丝氨酸型碳青霉烯酶，如有需要可及时联系临床微生物实验室。

2. 实验室未开展联合药敏试验，因此无法提供联合药敏结果。

3. 阴沟肠杆菌复合群至少包括 5 个 DNA-DNA 杂交群，由于实验室使用的细菌鉴定数据库不能将其区分，故只能报告复合群。更细致的鉴定需用分子生物学方法，如有需要，可联系临床微生物实验室。

参考建议：

指南中 CRE 治疗多为联合治疗，如多黏菌素或替加环素联合美罗培南或亚胺培南等。除产金属 β-内酰胺酶外，头孢他啶-阿维巴坦对产其他碳青霉烯酶的肠杆菌有效。

标本采集时间　标本接收时间　报告时间　检验者　审核者　检测实验室　联系电话

【扩展信息】

阴沟肠杆菌是肠杆菌属的细菌之一，广泛存在于自然界中，在水、泥土、植物以及人和动物的粪便中均可检出，是肠道正常菌种之一。阴沟肠杆菌也是医院感染中重要的病原菌，引起的感染常累及多系统，包括皮肤软组织、泌尿道、呼吸道以及血液系统等。通常，在临床上阴沟肠杆菌是阴沟肠杆菌复合群的简称，至少包括阴沟肠杆菌阴沟亚种（*E. cloacae subsp. cloacae*）、阴沟肠杆菌溶解亚种（*E. cloacae subsp. dissolvens*）、中间肠杆菌（*E. intermedius*）、阿氏肠杆菌（*E. asburiae*）和神户肠杆菌（*E. kobei*）。临床上区分这些种/亚种比较困难，需要更多的生化和分子生物学试验，如细菌分型或基因测序手段。然而，这些肠杆菌的临床感染、治疗方案和预后等并无太大差异，因此实验室常不必做进一步区分，除非流行病学或医院感染调查需要。目前，MALDI-TOF MS 鉴定也无法准确区分中间肠杆菌、阿氏肠杆菌、神户肠杆菌等，需待质谱数据库丰富和优化。

阴沟肠杆菌各种耐药机制协同作用，造成对多类抗生素耐药。产 β-内酰胺酶是阴沟肠杆菌对 β-内酰胺酶类抗生素耐药的主要机制，包括产 AmpC 酶、产 ESBLs 及产碳青霉烯酶。阴沟肠杆菌产诱导型 AmpC 酶常为染色体介导，优先底物是头孢菌素。AmpC 酶的表达受 amp 复合操纵子调控，由 4 个不连锁基因 *ampC*、*ampR*、*ampD* 和

ampG 组成。其中 *ampC* 是编码 AmpC 酶的结构基因，广泛存在于阴沟肠杆菌染色体上。ampD 编码负性调控 ampC 的细胞质蛋白 AmpD。*ampG* 编码跨膜蛋白 AmpG，AmpG 在 AmpC 酶调控中发挥向细胞质传递诱导信号的作用。ESBLs 是阴沟肠杆菌耐药的另一重要因素。ESBLs 阴沟肠杆菌对 β－内酰胺类抗生素产生耐药的同时可对通过质粒介导的氨基糖苷类、磺胺类、喹诺酮类抗生素耐药，从而导致多重耐药。阴沟肠杆菌往往同时产生 AmpC 酶和 ESBLs，并对第三、四代头孢菌素类抗生素、氨曲南、哌拉西林表现高度耐药。

五、摩根摩根菌　血液

临床微生物检验解释报告

姓名：YQ　性别：女　年龄（岁）：75　病员号：0019122＊

科别：感染科　床号：82　临床诊断：肝功能异常待诊

医生：YG　患者类别：住院

标本编号：180210118＊　标本种类：血液　送检项目：血液培养（需氧＋厌氧）

培养结果：

摩根摩根菌（*Morganella morganii*）生长，报阳时间 16 小时。

培养结果解释：

患者在感染科就诊期间送检 2 套血液培养标本，均报阳，最快报阳时间 16 小时，染色结果均为革兰阴性杆菌，培养结果为摩根摩根菌，MALDI－TOF MS 鉴定分数 2.32。药敏结果显示此菌为多重耐药菌。

摩根菌属可引起菌血症，但比较少见，有多种微生物混合感染者占 40%。

患者 2 套血液培养标本均分离出摩根摩根菌，该菌引起血流感染的可能性大，请结合临床诊断。

一级报告：

革兰阴性杆菌生长，报阳时间 16 小时，鉴定药敏试验进行中。

二级报告：

摩根摩根菌，药敏试验进行中。

三级报告：

摩根摩根菌生长，最终药敏结果及解释见表 5－11。

表 5－11　摩根摩根菌最终药敏结果及解释

分组[①]	抗生素	类别	方法	折点（µg/mL）				检测值（µg/mL）	解释
				S	SDD[②]	I	R		
A	庆大霉素 Gentamicin	氨基糖苷类	MIC	≤4	—	8	≥16	≤1	敏感（S）

分组①	抗生素	类别	方法	折点（µg/mL）				检测值（µg/mL）	解释
				S	SDD②	I	R		
A	妥布霉素 Tobramycin	氨基糖苷类	MIC	≤4	—	8	≥16	≤1	敏感（S）
B	氨苄西林—舒巴坦 Ampicillin-Sulbactam	β—内酰胺酶类复合制剂	MIC	≤8/4	—	16/8	≥32/16	≥32/16	耐药（R）
B	哌拉西林—他唑巴坦 Piperacillin-Tazobactam	β—内酰胺酶类复合制剂	MIC	≤16/4	—	32/4～64/4	≥128/4	≥128/4	耐药（R）
B	头孢噻肟（注射）Cefotaxime	头孢菌素类	MIC	≤1	—	2	≥4	16	耐药（R）
B	头孢曲松（注射）Ceftriaxone	头孢菌素类	MIC	≤1	—	2	≥4	8	耐药（R）
B	头孢吡肟（注射）Cefepime	头孢菌素类	MIC	≤2	4～8	—	≥16	≤1	敏感（S）
B	头孢替坦（注射）Cefotetan	头孢菌素类	MIC	≤16	—	32	≥64	≤4	敏感（S）
B	厄他培南 Ertapenem	碳青霉烯类	MIC	≤0.5	—	1	≥2	0.5	敏感（S）
B	亚胺培南 Imipenem	碳青霉烯类	MIC	≤1	—	2	≥4	≤1	敏感（S）
B	美罗培南 Meropenem	碳青霉烯类	MIC	≤1	—	2	≥4	≤0.25	敏感（S）
B	阿米卡星 Amikacin	氨基糖苷类	MIC	≤16	—	32	≥64	≤2	敏感（S）
B	环丙沙星 Ciprofloxacin	氟喹诺酮类	MIC	≤0.25	—	0.5	≥1	1	耐药（R）
B	左氧氟沙星 Levofloxacin	氟喹诺酮类	MIC	≤0.5	—	1	≥2	≥2	耐药（R）
C	头孢他啶（注射）Ceftazidime	头孢菌素类	MIC	≤4	—	8	≥16	16	耐药（R）
C	氨曲南 Aztreonam	单环内酰胺类	MIC	≤4	—	8	≥16	≤1	敏感（S）
O	哌拉西林 Piperacillin	青霉素类	MIC	≤16	—	32～64	≥128	≥128	耐药（R）
O	替卡西林—克拉维酸 Ticarcillin-Clavulanate	β—内酰胺酶类复合制剂	MIC	≤16/2	—	32/2～64/2	≥128/2	16/2	敏感（S）
O	头孢泊肟（口服）Cefpodoxime	头孢菌素类	MIC	≤2	—	4	≥8	≥8	耐药（R）

注：①—药敏分组和折点参考 CLSI M100。A—常规试验并常规报告的药物。B—临床上重要，但选择性报告的药物。C—有临床需求或补充的抗菌药物。O—有临床适应证，但一般不用做常规试验和报告的药物。②—剂量依赖性敏感（Susceptible-dose dependent，SDD），菌株敏感性依赖使用药物的剂量。对于药敏结果（MIC或抑菌圈直径）在SDD范围内的分离株，为使血药浓度达到临床疗效，采用的给药方案剂量应高于常规敏感折点的剂量，常用方式包括较高给药剂量、增加用药频率，

或两者兼有。

摩根摩根菌天然耐药：

氨苄西林、阿莫西林－克拉维酸、头孢唑林、头孢噻吩、头孢呋辛、替加环素、呋喃妥因、多黏菌素。

参考建议：

对产生诱导型头孢菌素酶和超广谱β－内酰胺酶的菌株，碳青霉烯类被认为是治疗的首选方案。指南中对摩根菌属引起的感染推荐使用亚胺培南、美罗培南或多尼培南，根据肾功能调节用药剂量，严重感染时可联合多黏菌素，菌血症一般治疗 14 天。备选方案为大剂量头孢吡肟。

标本采集时间 标本接收时间 报告时间 检验者 审核者 检测实验室 联系电话

【扩展信息】

摩根菌属（*Morganella*）是兼性厌氧革兰阴性杆菌。摩根摩根菌（*M. morganii*）是摩根菌属代表种，摩根摩根菌又分为两个亚种，分别为摩根亚种（*M. morganii subsp. morganii*）和塞伯尼亚种（*M. morganii subsp. sibonii*），两者对海藻糖的发酵能力不同。

摩根菌属是肠道的正常菌群，广泛分布在自然界中，可引起社区获得性感染，也是医院感染的重要病原菌之一，常导致呼吸道感染、术后感染、败血症、腹泻和可疑的尿路感染等。临床上从尿液标本中分离的摩根菌大多与患者留置的导尿管有关，是否为真正病原菌需要进一步临床辨析。摩根菌肺炎（Morganii-pneumonia）由摩根菌感染所致，与一般急性细菌性肺炎相似。原有肺部疾病亦可继发摩根菌肺炎，表现为呼吸衰竭、心力衰竭或原发病症状加剧、高热、咳痰增多等不典型症状。

六、产碱普罗威登斯菌 尿液

临床微生物检验解释报告

姓名：WH 性别：男 年龄（岁）：31 病员号：0001441 *

科别：泌尿外科 床号：147 临床诊断：尿道骑跨伤

医生：WSD 患者类别：住院

标本编号：1702641 * 标本种类：尿液 送检项目：尿液培养（菌落计数）

培养结果：

产碱普罗威登斯菌（*Providencia alcalifaciens*），菌量>1×10^5 CFU/mL。

培养结果解释：

患者就诊泌尿外科期间送检晨尿，进行尿液培养（菌落计数），培养结果为产碱普罗威登斯菌，MALDI－TOF MS 鉴定分数 2.55，较高。菌量>1×10^5 CFU/mL。通常认为，清洁中段尿标本中单种菌量>1×10⁵CFU/mL可能为感染，需与尿液常规指标结合判断。

普罗威登斯菌主要分离自尿液标本，可引起尿路感染，也与腹泻相关。

患者尿液培养出产碱普罗威登斯菌，且菌量多，请结合尿液常规指标及临床情况综合判断。

药敏结果解释：

产碱普罗威登斯菌药敏结果及解释见表5-12。

表5-12　产碱普罗威登斯菌药敏结果及解释

分组①	抗生素	类别	方法	折点（μg/mL）				检测值（μg/mL）	解释
				S	SDD②	I	R		
A	庆大霉素 Gentamicin	氨基糖苷类	MIC	≤4	—	8	≥16	≤1	敏感（S）
A	妥布霉素 Tobramycin	氨基糖苷类	MIC	≤4	—	8	≥16	≤1	敏感（S）
B	氨苄西林-舒巴坦 Ampicillin-Sulbactam	β-内酰胺酶类复合制剂	MIC	≤8/4	—	16/8	≥32/16	≤8/4	敏感（S）
B	哌拉西林-他唑巴坦 Piperacillin-Tazobactam	β-内酰胺酶类复合制剂	MIC	≤16/4	—	32/4～64/4	≥128/4	≤16/4	敏感（S）
B	头孢呋辛（口服）Cefuroxime	头孢菌素类	MIC	≤4	—	8～16	≥32	≤4	敏感（S）
B	头孢噻肟（注射）Cefotaxime	头孢菌素类	MIC	≤1	—	2	≥4	≤1	敏感（S）
B	头孢曲松（注射）Ceftriaxone	头孢菌素类	MIC	≤1	—	2	≥4	≤1	敏感（S）
B	头孢吡肟（注射）Cefepime	头孢菌素类	MIC	≤2	4～8	—	≥16	≤1	敏感（S）
B	头孢替坦（注射）Cefotetan	头孢菌素类	MIC	≤16	—	32	≥64	≤4	敏感（S）
B	多尼培南 Doripenem	碳青霉烯类	MIC	≤1	—	2	≥4	≤1	敏感（S）
B	厄他培南 Ertapenem	碳青霉烯类	MIC	≤0.5	—	1	≥2	≤0.5	敏感（S）
B	亚胺培南 Imipenem	碳青霉烯类	MIC	≤1	—	2	≥4	≤0.5	敏感（S）
B	美罗培南 Meropenem	碳青霉烯类	MIC	≤1	—	2	≥4	≤0.5	敏感（S）
B	阿米卡星 Amikacin	氨基糖苷类	MIC	≤16	—	32	≥64	≤2	敏感（S）
B	环丙沙星 Ciprofloxacin	氟喹诺酮类	MIC	≤0.25	—	0.5	≥1	0.25	敏感（S）
B	左氧氟沙星 Levofloxacin	氟喹诺酮类	MIC	≤0.5	—	1	2	≤0.12	敏感（S）

分组①	抗生素	类别	方法	折点（μg/mL）				检测值（μg/mL）	解释
				S	SDD②	I	R		
C	头孢他啶（注射）Ceftazidime	头孢菌素类	MIC	≤4	—	8	≥16	≤1	敏感（S）
C	氨曲南 Aztreonam	单环内酰胺类	MIC	≤4	—	8	≥16	≤1	敏感（S）
O	哌拉西林 Piperacillin	青霉素类	MIC	≤16	—	32～64	≥128	≤16	敏感（S）
O	替卡西林－克拉维酸 Ticarcillin-Clavulanate	β－内酰胺酶类复合制剂	MIC	≤16/2	—	32/2～64/2	≥128/2	16/2	敏感（S）
O	头孢泊肟（口服）Cefpodoxime	头孢菌素类	MIC	≤2	—	4	≥8	≤0.5	敏感（S）
O	萘啶酸 Nalidixic acid	喹诺酮类	MIC	≤16	—	—	≥32	4	敏感（S）
O	诺氟沙星 Norflocacin	氟喹诺酮类	MIC	≤4	—	8	≥16	≤0.5	敏感（S）

注：①—药敏分组和折点参考 CLSI M100。A—常规试验并常规报告的药物。B—临床上重要，但选择性报告的药物。C—有临床需求或补充的抗菌药物。O—有临床适应证，但一般不用做常规试验和报告的药物。②—剂量依赖性敏感（Susceptible-dose dependent，SDD），指菌株敏感性依赖使用药物的剂量。对于药敏结果（MIC或抑菌圈直径）在SDD范围内的分离株，为使血药浓度达到临床疗效，采用的给药方案剂量应高于常规敏感折点的剂量，常用方式包括较高给药剂量、增加用药频率，或两者兼有。

产碱普罗威登斯菌天然耐药：

氨苄西林、阿莫西林－克拉维酸、头孢唑林、头孢噻吩、四环素类、替加环素、呋喃妥因、多黏菌素B。

局限性：

实验室常难以确定尿液标本的临床取材方式，如是否为患者自行排尿或导尿取材，或在取材时有无污染。

参考建议：

尿液标本采集后需立即送检，未立即送检会加重尿液标本污染。常规单纯性尿路感染的诊断至少应具有一项尿液分析结果异常，如白细胞酯酶＋、亚硝酸盐＋或微生物学异常。

指南中肠杆菌科细菌性尿道感染治疗首选环丙沙星、左氧氟沙星、哌拉西林－他唑巴坦、头孢曲松（怀疑产ESBLs或严重疾病时不能使用）、美罗培南或阿米卡星。尿路感染疗程通常为7天或退烧后3～5天。

标本采集时间 标本接收时间 报告时间 检验者 审核者 检测实验室 联系电话

【扩展信息】

普罗威登斯菌为革兰阴性杆菌。菌体形态和生化反应特征与变形杆菌近似，但菌落无迁徙生长现象，过去归于变形杆菌（Proteeae），1984年独立成属。普罗威登斯菌属（Providencia）有5个种：产碱普罗威登斯菌（P. alcalifaciens）、斯氏普罗威登斯菌（P. stuartii）、雷氏普罗威登斯菌（P. rettgeri）、拉氏普罗威登斯菌（P. rustigianii）、海氏普罗威登斯菌（P. heimbachae）。种间鉴别较为复杂，产碱普罗威登斯菌尿素试验和蕈糖试验均阴性，侧金盏花醇试验阳性。斯氏普罗威登斯菌尿素试验可变，蕈糖试验阳性，侧金盏花醇试验阴性。雷氏普罗威登斯菌尿素试验和侧金盏花醇试验均阳性，蕈糖试验阴性。普罗威登斯菌为肠道正常菌群，在一定条件下能引起烧伤感染、创伤感染与尿路感染等，也是医源性感染的重要条件致病菌。该菌一般分离于腹泻大便、尿道、伤口、烧伤和菌血症标本。调查显示，普罗威登斯菌感染主要发生于养老院，女性和老年人（平均年龄70岁）感染风险较高。

七、奇异变形杆菌 尿液

临床微生物检验解释报告

姓名：XHQ 性别：女 年龄（岁）：43 病员号：0017871 *

科别：肾脏内科 床号：72 临床诊断：尿路感染

医生：YXX 患者类别：住院

标本编号：170530103 * 标本种类：尿液 送检项目：尿液培养（菌落计数）

培养结果：

奇异变形杆菌（Proteus mirabilis），迁徙生长。

培养结果解释：

患者就诊于肾脏内科期间送检晨尿进行尿液培养（菌落计数），24小时后培养结果经 MALDI-TOF MS 鉴定为奇异变形杆菌，鉴定分数2.52，较高。奇异变形杆菌运动活泼，菌落呈迁徙生长，血琼脂平板上无法计数（附录图68）。

奇异变形杆菌为变形杆菌属细菌，10%的非复杂型尿路感染可由该属细菌引起。

奇异变形杆菌血琼脂平板上无法计数，请结合尿液常规指标和临床情况综合判断。

药敏结果解释：

奇异变形杆菌耐药表型见表5-13，最终药敏结果及解释见表5-14。

表5-13 奇异变形杆菌耐药表型

检测试验	检测结果	解释
ESBLs[①]	Neg	阴性

注：①—ESBLs检测为超广谱β-内酰胺酶筛查试验，阴性代表该菌株未产超广谱β-内酰胺酶。

表 5-14 奇异变形杆菌最终药敏结果及解释

分组①	抗生素	类别	方法	折点（μg/mL） S	SDD②	I	R	检测值（μg/mL）	解释
A	庆大霉素 Gentamicin	氨基糖苷类	MIC	≤4	—	8	≥16	≤1	敏感（S）
A	妥布霉素 Tobramycin	氨基糖苷类	MIC	≤4	—	8	≥16	≤1	敏感（S）
B	氨苄西林-舒巴坦 Ampicillin-Sulbactam	β-内酰胺酶类复合制剂	MIC	≤8/4	—	16/8	≥32/16	≤8/4	敏感（S）
B	哌拉西林-他唑巴坦 Piperacillin-Tazobactam	β-内酰胺酶类复合制剂	MIC	≤16/4	—	32/4~64/4	≥128/4	16/4	敏感（S）
B	头孢噻肟（注射） Cefotaxime	头孢菌素类	MIC	≤1	—	2	≥4	4	耐药（R）
B	头孢曲松（注射） Ceftriaxone	头孢菌素类	MIC	≤1	—	2	≥4	4	耐药（R）
B	头孢吡肟（注射） Cefepime	头孢菌素类	MIC	≤2	4~8	—	≥16	≤1	敏感（S）
B	头孢替坦（注射） Cefotetan	头孢菌素类	MIC	≤16	—	32	≥64	≤4	敏感（S）
B	多尼培南 Doripenem	碳青霉烯类	MIC	≤1	—	2	≥4	≤1	敏感（S）
B	厄他培南 Ertapenem	碳青霉烯类	MIC	≤0.5	—	1	≥2	≤0.5	敏感（S）
B	亚胺培南 Imipenem	碳青霉烯类	MIC	≤1	—	2	≥4	0.5	敏感（S）
B	美罗培南 Meropenem	碳青霉烯类	MIC	≤1	—	2	≥4	≤0.25	敏感（S）
B	阿米卡星 Amikacin	氨基糖苷类	MIC	≤16	—	32	≥64	≤2	敏感（S）
B	环丙沙星 Ciprofloxacin	氟喹诺酮类	MIC	≤0.25	—	0.5	≥1	2	耐药（R）
B	左氧氟沙星 Levofloxacin	氟喹诺酮类	MIC	≤0.5	—	1	≥2	2	耐药（R）
C	头孢他啶（注射） Ceftazidime	头孢菌素类	MIC	≤4	—	8	≥16	2	敏感（S）
C	氨曲南 Aztreonam	单环内酰胺类	MIC	≤4	—	8	≥16	8	中介（I）
O	哌拉西林 Piperacillin	青霉素类	MIC	≤16	—	32~64	≥128	≥128	耐药（R）
O	阿莫西林-克拉维酸 Amoxicillin-Clavulanate	β-内酰胺酶类复合制剂	MIC	≤8/4	—	16/8	≥32/16	≤8/4	敏感（S）
O	替卡西林-克拉维酸 Ticarcillin-Clavulanate	β-内酰胺酶类复合制剂	MIC	≤16/2	—	32/2~64/2	≥128/2	32/2	中介（I）

分组①	抗生素	类别	方法	折点（µg/mL）				检测值（µg/mL）	解释
				S	SDD②	I	R		
O	头孢泊肟（口服）Cefpodoxime	头孢菌素类	MIC	≤2	—	4	≥8	4	中介（I）
O	萘啶酸 Nalidixic acid	喹诺酮类	MIC	≤16	—	—	≥32	≥32	耐药（R）
O	诺氟沙星 Norflocacin	氟喹诺酮类	MIC	≤4	—	8	≥16	≥16	耐药（R）

注：①—药敏分组和折点参考 CLSI M100。A—常规试验并常规报告的药物。B—临床上重要，但选择性报告的药物。C—有临床需求或补充的抗菌药物。O—有临床适应证，但一般不用做常规试验和报告的药物。②—剂量依赖性敏感（Susceptible-dose dependent，SDD），指菌株敏感性依赖使用药物的剂量。对于药敏结果（MIC 或抑菌圈直径）在 SDD 范围内的分离株，为使血药浓度达到临床疗效，采用的给药方案剂量应高于常规敏感折点的剂量，常用方式包括较高给药剂量、增加用药频率，或两者兼有。

奇异变形杆菌天然耐药：

四环素类、替加环素、呋喃妥因、多黏菌素 B。

局限性：

奇异变形杆菌血琼脂平板培养物迁徙生长，无法评估细菌生长量。

参考建议：

指南对奇异变形杆菌感染的治疗推荐采用氨苄西林、头孢呋辛、环丙沙星或左氧氟沙星。

标本采集时间 标本接收时间 报告时间 检验者 审核者 检测实验室 联系电话

【扩展信息】

变形杆菌为需氧革兰阴性杆菌，能分解尿素，周身鞭毛，动力强。在血琼脂平板上生长良好，培养 24 小时迁徙生长，在麦康凯或伊红亚甲蓝琼脂平板上形成不发酵乳糖菌落，在 SS 琼脂平板上常为有黑色中心的菌落。变形杆菌在自然界分布广泛，土壤、污水和垃圾中可分离，亦可寄生于人和动物肠道，留取临床标本时，易引起污染。

变形杆菌属（Proteus）包括 5 个种，即普通变形杆菌（P. vulgars）、奇异变形杆菌（P. mirabilis）、产粘变形杆菌（P. myxofacien）、潘氏变形杆菌（P. permeri）和豪氏变形杆菌（P. hauseri）。变形杆菌属菌体 O 抗原和鞭毛 H 抗原是分型依据。O 抗原和 H 抗原在本属不同种间有交叉，O 抗原与大肠埃希菌、沙门菌 O 抗原间也有交叉。普通变形杆菌 X19、X2 和 Xk 三个菌株的 O 抗原与斑疹伤寒立克次体的脂多糖为相似抗原，在两者之间存在相似的抗原决定簇。利用普通变形杆菌 OX19、OX2 和 OXk 代替立克次体作为抗原，与患者血清中立克次体抗体进行凝集试验，可以辅助诊断立克次体病，称为外斐试验（Weil-Felix test）。

变形杆菌常引起烧伤后感染、肺部感染、胃肠道内感染、泌尿系感染以及败血症。

该菌是烧伤感染的常见致病菌，烧伤创面分泌物的检出率仅次于铜绿假单胞菌。在肺部感染患者中，有经呼吸通气设备、雾化吸入等引起感染的报道。变形杆菌肠毒素是引起食物中毒的原因之一，可引起婴幼儿夏季腹泻。临床表现为胃肠炎或过敏性反应。进食可疑食物，共食者集体发病，粪便培养和可疑食物检出变形杆菌可以给予提示。变形杆菌亦可引起泌尿系感染，与尿路结石有一定关系。尿路梗阻、机体免疫力下降、经泌尿生殖道器械检查或导尿时，定植的变形杆菌沿尿道上行引起感染。临床表现为尿频、尿急、尿痛、发热等泌尿系感染常见症状。尿液培养和尿液常规检查有助于寻找致病菌，明确诊断。病情严重时，变形杆菌可经胆道、泌尿道或感染的皮肤创面侵入血流，患者出现发热、白细胞数增高、肝脾大、肝肾功能损害等，严重者可发生感染性休克。变形杆菌常与其他革兰阴性杆菌一起引起混合感染。

尿路感染常由患者自身的定植菌上行到膀胱所致，为内源性感染。健康个体膀胱内尿液是无菌的。经尿道排出的尿液，受到外尿道定植菌群污染。因此，尿液培养作为判断尿路感染的实验室指标之一，必须进行菌落计数。健康情况下，尿道排出的清洁中段尿菌量一般不超过 1×10^3 CFU/mL。患有泌尿系感染时，尿液中菌量通常高于 1×10^5 CFU/mL。因此，常以 1×10^5 CFU/mL 为界值，结合尿液常规指标、感染相关指标以及患者临床表现作出综合判断。

八、伤寒沙门菌　血液

临床微生物检验解释报告

姓名：LZQ　性别：男　年龄（岁）：66　病员号：0008532＊

科别：肝脏外科　床号：9　临床诊断：肝癌切除术后复发

医生：WX　患者类别：住院

标本编号：170726307＊　标本种类：血液　送检项目：血液培养（需氧＋厌氧）

培养结果：

伤寒沙门菌（*Salmonella typhi*）生长，报阳时间 13 小时。

培养结果解释：

患者因"乙肝 30 年，右肝癌切除术后 3$^+$ 年，AFP 增加 4$^+$ 月"入院肝脏外科，就诊期间送检 2 套血液培养标本，均报阳，最快报阳时间 13 小时，染色结果均为革兰阴性杆菌，培养结果为沙门菌属，MALDI－TOF MS 鉴定分数 2.42，较高。沙门菌血清凝集试验结果为伤寒沙门菌。

伤寒沙门菌仅定植于人体，主要经粪－口途径传播，通过污染的水或食物引起消化道传播，严重时可引起菌血症。感染病死率较高，约 15％。

该患者从 2 套血液培养标本中分离出伤寒沙门菌，菌血症的可能性大。

一级报告：

革兰阴性杆菌生长，报阳时间 13 小时，鉴定药敏试验进行中。

二级报告：

沙门菌属，药敏试验进行中。

三级报告：

伤寒沙门菌生长，最终药敏结果及解释见表5-15。

表5-15 伤寒沙门菌最终药敏结果及解释

分组[①]	抗生素	类别	方法	折点（μg/mL）				检测值（μg/mL）	解释
				S	SDD[②]	I	R		
A	氨苄西林 Ampicillin	青霉素类	MIC	≤8	—	16	≥32	≤2	敏感（S）
B	氨苄西林－舒巴坦 Ampicillin-Sulbactam	β－内酰胺酶类复合制剂	MIC	≤8/4	—	16/8	≥32/16	≤8/4	敏感（S）
B	哌拉西林－他唑巴坦 Piperacillin-Tazobactam	β－内酰胺酶类复合制剂	MIC	≤16/4	—	32/4～64/4	≥128/4	≤16/4	敏感（S）
B	头孢噻肟（注射） Cefotaxime	头孢菌素类	MIC	≤1	—	2	≥4	≤1	敏感（S）
B	头孢曲松（注射） Ceftriaxone	头孢菌素类	MIC	≤1	—	2	≥4	≤1	敏感（S）
B	头孢吡肟（注射） Cefepime	头孢菌素类	MIC	≤2	4～8	—	≥16	≤1	敏感（S）
B	多尼培南 Doripenem	碳青霉烯类	MIC	≤1	—	2	≥4	≤0.12	敏感（S）
B	厄他培南 Ertapenem	碳青霉烯类	MIC	≤0.5	—	1	≥2	≤0.5	敏感（S）
B	亚胺培南 Imipenem	碳青霉烯类	MIC	≤1	—	2	≥4	≤0.25	敏感（S）
B	美罗培南 Meropenem	碳青霉烯类	MIC	≤1	—	2	≥4	≤0.25	敏感（S）
B	环丙沙星 Ciprofloxacin	氟喹诺酮类	MIC	≤0.06	—	0.12～0.5	≥1	0.5	中介（I）
B	左氧氟沙星 Levofloxacin	氟喹诺酮类	MIC	≤0.12	—	0.25～1	≥2	1	中介（I）
C	头孢他啶（注射） Ceftazidime	头孢菌素类	MIC	≤4	—	8	≥16	≤1	敏感（S）
C	氨曲南 Aztreonam	单环内酰胺类	MIC	≤4	—	8	≥16	≤1	敏感（S）
C	四环素 Tetracycline	四环素类	MIC	≤4	—	8	≥16	≤1	敏感（S）
U	呋喃妥因 Nitrofurantoin	硝基呋喃类	MIC	≤16	—	32～64	≥128	128	耐药（R）
O	哌拉西林 Piperacillin	青霉素类	MIC	≤16	—	32～64	≥128	≤4	敏感（S）
O	阿莫西林－克拉维酸 Amoxicillin-Clavulanate	β－内酰胺酶类复合制剂	MIC	≤8/4	—	16/8	≥32/16	≤8/4	敏感（S）

分组①	抗生素	类别	方法	折点（μg/mL）				检测值（μg/mL）	解释
				S	SDD②	I	R		
O	替卡西林—克拉维酸 Ticarcillin-Clavulanate	β—内酰胺酶类复合制剂	MIC	≤16/2	—	32/2～64/2	≥128/2	≤16/2	敏感（S）
O	头孢泊肟（口服） Cefpodoxime	头孢菌素类	MIC	≤2	—	4	≥8	≤0.25	敏感（S）

注：①—药敏分组和折点参考CLSI M100。A—常规试验并常规报告的药物。B—临床上重要，但选择性报告的药物。C—有临床需求或补充的抗菌药物。U—仅用于或主要用于治疗泌尿道感染（UTIs）的药物。O—有临床适应证，但一般不用做常规试验和报告的药物。②—剂量依赖性敏感（Susceptible-dose dependent，SDD），指菌株敏感性依赖使用药物的剂量。对于药敏结果（MIC或抑菌圈直径）在SDD范围内的分离株，为使血药浓度达到临床疗效，采用的给药方案剂量应高于常规敏感折点的剂量，常用方式包括较高给药剂量、增加用药频率，或两者兼有。

局限性：

MALDI—TOF MS对沙门菌鉴定不准确，需增加沙门菌血清凝集试验鉴定，甚至基因测序鉴定。

参考建议：

指南中指出伤寒沙门菌感染可选药物包括环丙沙星（敏感时）、头孢曲松或头孢噻肟、头孢克肟、阿奇霉素或氯霉素。菌血症疗程为7～14天。

标本采集时间 标本接收时间 报告时间 检验者 审核者 检测实验室 联系电话

【扩展信息】

沙门菌属（Salmonella）为无芽孢、无荚膜的革兰阴性杆菌，除鸡沙门菌外均有周鞭毛，能运动，多数有菌毛。其营养要求不高，能在普通琼脂培养基上生长，在液体培养基中均匀混浊。粪便培养时，沙门菌在SS琼脂平板和EMB琼脂平板上可形成直径2～4mm的透明或半透明菌落，产H_2S者在SS琼脂平板上形成黑色中心菌落。依此可与其他常见肠杆菌，如大肠埃希菌、志贺菌等区别（附录图69、图70）。

沙门菌致病因子包括侵袭力、内毒素和肠毒素3种。临床上可引起食物中毒、肠热症、菌血症或败血症等。引起食物中毒的沙门菌以鼠伤寒沙门菌、肠炎沙门菌、乙型及丙型副伤寒沙门菌常见。肠热症是指由伤寒沙门菌与副伤寒沙门菌所引起的慢性发热症状，属法定传染病。沙门菌属的准确鉴定较为困难，目前，自动化细菌鉴定仪和MALDI—TOF MS都不能满足沙门菌分群分型的鉴定要求，需增加生化反应和血清凝集试验等。沙门菌属和志贺菌属对第一代和第二代头孢菌素及头霉素可能在体外表现出活性，但临床无效，不应被报告敏感。

沙门菌抗原主要由O抗原和H抗原组成。部分菌株有类似大肠埃希菌K抗原的表面抗原，与细菌毒力有关，称Vi抗原。O抗原、Vi抗原和H抗原是沙门菌分群定型的依据。O抗原即菌体抗原，具有耐热性。H抗原为鞭毛抗原，为不稳定蛋白质抗原，加热或用乙醇处理会被破坏。H抗原有两个相，第一相为特异相，第二相为沙门菌共有的非特异相。Vi 抗原有抗吞噬及保护菌体免受相应补体溶菌的作用，该抗原存在时可干扰 O 抗原与相应抗体发生凝集反应，因此通常经 60℃ 30 分钟加热破坏后再进行 O 抗原凝集试验。沙门菌血清分型通常采用 O 抗原—Vi 抗原—H 抗原第一相和 H 抗原第二相的顺序进行凝集。首先用 A~F 多价 O 抗血清对沙门菌进行群鉴定，95％ 以上的沙门菌可对此多价血清有凝集反应。其次用每个 O 抗血清群的单价因子以及 Vi 抗血清进行定群。再利用 H 抗血清检测第一相和第二相 H 抗原构成。最后综合 O 抗原、Vi 抗原和 H 抗原的检查结果对沙门菌血清型进行判断。

九、小肠结肠炎耶尔森菌　尿液

临床微生物检验解释报告

姓名：XKB　性别：女　年龄（岁）：73　病员号：0007891＊

科别：骨科　床号：6　临床诊断：双膝骨关节炎

医生：PXX　患者类别：住院

标本编号：1201994＊　标本种类：尿液 送检项目：尿液培养（菌落计数）

培养结果：

小肠结肠炎耶尔森菌（*Yersinia enterocolitica*），菌量 $>1\times10^5$ CFU/mL。

培养结果解释：

患者送检尿液培养标本阳性，菌量 $>1\times10^5$ CFU/mL。MALDI－TOF MS 鉴定结果为小肠结肠炎耶尔森菌，鉴定分数 2.17，较高。

小肠结肠炎耶尔森菌（摄入污染的食物或水）常引起肠胃炎（多为自限性）。引起其他疾病少见，但自身免疫性疾病患者中偶见其感染报道。

患者女性，因双膝骨关节炎入院。实验室检查报告显示，患者类风湿因子（Rheumatoid factor，RF）检测阳性，组织相容性抗原 HLA－B27 阳性，提示患者患有自身免疫性疾病。携带 *HLA－B27* 等位基因及免疫性疾病患者感染小肠结肠炎耶尔森菌风险增加。

患者尿液培养中分离的小肠结肠炎耶尔森菌菌量 $>1\times10^5$ CFU/mL，结合患者尿液常规指标和临床情况，可考虑小肠结肠炎耶尔森菌感染，且可能与患者关节炎相关。

细菌形态：

见附录图 71、图 72。

药敏结果解释：

小肠结肠炎耶尔森菌药敏结果及解释见表 5－16。

表 5-16　小肠结肠炎耶尔森菌药敏结果及解释

分组①	抗生素	类别	方法	折点（µg/mL）			检测值（µg/mL）	解释
				S	I	R		
A	庆大霉素 Gentamicin	氨基糖苷类	MIC	≤4	8	≥16	≤1	敏感（S）
A	妥布霉素 Tobramycin	氨基糖苷类	MIC	≤4	8	≥16	4	敏感（S）
B	头孢噻肟（注射） Cefotaxime	头孢菌素类	MIC	≤1	2	≥4	≥32	耐药（R）
B	头孢曲松（注射） Ceftriaxone	头孢菌素类	MIC	≤1	2	≥4	≥32	耐药（R）
B	厄他培南 Ertapenem	碳青霉烯类	MIC	≤0.5	1	≥2	0.5	敏感（S）
B	亚胺培南 Imipenem	碳青霉烯类	MIC	≤1	2	≥4	≤0.25	敏感（S）
B	美罗培南 Meropenem	碳青霉烯类	MIC	≤1	2	≥4	≤0.25	敏感（S）
B	阿米卡星 Amikacin	氨基糖苷类	MIC	≤16	32	≥64	≤16	敏感（S）
B	环丙沙星 Ciprofloxacin	氟喹诺酮类	MIC	≤0.25	0.5	≥1	≤0.25	敏感（S）
B	左氧氟沙星 Levofloxacin	氟喹诺酮类	MIC	≤0.5	1	≥2	≤0.25	敏感（S）
B	甲氧苄啶—磺胺甲噁唑 Trimethoprim-Sulfamethoxazole	叶酸代谢途径抑制剂	MIC	≤2/38	—	≥4/76	≤2/38	敏感（S）
C	四环素 Tetracycline	四环素类	MIC	≤4	8	≥16	4	敏感（S）

注：①—药敏分组和折点参考 CLSI M100。A—常规试验并常规报告的药物。B—临床上重要，但选择性报告的药物。C—有临床需求或补充的抗菌药物。

参考建议：

通常小肠结肠炎耶尔森菌引起的胃肠炎具有自限性，无需治疗。全身性感染患者，尤其是免疫抑制患者则必须治疗。治疗方案包括甲氧苄啶－磺胺甲噁唑、庆大霉素、氟喹诺酮类或多西环素等。小肠结肠炎耶尔森菌感染时，30％患者出现 Reiter 综合征（与小肠结肠炎耶尔森菌感染相关的结膜炎、尿道炎和关节炎），在腹泻后 2～30 天发病，HLA-B27 阳性为风险因素。66％的患者症状持续时间超过 1 个月。

标本采集时间 标本接收时间 报告时间 检验者 审核者 检测实验室 联系电话

【扩展信息】

小肠结肠炎耶尔森菌为耶尔森氏菌属（*Yersinia*）细菌，最适分离培养温度为 20～28℃。小肠结肠炎耶尔森菌引起不同类型感染，采集标本不同，包括血液、尿液、粪便等。部分小肠结肠炎耶尔森菌抗原与人体组织有共同抗原决定簇，可刺激机体产生自身抗体，引起自身免疫性疾病。特别是对于组织相容性抗原 HLA－B27 阳性的患者，该菌感染可引起腹泻并伴反应性关节炎。小肠结肠炎耶尔森菌、感染、自身免疫性疾病三者互为因果，携带 HLA－B27 等位基因及免疫性疾病患者感染该菌风险增加。小肠结肠炎耶尔森菌毒力株感染后，机体产生 Yops IgM 抗体。Yops IgM 抗体阳性在小肠结肠炎耶尔森菌引起的急性感染中具有诊断意义，特异性达 97%。Yops IgA、Yops IgG 抗体也可用于辅助诊断感染后发生的自身免疫性疾病，如反应性关节炎、结节性红斑、桥本甲状腺炎。PCR 或菌落斑点杂交法可检测小肠结肠炎耶尔森菌定位在染色体、质粒上的毒力基因。小肠结肠炎耶尔森菌可产生 A 类和 C 类 β－内酰胺酶，对青霉素、头孢菌素产生耐药性。除非已知敏感，对患者应避免使用头孢菌素治疗该菌感染。

（邓杰伦）

第六章　非发酵菌

非发酵菌是一类不能以发酵形式利用糖类的需氧或兼性厌氧革兰阴性杆菌，广泛存在于自然界水体、土壤和空气中，多数菌种是人体皮肤表面正常菌群。非发酵菌在临床标本中检出率较高，在医院感染患者标本中占很大比例。临床分离的非发酵菌中以铜绿假单胞菌（*Pseudomonas aeruginosa*）和鲍曼不动杆菌（*Acinetobacter baumannii*）为主，分别约占 35% 和 32%。其次是荧光假单胞菌（*Pseudomonas fluorescens*）、施氏假单胞菌（*Pseudomonas stutzeri*）、洛菲不动杆菌（*Acinetobacter lwoffii*）、嗜麦芽窄食单胞菌（*Stenotrophomonas maltophilia*）、洋葱伯克霍尔德菌复合群（*Burkholderia cepacia* complex）等。木糖氧化无色杆菌（*Achromobacter xylosoxidans*）、粪产碱杆菌（*Alcaligenes faecalis*）、金黄杆菌属（*Chryseobacterium*）、脑膜脓毒伊丽莎白菌（*Elizabethkingia meningoseptica*）、解甘露醇罗尔斯顿菌（*Ralstonia mannitolilytica*）、奥斯陆莫拉菌（*Moraxella osloensis*）的检出率有增加趋势。

非发酵菌作为条件致病菌，可在人体多部位定植，甄别是有菌部位分离的条件致病菌引起感染还是定植非常困难。标本细菌学涂片可在一定程度上辅助判断。无菌部位分离出该类细菌，排除污染后，可诊断感染。非发酵菌中铜绿假单胞菌具有明确的毒力因子，包括绿脓菌素、弹性蛋白酶、蛋白水解酶等，并具有诱导耐药和形成生物膜的能力。鲍曼不动杆菌毒力不强，但其获得性耐药能力强，常形成多重耐药株。多重耐药的铜绿假单胞菌和鲍曼不动杆菌引起菌血症、呼吸机相关性肺炎等疾病，死亡率高。非发酵菌感染因素包括细菌分离部位、患者疾病类型、自身免疫情况、医疗操作、抗生素使用等，医生需结合临床情况进行诊治。

非发酵菌常有天然耐药情况，而临床大量使用抗菌药物导致获得性耐药增加。各地区抗菌药物应用的品种和数量不同，因此各地非发酵菌耐药率也有差异。非发酵菌的耐药原因主要包括：①主动外排机制降低细菌体内抗生素浓度；②产生灭活抗菌药物的酶类，如 β-内酰胺酶、金属酶等；③外膜蛋白的改变，使抗生素进入细菌的通道减少或缺失；④形成生物膜，阻挡药物进入细菌细胞内。

非发酵菌是医院感染中重要的病原菌，非发酵菌引发医院感染事件时有发生。加强对非发酵菌感染的控制和耐药性监测、管控抗生素使用、阻断传染途径、研究致病机制及耐药机制、开发新型消毒剂和抗菌药物、严格落实医院感染控制制度等，是减少非发酵菌医院感染的主要途径。

一、铜绿假单胞菌 痰液

临床微生物检验解释报告

姓名：LYH 性别：女 年龄（岁）：76 病员号：0018267＊

科别：呼吸科 床号：33 临床诊断：脓毒症休克

医生：YX 患者类别：住院

标本编号：1801131＊ 标本种类：痰液 送检项目：痰液培养

培养及涂片结果：

铜绿假单胞菌（*Pseudomonas aeruginosa*）混丛，较多。

痰涂片革兰染色镜检结果显示，上皮细胞<10 个/LP，白细胞>25 个/LP，标本合格。可见白细胞吞噬菌体，说明该菌与感染相关性高（附录图 73）。

培养结果解释：

患者在呼吸科就诊期间送检痰标本 3 份，镜检标本合格，镜下见较多革兰阴性杆菌，并有多形核细胞吞噬菌体现象（附录图 73）。培养见黄绿色有金属光泽菌落，MALDI-TOF MS 鉴定为铜绿假单胞菌，鉴定分数 2.1，较高。

铜绿假单胞菌常引起呼吸道感染，包括肺炎及肺部脓肿。

患者合格痰标本中分离出铜绿假单胞菌，并与白细胞相关性高，其临床意义需根据临床症状和其他检查指标进行综合判断。

药敏结果解释：

铜绿假单胞菌药敏结果及解释见表 6-1。

表 6-1 铜绿假单胞菌药敏结果及解释

分组①	抗生素	类别	方法	折点（μg/mL）			检测值（μg/mL）	解释
				S	I	R		
A	哌拉西林—他唑巴坦 Piperacillin-Tazobactam	β—内酰胺酶类复合制剂	MIC	≤16/4	32/4～64/4	≥128/4	16/4	敏感（S）
A	头孢他啶（注射）Ceftazidime	头孢菌素类	MIC	≤8	16	≥32	4	敏感（S）
A	庆大霉素 Gentamicin	氨基糖苷类	MIC	≤4	8	≥16	≤1	敏感（S）
A	妥布霉素 Tobramycin	氨基糖苷类	MIC	≤4	8	≥16	≤1	敏感（S）
B	头孢吡肟（注射）Cefepime	头孢菌素类	MIC	≤8	16	≥32	8	敏感（S）
B	氨曲南 Aztreonam	单环内酰胺类	MIC	≤8	16	≥32	≥64	耐药（R）

分组①	抗生素	类别	方法	折点（μg/mL） S	折点（μg/mL） I	折点（μg/mL） R	检测值（μg/mL）	解释
B	多尼培南 Doripenem	碳青霉烯类	MIC	≤2	4	≥8	≤0.12	敏感（S）
B	美罗培南 Meropenem	碳青霉烯类	MIC	≤2	4	≥8	≤0.25	敏感（S）
B	亚胺培南 Imipenem	碳青霉烯类	MIC	≤2	4	≥8	≤0.25	敏感（S）
B	阿米卡星 Amikacin	氨基糖苷类	MIC	≤16	32	≥64	≤2	敏感（S）
B	环丙沙星 Ciprofloxacin	氟喹诺酮类	MIC	≤0.5	1	≥2	≤0.25	敏感（S）
B	左氧氟沙星 Levofloxacin	氟喹诺酮类	MIC	≤1	2	≥4	1	敏感（S）
O	哌拉西林 Piperacillin	青霉素类	MIC	≤16	32～64	≥128	32	中介（I）
O	替卡西林－克拉维酸 Ticarcillin-Clavulanate	β—内酰胺酶类复合制剂	MIC	≤16/2	32/2～64/2	≥128/2	≥128/2	耐药（R）

注：①—药敏分组和折点参考 CLSI M100。A—常规试验并常规报告的药物。B—临床上重要，但选择性报告的药物。O—有临床适应证，但一般不用做常规试验和报告的药物。

铜绿假单胞菌天然耐药：

氨苄西林、阿莫西林、氨苄西林－舒巴坦、阿莫西林－克拉维酸、头孢噻肟、头孢曲松、厄他培南、四环素类、替加环素、甲氧苄啶－磺胺甲噁唑、氯霉素。

局限性：

通常痰标本中培养出的铜绿假单胞菌难以区分定植或感染。如痰涂片见多形核细胞吞噬，可大幅提高感染的可能性，但仍需结合临床表现判断。

参考建议：

在中性粒细胞减少患者、囊性纤维化患者和经历机械通气操作的患者中，铜绿假单胞菌引起的感染增多。

通常氨基糖苷类单药治疗铜绿假单胞菌感染的预后差，死亡率高。大多数对已知药物敏感的铜绿假单胞菌，可使用除氨基糖苷类外的单药治疗。

指南指出，对体外药敏结果不耐药的铜绿假单胞菌，可使用抗假单胞菌活性的青霉素类（如哌拉西林－他唑巴坦）、抗假单胞活性的三代头孢菌素（如头孢他啶）、亚胺培南、美罗培南、环丙沙星或氨曲南。不建议多尼培南用于治疗肺部感染。

标本采集时间 标本接收时间 报告时间 检验者 审核者 检测实验室 联系电话

【扩展信息】

铜绿假单胞菌属于假单胞菌属（*Pseudomonas*），是临床常见的条件致病菌。该菌可在不同环境和宽泛的温度范围内生存，对营养要求不高。采用标准的采集、转运和保存技术运送到实验室的标本容易分离出该菌。实验室条件下，菌落生长快速，兼性厌氧，形态多样，包括黏液型铜绿假单胞菌、非黏液型铜绿假单胞菌和小菌落变异型铜绿假单胞菌（附录图 74、图 75）。其中黏液型铜绿假单胞菌由于产生生物膜，耐药性相对于普通形态菌株而言更高。细菌从非黏液型到黏液型的转化通常预示着毒力和耐药性增强，造成患者肺部功能下降且可能预后不良。黏液型铜绿假单胞菌多见于痰标本中，实验室涂片镜检和培养能够识别此形态细菌，并给予临床提示（附录图 76、图 77）。黏液型细菌感染时，临床可适当增加送检频率，在可能的情况下减少抗生素使用，恢复细菌对抗生素的敏感性。

铜绿假单胞菌在伤口和黏膜表面、重症监护和使用广谱抗生素治疗的患者口咽部以及接受机械通气患者的气管插管或气道中定植。感染风险包括中性粒细胞减少、糖尿病、皮肤烧伤、囊性纤维化和 HIV/AIDS。感染类型包括呼吸机相关性肺炎、囊性纤维化患者继发感染（欧美地区多见，亚洲少见）、烧伤创面感染、慢性伤口或糖尿病足感染、毛囊炎、外耳炎、感染性角膜炎，偶见引起脑膜炎（通常为住院或外科手术后）、新生儿脓毒症、静脉吸毒者的感染性心内膜炎、复杂性尿路感染等。铜绿假单胞菌是重要的医院感染病原菌，引起的医院感染通常与医疗操作有关。医院感染风险较高的患者包括急性白血病诱导化疗或骨髓移植的受体/供体、接受气管插管或气管切开等机械通气操作的患者、烧伤创面感染（多在烧伤一周后出现）和慢性伤口感染患者等。此外，肺功能测定、雾化或清洁气道时的气溶胶传播也是引起铜绿假单胞菌医院感染的因素。感染患者隔离、使用一次性器具、医护人员及访客及时进行手卫生、床单元终末消毒等感染控制措施可帮助阻止医院感染的发生。

铜绿假单胞菌对很多抗生素天然耐药，且获得性耐药能力强。获得性耐药机制主要为染色体位点突变或从其他耐药菌获得质粒、转座子、整合子所携带的耐药基因。耐药表现包括高产 AmpC 酶、OprD 孔蛋白缺失、氟喹诺酮类抗生素高水平耐药等。铜绿假单胞菌多重耐药主要由多种耐药机制共同发挥作用。铜绿假单胞菌的另一个重要特点为适应性耐药，即在环境诱导物存在的情况下才会表现出来的耐药。目前认为诱导因素包括抗生素、氧化应激、厌氧环境、阳离子和碳源，这些因素可调控多种基因表达，造成耐药。有时适应性耐药并不需要遗传物质的改变，而是通过细菌调控网络发挥耐药功能。诱导因素消失后，如抗生素暴露停止、调控网络被关闭，菌株恢复敏感。

铜绿假单胞菌感染治疗较为棘手，药敏结果可作为用药指导。对体外敏感的药物，单药治疗足够。肺部感染患者不建议采用多尼培南治疗，非中性粒细胞减少患者不建议两种药物联合治疗。铜绿假单胞菌在治疗过程中易发生非黏液型向黏液型转变和适应性耐药，故在抗生素使用过程中，建议增加培养送检频率，对铜绿假单胞菌药敏变化进行监测。

二、铜绿假单胞菌 血液

临床微生物检验解释报告

姓名：WYJ 性别：女 年龄（岁）：73 病员号：0018260＊

科别：神经外科 床号：33 临床诊断：蛛网膜下腔出血

医生：YX 患者类别：住院

标本编号：1709313＊ 标本种类：血液 送检项目：血液培养（需氧＋厌氧）

培养结果：

铜绿假单胞菌（*Pseudomonas aeruginosa*）生长，报阳时间 8 小时。

培养结果解释：

该患者在神经外科就诊期间送检血液培养标本 2 套，均报阳，最早报阳时间 8 小时。培养液直接涂片均见革兰阴性杆菌，接种需氧血琼脂平板、厌氧血琼脂平板和巧克力色血琼脂平板均有革兰阴性杆菌生长。MALDI－TOF MS 鉴定为铜绿假单胞菌，鉴定分数 2.0，较高。药敏结果显示该菌对碳青霉烯类耐药，应纳入多重耐药菌感控管理。

通常铜绿假单胞菌从无菌部位分离，从血液、胸水或关节液中检出时，认为是真正的感染菌。

患者 2 套血液培养标本均分离出铜绿假单胞菌，提示该菌引起菌血症的可能性大。

一级报告：

革兰阴性杆菌生长，报阳时间 8 小时，鉴定药敏试验进行中。

二级报告：

铜绿假单胞菌，初步药敏结果及解释见表 6－2。初步药敏结果可提前 24 小时为临床提供参考信息。初步药敏试验使用血液培养瓶中阳性培养物直接涂布 M－H 琼脂平板进行 K－B 检测，其结果可能与最终药敏结果不同，以最终药敏结果为标准药敏报告。

表 6－2 铜绿假单胞菌初步药敏结果及解释

抗生素	方法	检测值（mm）	解释
哌拉西林－他唑巴坦 Piperacillin-Tazobactam	K－B	12	耐药（R）
头孢吡肟 Cefepime	K－B	13	耐药（R）
环丙沙星 Ciprofloxacin	K－B	13	敏感（S）
亚胺培南 Imipenem	K－B	10	耐药（R）
阿米卡星 Amikacin	K－B	12	敏感（S）

注：该菌可能产碳青霉烯酶，对碳青霉烯类耐药，为 CRPA （Carbapenem resistant *Pseudomonas aeruginosa*），应纳入多重耐药菌感控管理。

三级报告：

铜绿假单胞菌生长，最终药敏结果及解释见表6-3。

表6-3 铜绿假单胞菌最终药敏结果及解释

| 分组① | 抗生素 | 类别 | 方法 | 折点（μg/mL） | | | 检测值（μg/mL） | 解释 |
				S	I	R		
A	哌拉西林-他唑巴坦 Piperacillin-Tazobactam	β-内酰胺酶类复合制剂	MIC	≤16/4	32/4～64/4	≥128/4	≥128/4	耐药（R）
A	头孢他啶（注射）Ceftazidime	头孢菌素类	MIC	≤8	16	≥32	≥64	耐药（R）
A	庆大霉素 Gentamicin	氨基糖苷类	MIC	≤4	8	≥16	≤1	敏感（S）
A	妥布霉素 Tobramycin	氨基糖苷类	MIC	≤4	8	≥16	≤1	敏感（S）
B	头孢吡肟（注射）Cefepime	头孢菌素类	MIC	≤8	16	≥32	32	耐药（R）
B	氨曲南 Aztreonam	单环内酰胺类	MIC	≤8	16	≥32	≥64	耐药（R）
B	多尼培南② Doripenem	碳青霉烯类	MIC	≤2	4	≥8	≥8	耐药（R）
B	美罗培南② Meropenem	碳青霉烯类	MIC	≤2	4	≥8	≥16	耐药（R）
B	亚胺培南② Imipenem	碳青霉烯类	MIC	≤2	4	≥8	≥16	耐药（R）
B	阿米卡星 Amikacin	氨基糖苷类	MIC	≤16	32	≥64	≤2	敏感（S）
B	环丙沙星 Ciprofloxacin	氟喹诺酮类	MIC	≤1	2	≥4	≤0.25	敏感（S）
B	左氧氟沙星 Levofloxacin	氟喹诺酮类	MIC	≤2	4	≥8	1	敏感（S）
O	哌拉西林 Piperacillin	青霉素类	MIC	≤16	32～64	≥128	≥128	耐药（R）
O	替卡西林-克拉维酸 Ticarcillin-Clavulanate	β-内酰胺酶类复合制剂	MIC	≤16/2	32/2～64/2	≥128/2	≥128/2	耐药（R）

注：①—药敏分组和折点参考 CLSI M100。A—常规试验并常规报告的药物。B—临床上重要，但选择性报告的药物。O—有临床适应证，但一般不用做常规试验和报告的药物。②—该菌可能产碳青霉烯酶，对碳青霉烯类耐药，为 CRPA，应纳入多重耐药菌感控管理。

铜绿假单胞菌天然耐药：

氨苄西林、阿莫西林、氨苄西林-舒巴坦、阿莫西林-克拉维酸、头孢噻肟、头孢曲松、厄他培南、四环素类、替加环素、甲氧苄啶-磺胺甲噁唑、氯霉素。

局限性：

1. 实验室未开展联合药敏试验，无法提供联合药敏结果。

2. 该菌纳入多重耐药菌感控管理，确定该菌与其他菌的同源性需要额外试验，如有临床怀疑的医院感染流行，可联系感控部门。

3. 铜绿假单胞菌容易发生适应性耐药，即在抗生素暴露的条件下产生耐药表现。一旦诱导因素（如抗生素暴露）消除，该菌会恢复其敏感性。这种适应性耐药在体外药敏试验中常难以检测到。

参考建议：

多部指南均指出对产碳青霉烯酶的革兰阴性杆菌，首选治疗方案为多黏菌素 E（国内常使用多黏菌素 B）联合碳青霉烯类，次选方案为米诺环素。不能单独使用多黏菌素，多黏菌素＋利福平对感染相关死亡率无影响。

标本采集时间 标本接收时间 报告时间 检验者 审核者 检测实验室 联系电话

【扩展信息】

铜绿假单胞菌是常见的非发酵革兰阴性杆菌之一，从无菌部位（如血液、无菌体液）检出时，一般认为是真正的感染菌。铜绿假单胞菌亦可从脑脊液中检出，多为神经外科手术后，可引起脑脓肿或脑膜炎。血液培养标本占铜绿假单胞菌分离率的 3％～5％。铜绿假单胞菌菌血症患者的粗病死率超过 50％，归因病死率为 28％～44％。如果患者同时患有艾滋病或严重的中性粒细胞减少，可能会发生因细菌侵犯血管而引起的特征性皮肤病变（坏疽性脓疱），患者脓疱部位充满细菌，需注意护理和感控防护。从血液中分离的铜绿假单胞菌往往来自身体其他部位，多为肺部。铜绿假单胞菌菌血症的经验性治疗与肺部感染治疗策略不同。菌血症中可使用包括两种不同抗菌机制的抗假单胞活性抗生素，特别是对于可能耐药的铜绿假单胞菌。与单药治疗相比，联合治疗的患者生存时间长，生存率高。

机体对抗铜绿假单胞菌的免疫细胞主要为肺泡巨噬细胞和中性粒细胞。肺泡巨噬细胞通过细胞表面 Fc 受体、补体受体、甘露糖受体等识别并吞噬细菌，释放炎性介质，形成第一道抗感染防线。中性粒细胞是对抗铜绿假单胞菌感染最重要的防御体系。患者中性粒细胞持续性减少是侵袭性感染的风险因素。动物实验表明，中性粒细胞趋化因子减少或受阻，感染动物死亡率显著升高。铜绿假单胞菌引起的持续慢性感染中，中性粒细胞产生的过氧化氢可能刺激非黏液型铜绿假单胞菌 *MucA* 基因突变，使其变为黏液型，产生大量的藻酸盐，导致细菌毒力和耐药性增强。黏液型铜绿假单胞菌通过产生藻酸盐增加对支气管内上皮细胞的黏附，抑制肺部对菌体的清除。藻酸盐还可以抑制吞噬细胞的髓过氧化物酶系统并清除次氯酸盐，从而减少该酶对细菌的氧化杀灭作用，抵抗抗体和多种免疫因子与菌体的结合，阻断调理素介导的吞噬作用。铜绿假单胞菌菌毛和鞭毛的缺失可降低吞噬细胞对细菌的识别能力，从而使其逃脱吞噬。同时，该菌产生的绿脓菌素具有抑制巨噬细胞产生活性物质的作用。铜绿假单胞菌群体感应系统（Quorum sensing system，QS 系统）是目前研究最深入的细菌信号系统。QS 系统对生物膜的形成和维持有重要意义。更重要的是，通过 QS 系统可以控制并协调细菌群体行为，共同对环境刺激做出反应，极大地增强了整个细菌群体的生存能力。

铜绿假单胞菌易对多种抗生素产生耐药，故在治疗过程中需增加监测频率。其获得性耐药机制包括外排泵、水解酶、通透性突变、修饰酶等。外排泵高表达与细菌适应性有关，在铜绿假单胞菌的天然耐药和获得性耐药中发挥重要作用。AmpC 酶导致铜绿假单胞菌对脲基青霉素和头孢菌素耐药。OprD 孔蛋白缺失可导致细菌对氨基糖苷类、多黏菌素和喹诺酮类耐药，亦是碳青霉烯类药物耐药的重要机制。多重耐药铜绿假单胞菌所产的碳青霉烯酶大多数是金属酶，能水解除氨曲南外所有 β-内酰胺酶类抗生素，金属酶与高水平碳青霉烯类耐药（MIC>32μg/mL）有关。氨基糖苷修饰酶是氨基糖苷类耐药最常见的机制，可导致庆大霉素、妥布霉素和（或）阿米卡星耐药。获得性喹诺酮类抗生素耐药可从其他阴性杆菌中转移到铜绿假单胞菌，传播频率高且与高水平喹诺酮类耐药有关。

三、荧光假单胞菌　尿液

临床微生物检验解释报告

姓名：YRL　性别：女　年龄（岁）：57　病员号：0018871 *
科别：泌尿外科　床号：—　临床诊断：左肾积水
医生：HX　患者类别：门诊
标本编号：1711161 *　标本种类：尿液　送检项目：尿液培养（菌落计数）

培养结果：
荧光假单胞菌（*Pseudomonas fluorescens*），菌量>$1×10^5$CFU/mL。
培养结果解释：
患者于泌尿外科门诊就诊期间，送检尿液培养标本 1 份，尿液常规检查 1 份。尿液常规检查结果显示白细胞酯酶+++，镜下白细胞计数 10 个/HP，提示患者尿路感染的可能。尿液培养标本定量接种，24 小时后菌量>$1×10^5$CFU/mL。经 MALDI-TOF MS 鉴定为荧光假单胞菌，鉴定分数 2.11，较高。

荧光假单胞菌的常见感染部位包括呼吸道、尿道、血液及伤口等，多见于脓液，其他部位少见。菌量>$1×10^5$CFU/mL 是诊断泌尿系感染的细菌学标准。细菌计数高于此标准往往表示患者出现肾脏、膀胱、尿道的感染，需与尿液常规检查结果结合判断。

患者尿液标本分离荧光假单胞菌，菌量>$1×10^5$CFU/mL，符合泌尿系感染细菌学标准。尿液常规检查结果提示发生尿路感染的可能。

药敏结果解释：
荧光假单胞菌药敏结果及解释见表 6-4。

表 6-4　荧光假单胞菌药敏结果及解释

分组[①]	抗生素	类别	方法	折点（μg/mL）			检测值（μg/mL）	解释
				S	I	R		
A	头孢他啶（注射）Ceftazidime	头孢菌素类	MIC	≤8	16	≥32	16	中介（I）
A	庆大霉素 Gentamicin	氨基糖苷类	MIC	≤4	8	≥16	≤1	敏感（S）
A	妥布霉素 Tobramycin	氨基糖苷类	MIC	≤4	8	≥16	≤1	敏感（S）
B	哌拉西林－他唑巴坦 Piperacillin-Tazobactam	β—内酰胺酶类复合制剂	MIC	≤16/4	32/4～64/4	≥128/4	≥128/4	耐药（R）
B	头孢吡肟（注射）Cefepime	头孢菌素类	MIC	≤8	16	≥32	2	敏感（S）
B	氨曲南 Aztreonam	单环内酰胺类	MIC	≤8	16	≥32	≥64	耐药（R）
B	美罗培南 Meropenem	碳青霉烯类	MIC	≤4	8	≥16	4	敏感（S）
B	亚胺培南 Imipenem	碳青霉烯类	MIC	≤4	8	≥16	2	敏感（S）
B	阿米卡星 Amikacin	氨基糖苷类	MIC	≤16	32	≥64	≤2	敏感（S）
B	环丙沙星 Ciprofloxacin	氟喹诺酮类	MIC	≤1	2	≥4	0.5	敏感（S）
B	左氧氟沙星 Levofloxacin	氟喹诺酮类	MIC	≤2	4	≥8	1	敏感（S）
O	哌拉西林 Piperacillin	青霉素类	MIC	≤16	32～64	≥128	32	中介（I）
O	替卡西林－克拉维酸 Ticarcillin-Clavulanate	β—内酰胺酶类复合制剂	MIC	≤16/2	32/2～64/2	≥128/2	≥128/2	耐药（R）
O	诺氟沙星 Norfloxacin	氟喹诺酮类	MIC	≤4	8	≥16	2	敏感（S）

注：①—药敏分组和折点参考 CLSI M100。A—常规试验并常规报告的药物。B—临床上重要，但选择性报告的药物。O—有临床适应证，但一般不用做常规试验和报告的药物。

荧光假单胞菌天然耐药：

氨苄西林、阿莫西林、氨苄西林－舒巴坦、阿莫西林－克拉维酸、头孢噻肟、头孢曲松、厄他培南、四环素类、替加环素、甲氧苄啶－磺胺甲噁唑、氯霉素。

参考建议：

尿路感染的诊断需满足尿液常规白细胞酯酶＋及以上、亚硝酸盐＋及以上、白细胞＞10 个/HP、尿液培养细菌菌量＞$1×10^5$CFU/mL 四项条件，尿液培养结果需与尿液常规结果及临床表现结合，单独的尿液培养结果不能作为尿路感染依据。

荧光假单胞菌治疗方案可参考铜绿假单胞菌感染治疗方案。

标本采集时间 标本接收时间 报告时间 检验者 审核者 检测实验室 联系电话

【扩展信息】

尿液标本原则上应在抗菌药物使用前采集，最佳采集时间为晨起后第一次排尿。采集时应清洁尿道口，采集中段尿液。采集后应在 2 小时内送达实验室，不建议低温保存。若怀疑淋球菌感染，则尿液不能冷藏，尽快送检。采集尿液培养的临床指征包括尿频、尿急等尿道刺激症状，以及血尿、发热等。

尿液培养需定量接种，报告生长细菌菌量。通常情况下，菌量 $>1\times10^5$ CFU/mL 可排除污染，与其他指标结合判断临床意义。

荧光假单胞菌为假单胞菌属，同属细菌还包括铜绿假单胞菌、恶臭假单胞菌等，均为条件致病菌。荧光假单胞菌呈杆状，有鞭毛，能分泌黄绿色荧光色素。非发酵菌中，荧光假单胞菌检出率约为 10%。该菌在 4~37℃ 均可生长，多见于食品工业污染，也有库存血液及血液制品污染的报道。该菌毒力明显低于铜绿假单胞菌，菌体自溶后释放内毒素，可导致输血后不可逆的休克。有文献报道，监护室中荧光假单胞菌引起医院感染暴发，与医院用水被污染有关。

尿液培养中荧光假单胞菌少见，仅占尿液中非发酵菌的 5%。荧光假单胞菌尿路感染的诊断需根据菌量，联合尿液常规指标和临床症状综合考虑。如同时出现尿路感染相关症状，且尿液常规检查中白细胞计数、亚硝酸盐量有明显上升，可考虑该菌引起感染。荧光假单胞菌的治疗与铜绿假单胞菌的治疗类似，经验治疗选择广谱抗假单胞菌抗生素，之后根据药敏报告选择针对性药物。

四、施氏假单胞菌 分泌物

临床微生物检验解释报告

姓名：WJK 性别：男 年龄（岁）：53 病员号：0017250＊

科别：烧伤科 床号：43 临床诊断：左大腿鳞状细胞癌

医生：LX 患者类别：住院

标本编号：1612201＊ 标本种类：分泌物 送检项目：分泌物培养

培养结果：

施氏假单胞菌（*Pseudomonas stutzeri*），较多。

培养结果解释：

该患者于烧伤科就诊期间拭子采集左大腿分泌物标本 1 份。标本接种后，35℃ 培养 24 小时，生长较多菌落。经 MALDI-TOF MS 鉴定为施氏假单胞菌，鉴定分数 2.212，较高。

施氏假单胞菌为假单胞菌属，可引起免疫力低下患者伤口、泌尿道、肺部的感染或心内膜炎。

患者从 1 份标本中分离出施氏假单胞菌，建议多次送检。如多次培养出该菌，可结合临床，考虑感染。仅单次培养出该菌且无临床表现，可考虑污染。

药敏结果解释：

施氏假单胞菌药敏结果及解释见表 6-5。

表 6-5　施氏假单胞菌药敏结果及解释

分组[①]	抗生素	类别	方法	折点（μg/mL） S	I	R	检测值（μg/mL）	解释
A	头孢他啶（注射）Ceftazidime	头孢菌素类	MIC	≤8	16	≥32	16	中介（I）
A	庆大霉素 Gentamicin	氨基糖苷类	MIC	≤4	8	≥16	≤1	敏感（S）
A	妥布霉素 Tobramycin	氨基糖苷类	MIC	≤4	8	≥16	≤1	敏感（S）
B	头孢吡肟（注射）Cefepime	头孢菌素类	MIC	≤8	16	≥32	2	敏感（S）
B	氨曲南 Aztreonam	单环内酰胺类	MIC	≤8	16	≥32	≥64	耐药（R）
B	亚胺培南 Imipenem	碳青霉烯类	MIC	≤4	8	≥16	2	敏感（S）
B	美罗培南 Meropenem	碳青霉烯类	MIC	≤4	8	≥16	4	敏感（S）
B	阿米卡星 Amikacin	氨基糖苷类	MIC	≤16	32	≥64	≤2	敏感（S）
B	环丙沙星 Ciprofloxacin	氟喹诺酮类	MIC	≤1	2	≥4	0.5	敏感（S）
B	左氧氟沙星 Levofloxacin	氟喹诺酮类	MIC	≤2	4	≥8	1	敏感（S）
O	头孢唑肟（注射）Ceftizoxime	头孢菌素类	MIC	≤8	16～32	≥64	≥64	耐药（R）

注：①—药敏分组和折点参考 CLSI M100。A—常规试验并常规报告的药物。B—临床上重要，但选择性报告的药物。O—有临床适应证，但一般不用做常规试验和报告的药物。

施氏假单胞菌天然耐药：

氨苄西林、阿莫西林、氨苄西林-舒巴坦、阿莫西林-克拉维酸、头孢噻肟、头孢曲松、厄他培南、四环素类、替加环素、甲氧苄啶-磺胺甲噁唑、氯霉素。

局限性：

该分泌物标本采样部位描述不具体。分泌物采样部位描述包括取材具体部位（身体部位）、伤口分级（伤口洁净程度）、取材深度（皮肤表面还是深部伤口）、取样方式（去定植还是清创后）等。采样部位描述直接影响实验室对检出菌的判断。

参考建议：

临床应使用植绒拭子和运送培养管采集运输，保持拭子湿润，2 小时内送检。液状分泌物如从封闭伤口中抽吸取出，建议添加厌氧培养。

施氏假单胞菌不是导致人类感染的常见病原菌，可从伤口分离，多次送检有助于诊断。如需治疗，可参考铜绿假单胞菌感染的治疗方案。

标本采集时间 标本接收时间 报告时间 检验者 审核者 检测实验室 联系电话

【扩展信息】

施氏假单胞菌为假单胞菌属细菌，短杆状，无芽孢，单极性鞭毛。最适生长温度为28℃，35℃也可生长，为好氧菌。菌落呈淡黄色，边缘不规则，表面干燥，有褶皱（附录图78）。施氏假单胞菌是条件致病菌，在非发酵菌中的检出率约为2%。该菌是一种生物工程常用菌，临床分离较少，引起感染少见。临床分离的施氏假单胞菌多见于呼吸道，其次为尿道。该菌对免疫力降低患者可引起多种医源性感染，如白内障术后眼内炎、透析液污染相关菌血症等，也能从伤口、泌尿道插管、呼吸道插管中分离到。标本多次分离出该菌有助于确定临床意义。

五、鲍曼不动杆菌 血液

临床微生物检验解释报告

姓名：PW 性别：男 年龄（岁）：23 病员号：0018455＊

科别：血液内科 床号：45 临床诊断：发热、肝脾大

医生：DX 患者类别：住院

标本编号：1708151＊ 标本种类：血液 送检项目：血液培养（需氧＋厌氧）

培养结果：

多重耐药鲍曼不动杆菌（Multi-drug resistant *Acinetobacter baumannii*，MDRAB）生长，报阳时间14小时。

培养结果解释：

患者在血液内科就诊期间送检3套血液培养标本，其中2套报阳，最早报阳时间14小时，染色结果均为革兰阴性杆菌，培养结果为鲍曼不动杆菌复合体，MALDI－TOF MS鉴定分数2.187，较高。药敏结果显示为MDRAB，对碳青霉烯类耐药，纳入多重耐药菌感控管理。

鲍曼不动杆菌常分离自患者血液和呼吸道，医院感染常见。临床确诊的鲍曼不动杆菌血流感染病死率较高，约为35%。

患者2套血液培养标本分离出鲍曼不动杆菌，提示由该菌引起的菌血症可能性大。

一级报告：

革兰阴性杆菌生长，报阳时间14小时，鉴定药敏试验进行中。

二级报告：

鲍曼不动杆菌复合体，初步药敏结果及解释见表6－6。初步药敏结果可提前24小时为临床提供参考信息。初步药敏试验使用血液培养瓶中阳性培养物直接涂布M－H

琼脂平板进行K－B检测，其结果可能与最终药敏结果不同，以最终药敏结果为标准药敏报告。

表6－6 鲍曼不动杆菌初步药敏结果及解释

抗生素	方法	检测值（mm）	解释
左氧氟沙星 Levofloxacin	K－B	10	耐药（R）
亚胺培南 Imipenem	K－B	15	耐药（R）

注：该菌可能产碳青霉烯酶，对碳青霉烯类耐药，为碳青霉烯类耐药鲍曼不动杆菌（Carbapenem resistant *Acinetobacter baumannii*，CRAB），应纳入多重耐药菌感控管理。

三级报告：

鲍曼不动杆菌复合体生长，最终药敏结果及解释见表6－7。

表6－7 鲍曼不动杆菌最终药敏结果及解释

分组[①]	抗生素	类别	方法	折点（µg/mL） S	I	R	检测值（µg/mL）	解释
A	氨苄西林－舒巴坦 Ampicillin-Sulbactam	β－内酰胺酶类复合制剂	MIC	≤8/4	16/8	≥32/16	≥32/16	耐药（R）
A	头孢他啶（注射）Ceftazidime	头孢菌素类	MIC	≤8	16	≥32	≥64	耐药（R）
A	亚胺培南[②] Imipenem	碳青霉烯类	MIC	≤2	4	≥8	≥16	耐药（R）
A	美罗培南[②] Meropenem	碳青霉烯类	MIC	≤2	4	≥8	≥16	耐药（R）
A	多尼培南[②] Doripenem	碳青霉烯类	MIC	≤2	4	≥8	≥8	耐药（R）
A	妥布霉素 Tobramycin	氨基糖苷类	MIC	≤4	8	≥16	≥16	耐药（R）
A	庆大霉素 Gentamicin	氨基糖苷类	MIC	≤4	8	≥16	≥16	耐药（R）
A	环丙沙星 Ciprofloxacin	氟喹诺酮类	MIC	≤1	2	≥4	≥4	耐药（R）
A	左氧氟沙星 Levofloxacin	氟喹诺酮类	MIC	≤2	4	≥8	≥8	耐药（R）
B	哌拉西林－他唑巴坦 Piperacillin-Tazobactam	β－内酰胺酶类复合制剂	MIC	≤16/4	32/4～64/4	≥128/4	≥128/4	耐药（R）
B	头孢噻肟（注射）Cefotaxime	头孢菌素类	MIC	≤8	16～32	≥64	≥64	耐药（R）
B	头孢曲松（注射）Ceftriaxone	头孢菌素类	MIC	≤8	16～32	≥64	≥64	耐药（R）
B	头孢吡肟（注射）Cefepime	头孢菌素类	MIC	≤8	16	≥32	≥64	耐药（R）

分组①	抗生素	类别	方法	折点（μg/mL）			检测值（μg/mL）	解释
				S	I	R		
B	甲氧苄啶-磺胺甲噁唑 Trimethoprim-Sulfamethoxazole	叶酸代谢途径抑制剂	MIC	≤2/38	—	≥4/76	≥16/304	耐药（R）
O	哌拉西林 Piperacillin	青霉素类	MIC	≤16	32~64	≥128	≥128	耐药（R）
O	替卡西林-克拉维酸 Ticarcillin-Clavulanate	β-内酰胺酶类复合制剂	MIC	≤16/2	32/2~64/2	≥128/2	≥128/2	耐药（R）

注：①—药敏分组和折点参考 CLSI M100。A—常规试验并常规报告的药物。B—临床上重要，但选择性报告的药物。O—有临床适应证，但一般不用做常规试验和报告的药物。②—该菌可能产碳青霉烯酶，对碳青霉烯类耐药，应纳入多重耐药菌感控管理。

鲍曼不动杆菌天然耐药：

氨苄西林、阿莫西林、阿莫西林-克拉维酸、氨曲南、厄他培南、甲氧苄啶、氯霉素、磷霉素。

局限性：

1. 微生物实验室尚未对多重耐药菌常规开展联合药敏检测，如有需要，可联系临床微生物实验室。

2. 纳入多重耐药菌感控管理，确定该菌与其他菌的同源性需要额外试验，如有需要，可联系临床微生物实验室。

参考建议：

通常认为从人体无菌部位分离出鲍曼不动杆菌是致病菌。指南指出，对鲍曼不动杆菌，抗菌活性良好的药物有氨苄西林-舒巴坦、头孢吡肟、多黏菌素、替加环素和阿米卡星。对 MDRAB 可选用多黏菌素±亚胺培南或氨苄西林-舒巴坦。

2019 年《中国鲍曼不动杆菌感染诊治与防控专家共识》认为 MDRAB 的治疗可根据药敏结果选用头孢哌酮-舒巴坦、氨苄西林-舒巴坦或碳青霉烯类，可联合应用氨基糖苷类或氟喹诺酮类抗生素。泛耐药鲍曼不动杆菌（Extensively drug resistant *Acinetobacter baumannii*，XDRAB）的治疗常采用两药联合甚至三药联合方案，包括：①以舒巴坦或舒巴坦复合制剂为基础联合米诺环素、多西环素、多黏菌素 E、氨基糖苷类、碳青霉烯类中的一种。②以多黏菌素 E 为基础联合舒巴坦复合制剂（或舒巴坦）、碳青霉烯类中的一种。③以替加环素为基础联合舒巴坦复合制剂（或舒巴坦）、碳青霉烯类、多黏菌素 E、喹诺酮类抗生素、氨基糖苷类中的一种。全耐药鲍曼不动杆菌（Pandrug resistant *Acinetobacter baumannii*，PDRAB）的治疗通常需要通过联合药敏试验筛选有效的抗菌药物联合使用，也可结合抗菌药物 PK/PD 参数，增加给药剂量、次数或延长给药时间。

标本采集时间 标本接收时间 报告时间 检验者 审核者 检测实验室 联系电话

【扩展信息】

非发酵菌中最主要的成员是以铜绿假单胞菌为代表的假单胞菌属和以鲍曼不动杆菌为代表的不动杆菌属。鲍曼不动杆菌革兰阴性，严格需氧，不发酵糖类，氧化酶阴性。该菌镜下菌体钝圆，散在或成双排列，球杆状或杆状。鲍曼不动杆菌生长要求低，环境耐受力强，在自然界和院内（导管、呼吸机、面板等）常见。有研究显示，该菌在健康人群中的定植率为40%，在住院患者中定植率约为75%。2018年，中国细菌耐药监测网报道鲍曼不动杆菌在非发酵菌中的检出率约为38%，占临床分离不动杆菌的90%以上。

鲍曼不动杆菌常定植于皮肤、干燥物表面及水体，该菌可形成生物膜，能够在医院广泛传播。生物膜中鲍曼不动杆菌抵抗干燥、营养缺乏、消毒剂、抗生素的能力增强。鲍曼不动杆菌常侵犯免疫力受损宿主，包括免疫力抑制患者、术后患者、呼吸机相关性肺炎患者、烧伤患者、ICU患者、医疗装置相关感染患者以及营养不良患者。通常鲍曼不动杆菌从有菌部位分离出来时，定植意义大于感染，除非暴发流行或与临床明显相关，且为优势菌株。从血液或无菌体液分离出该菌具有明确的临床意义。鲍曼不动杆菌毒力较弱，但目前亦发现了一些毒力相关因子，主要包括外膜孔蛋白、脂多糖、磷脂酶、铁载体和生物膜相关蛋白等。这些毒力因子与调节细胞黏附、抵抗补体介导的血清杀伤、参与细菌接合作用有关。

鲍曼不动杆菌是重要的医院感染致病菌，特别是在ICU，其感染死亡率是假单胞菌属的2倍。该菌引起的血流感染常继发于院内获得性肺炎，特别是呼吸机相关性肺炎。实验室一旦明确感染，特别是血流感染，需要及早告知临床，引起重视。抗生素使用和院内环境传播可能是鲍曼不动杆菌医院感染的重要因素，其流行株多为国际克隆谱系Ⅰ（ICⅠ）和Ⅱ（ICⅡ）。常规的感控措施，如手卫生、床单元消毒、环境消毒等，对不动杆菌属效果明显，而一旦感控措施未执行到位，鲍曼不动杆菌，特别是MDRAB，可能有扩散风险。

鲍曼不动杆菌是"著名的"多重耐药菌，其耐药机制复杂。对β-内酰胺酶类抗菌药物具有多种耐药机制，产生的碳青霉烯酶包括A类（如KPC等）、B类（金属酶，如IMP、VIM、SIM）、C类（AmpC酶）和D类（OXA酶中的OXA-23、OXA-51），其中以D类酶最为常见。鲍曼不动杆菌还具有膜孔蛋白缺失、外排泵、靶位改变、修饰酶等多种耐药机制。对喹诺酮类抗生素的耐药机制主要是DNA旋转酶GyrA亚基及拓扑异构酶Ⅳ的ParC亚基发生突变，导致喹诺酮类药物与酶-DNA复合物的亲和力下降。对四环素类抗菌药物的耐药机制包括TetA和TetB转座子介导的外排泵以及 tetM 和 tetO 基因介导的核糖体保护作用。

六、洛菲不动杆菌　尿液

临床微生物检验解释报告

姓名：DLY　性别：女　年龄（岁）：53　病员号：0018455＊

科别：骨科　床号：45　临床诊断：腰椎滑脱

医生：DX　患者类别：住院

标本编号：1708151＊　标本种类：尿液　送检项目：尿液培养（菌落计数）

培养结果：

洛菲不动杆菌（*Acinetobacter lwoffii*）生长，菌量约 $1×10^4$ CFU/mL。

培养结果解释：

患者送检尿液培养标本 2 份，送检时间 1.5 小时（＜2 小时），进行尿液常规检查和尿液培养。尿液常规检查结果显示白细胞酯酶＋＋＋，镜下白细胞计数 10 个/HP，提示患者发生尿路感染的可能。尿液培养分别定量接种 $10μL$ 于血琼脂平板和麦康凯琼脂平板，生长菌量约 $1×10^4$ CFU/mL。两份标本均生长纯菌落，鉴定为洛菲不动杆菌，MALDI－TOF MS鉴定得分1.9，可信。

洛菲不动杆菌常定植于人类皮肤，尿路分离意义不明确。菌量＞$1×10^5$ CFU/mL 是诊断泌尿系感染的细菌学标准，该标本计数低于此标准。然而，患者两次分离该菌，且均为纯菌落，尿液常规检查结果提示尿路感染的可能，请临床结合患者疑似尿路感染症状综合考虑。

药敏结果解释：

洛菲不动杆菌药敏结果及解释见表6－8。

表6－8　洛菲不动杆菌药敏结果及解释

分组①	抗生素	类别	方法	折点（μg/mL）			检测值（μg/mL）	解释
				S	I	R		
A	氨苄西林－舒巴坦 Ampicillin-Sulbactam	β－内酰胺酶类复合制剂	MIC	≤8/4	16/8	≥32/16	≤8/4	敏感（S）
A	头孢他啶（注射） Ceftazidime	头孢菌素类	MIC	≤8	16	≥32	16	中介（I）
A	亚胺培南 Imipenem	碳青霉烯类	MIC	≤2	4	≥8	≤0.25	敏感（S）
A	美罗培南 Meropenem	碳青霉烯类	MIC	≤2	4	≥8	1	敏感（S）
A	妥布霉素 Tobramycin	氨基糖苷类	MIC	≤4	8	≥16	≤1	敏感（S）
A	庆大霉素 Gentamicin	氨基糖苷类	MIC	≤4	8	≥16	≤1	敏感（S）

分组[①]	抗生素	类别	方法	折点（μg/mL） S	I	R	检测值（μg/mL）	解释
A	环丙沙星 Ciprofloxacin	氟喹诺酮类	MIC	≤1	2	≥4	2	中介（I）
A	左氧氟沙星 Levofloxacin	氟喹诺酮类	MIC	≤2	4	≥8	1	敏感（S）
B	哌拉西林—他唑巴坦 Piperacillin-Tazobactam	β—内酰胺酶类复合制剂	MIC	≤16/4	32/4～64/4	≥128/4	≥128/4	耐药（R）
B	头孢噻肟（注射） Cefotaxime	头孢菌素类	MIC	≤8	16～32	≥64	8	敏感（S）
B	头孢曲松（注射） Ceftriaxone	头孢菌素类	MIC	≤8	16～32	≥64	8	敏感（S）
B	头孢吡肟（注射） Cefepime	头孢菌素类	MIC	≤8	16	≥32	2	敏感（S）
B	阿米卡星 Amikacin	氨基糖苷类	MIC	≤16	32	≥64	≤2	敏感（S）
B	甲氧苄啶—磺胺甲噁唑 Trimethoprim-Sulfamethoxazole	叶酸代谢途径抑制剂	MIC	≤2/38	—	≥4/76	≤1/19	敏感（S）
O	哌拉西林 Piperacillin	青霉素类	MIC	≤16	32～64	≥128	16	敏感（S）
O	替卡西林—克拉维酸 Ticarcillin-Clavulanate	β—内酰胺酶类复合制剂	MIC	≤16/2	32/2～64/2	≥128/2	≤16/2	敏感（S）

注：①—药敏分组和折点参考 CLSI M100。A—常规试验并常规报告的药物。B—临床上重要，但选择性报告的药物。O—有临床适应证，但一般不用做常规试验和报告的药物。

局限性：

1. 洛菲不动杆菌天然耐药未知，参考鲍曼不动杆菌天然耐药。鲍曼不动杆菌天然耐药：氨苄西林、阿莫西林、阿莫西林—克拉维酸、氨曲南、厄他培南、甲氧苄啶、氯霉素、磷霉素。

2. 尿液培养标本结果菌量约为 $1×10^4$ CFU/mL，低于 $1×10^5$ CFU/mL 的细菌学标准，实验室难以判断感染情况，请结合临床表现综合考虑。

治疗建议：

多重耐药的洛菲不动杆菌少见，如需治疗，可参考鲍曼不动杆菌感染的治疗方案。

标本采集时间 标本接收时间 报告时间 检验者 审核者 检测实验室 联系电话

【扩展信息】

洛菲不动杆菌是非发酵革兰阴性杆菌，与鲍曼不动杆菌同为不动杆菌属。该菌对外界环境耐受力强，生长迅速，普遍存在于水、土壤等环境中，是人类呼吸道、肠道的正常菌群。镜下菌体钝圆，散在或成双排列，与鲍曼不动杆菌相似，可在生化反应和

41℃生长试验上进行鉴别。在畜牧业中该菌可污染奶制品。洛菲不动杆菌临床检出率仅次于鲍曼不动杆菌，常分离于ICU。流行病学调查显示，引起洛菲不动杆菌感染的原因主要为：①重症患者，免疫力低下；②使用广谱抗生素，如第三代头孢菌素、碳青霉烯类；③侵入性治疗，尤其是机械通气。洛菲不动杆菌常分离于血液或血管内留置导管，也有文献表明在呼吸道、泌尿道和手术切口可见。如怀疑导管相关感染，应及时拔除导管。在非血液标本中分离出的洛菲不动杆菌，需结合临床表现考虑其意义。

洛菲不动杆菌耐药原因复杂。有报道显示，洛菲不动杆菌的耐药机制包括IMP−8型金属酶和TEM型β−内酰胺酶，这两类酶可引起洛菲不动杆菌对β−内酰胺酶类抗生素耐药。该菌感染的治疗方案可参照鲍曼不动杆菌感染的治疗方案。

七、嗜麦芽窄食单胞菌 血液

临床微生物检验解释报告

姓名：YD 性别：男 年龄（岁）：47 病员号：0001789 *

科别：心脏外科 床号：15 临床诊断：主动脉夹层瘤

医生：XX 患者类别：住院

标本编号：1703301 * 标本种类：血液 送检项目：血液培养（需氧＋厌氧）

培养结果：

嗜麦芽窄食单胞菌（*Stenotrophomonas maltophilia*）生长，报阳时间18小时。

培养结果解释：

患者于支架植入术后送检血液培养标本2套，均报阳，最早报阳时间18小时。培养液直接涂片见革兰阴性杆菌，接种需氧血琼脂平板、厌氧血琼脂平板和巧克力色血琼脂平板均有生长。MALDI−TOF MS鉴定为嗜麦芽窄食单胞菌，鉴定得分2.111，较高。

嗜麦芽窄食单胞菌是非发酵菌，条件致病，可引起菌血症、感染性休克和弥散性血管内凝血（DIC）。

患者2套血液培养标本均分离出嗜麦芽窄食单胞菌，由该菌引起菌血症的可能性大。

一级报告：

革兰阴性杆菌生长，报阳时间18小时，鉴定药敏试验进行中。

二级报告：

嗜麦芽窄食单胞菌，药敏试验进行中。

三级报告：

嗜麦芽窄食单胞菌生长，最终药敏结果及解释见表6−9。

表 6-9 嗜麦芽窄食单胞菌最终药敏结果及解释

分组①	抗生素	类别	方法	折点			检测值	解释
				S	I	R		
A	甲氧苄啶-磺胺甲噁唑 Trimethoprim-Sulfamethoxazole	叶酸代谢途径抑制剂	MIC	≤2/38	—	≥4/76	≤1/19	敏感（S）
B	头孢他啶（注射） Ceftazidime	头孢菌素类	MIC	≤8	16	≥32	8	敏感（S）
B	左氧氟沙星 Levofloxacin	氟喹诺酮类	MIC	≤2	4	≥8	1	敏感（S）
B	米诺环素 Minocyline	四环素类	K-B	≥19	15~18	≤14	20	敏感（S）
C	氯霉素 Chloromycetin	苯丙醇类	MIC	≤8	16	≥32	4	敏感（S）

注：①—药敏分组和折点参考 CLSI M100。折点和检测值单位：MIC，μg/mL；K-B，mm。A—常规试验并常规报告的药物。B—临床上重要，但选择性报告的药物。C—有临床需求或补充的抗菌药物。

嗜麦芽窄食单胞菌天然耐药：

该菌为天然多重耐药菌，对氨苄西林、阿莫西林、哌拉西林、替卡西林、氨苄西林-舒巴坦、阿莫西林-克拉维酸、哌拉西林-他唑巴坦、头孢噻肟、头孢曲松、氨曲南、亚胺培南、美罗培南、厄他培南、氨基糖苷类、四环素、甲氧苄啶、磷霉素均天然耐药。

局限性：

CLSI M100 中嗜麦芽窄食单胞菌的常规药敏试验仅包括替卡西林-克拉维酸（MIC）、头孢他啶（MIC）、米诺环素（K-B/MIC）、左氧氟沙星（K-B/MIC）、甲氧苄啶-磺胺甲噁唑（K-B/MIC）和氯霉素（K-B/MIC）。米诺环素在本实验室采用K-B。

参考建议：

嗜麦芽窄食单胞菌对碳青霉烯类天然耐药，不纳入多重耐药菌感控管理。其感染用药的建议：首选甲氧苄啶-磺胺甲噁唑，备选头孢他啶、替卡西林-克拉维酸、替加环素或氟喹诺酮类抗生素。如考虑耐药问题，建议甲氧苄啶-磺胺甲噁唑加替卡西林-克拉维酸治疗。如药敏报告耐药，考虑多黏菌素。联合用药通常以甲氧苄啶-磺胺甲噁唑为基础，联合头孢哌酮舒巴坦、替卡西林-克拉维酸、环丙沙星、左氧氟沙星、莫西沙星、米诺环素、替加环素和多黏菌素。如患者对甲氧苄啶-磺胺甲噁唑不耐受，则可用氟喹诺酮类抗生素联合头孢哌酮-舒巴坦或替卡西林-克拉维酸。

标本采集时间 标本接收时间 报告时间 检验者 审核者 检测实验室 联系电话

【扩展信息】

嗜麦芽窄食单胞菌属于黄单胞菌科（*Xanthomonadaceae*），窄食单胞菌属（*Stenotrophomonas*）。1961年，该菌被命名为嗜麦芽假单胞菌。1983年，根据核酸同源性分析和细胞脂肪酸组成分析，其被归入黄单胞菌属（*Xanthomonas*），命名为嗜麦芽黄单胞菌。但由于其无黄单胞菌素，无植物病原性，能在37℃生长等，与其他黄单胞菌不同，1993年人们将此菌单独分类，命名为嗜麦芽窄食单胞菌。

嗜麦芽窄食单胞菌为专性需氧非发酵革兰阴性杆菌，镜下极生多鞭毛，在血琼脂平板上生长迅速，显示黄色或灰白色菌落，菌落边缘光滑，中央突起，有强烈氨味，不溶血，可还原硝酸盐为亚硝酸盐，氧化酶阴性。

嗜麦芽窄食单胞菌是重要的医源性感染菌，可通过水源、仪器引起医院感染暴发。2020年中国细菌耐药监测网数据显示，嗜麦芽窄食单胞菌的检出率为4.1%，检出率在非发酵菌中仅次于铜绿假单胞菌（11.7%）和鲍曼不动杆菌（11%）。该菌的易感因素包括：①免疫力低下或受损，包括HIV/AIDS患者、使用免疫抑制剂患者、肿瘤化疗患者等；②气管插管或切开、有创检查或治疗；③重度营养不良或低蛋白血症；④住院时间过长，长期使用广谱抗生素，尤其是碳青霉烯类；⑤使用呼吸机等。常见感染部位为呼吸道，尤其是结构性肺病，如慢性阻塞性肺疾病、囊性纤维化、慢性感染、院内获得性肺炎、呼吸机相关性肺炎等，其次还可以引起导管相关性血流感染、皮肤软组织感染、尿道感染和眼部感染。嗜麦芽窄食单胞菌感染患者的临床症状重，预后差，病死率高。嗜麦芽窄食单胞菌的出现往往标志患者体质恶化，其意义或大于细菌侵袭本身。研究显示，该菌所引起的血流感染死亡率为14%～69%，引起的呼吸机相关性肺炎死亡率为10%～30%。

嗜麦芽窄食单胞菌是常见的天然多重耐药菌。对β-内酰胺酶类抗生素的耐药机制是诱导产生染色体编码的β-内酰胺酶和青霉素结合蛋白发生改变。对头孢菌素类抗生素的耐药机制是产生L1型β-内酰胺酶和L2型β-内酰胺酶，其中L1型β-内酰胺酶是金属β-内酰胺酶，可被亚胺培南诱导表达，属于Bush分类的3a族。该酶可水解除氨曲南外的其他β-内酰胺酶类抗生素，酶的活性可被离子螯合剂（如EDTA）所抑制，不能被克拉维酸等常规β-内酰胺酶抑制剂抑制。L1型β-内酰胺酶在日本被首先报道，随后在英国、意大利及中国报道。L2型β-内酰胺酶具有丝氨酸活性位点，能水解氨曲南及头孢菌素，但不能水解碳青霉烯类。嗜麦芽窄食单胞菌对氨基苷类耐药主要由*aac*（6'）-*Iz*基因编码的氨基苷6'-N-乙酰转移酶引起。*aac*（6'）-*Iz*基因由染色体或Ⅰ型整合子介导，大小为462 bp，其表达产物能使嗜麦芽窄食单胞菌对妥布霉素、奈替米星及阿米卡星的敏感性下降。有研究发现，部分嗜麦芽窄食单胞菌对氨基糖糖苷类的耐药程度具有温度依赖性，生长温度降低则菌株对氨基糖苷类的敏感性下降。该现象可能与脂多糖的O侧链或磷酸盐含量改变影响膜通透性有关。形成生物膜是嗜麦芽窄食单胞菌发生耐药的重要原因。借助生物膜，嗜麦芽窄食单胞菌可黏附在医用材料（如气管插管）上，造成医院感染。在囊性纤维化患者中，嗜麦芽窄食单胞菌可长期定植，机会致病。

八、洋葱伯克霍尔德菌 痰液

临床微生物检验解释报告

姓名：GYH 性别：女 年龄（岁）：61 病员号：0017486＊

科别：血液内科 床号：15 临床诊断：急性髓细胞白血病

医生：WX 患者类别：住院

标本编号：1711251＊ 标本种类：痰液 送检项目：痰液培养

培养结果：

洋葱伯克霍尔德菌复合群（*Burkholderia cepacia* complex），混丛，较多。

痰涂片镜下结果：革兰阴性杆菌，少量。

痰标本质量：白细胞>25 个/LP，鳞状上皮细胞<10 个/LP，标本合格。

培养结果解释：

患者送检痰培养标本 1 份。标本经革兰染色显微镜检查显示合格。镜下见少量短小革兰阴性杆菌，未见黏液丝包裹和胞内吞噬现象。痰液经消化后划线接种于血琼脂平板和巧克力色血琼脂平板，35℃培养 24 小时后，生长较多菌落。鉴定结果为洋葱伯克霍尔德菌复合群，MALDI-TOF MS鉴定得分 2.2，高。

洋葱伯克霍尔德菌是条件致病菌，在有基础疾病的患者中可引起各部位感染。从患者单份痰标本中分离出该菌群，临床意义较小，请结合临床诊断。

药敏结果解释：

洋葱伯克霍尔德菌复合群药敏结果及解释见表 6-10。

表 6-10 洋葱伯克霍尔德菌复合群药敏结果及解释

分组①	抗生素	类别	方法	折点			检测值	解释
				S	I	R		
A	甲氧苄啶-磺胺甲噁唑 Trimethoprim-Sulfamethoxazole	叶酸代谢途径抑制剂	MIC	≤2/38	—	≥4/76	≤1/19	敏感（S）
A	左氧氟沙星 Levofloxacin	氟喹诺酮类	MIC	≤2	4	≥8	≥8	耐药（R）
B	头孢他啶（注射） Ceftazidime	头孢菌素类	MIC	≤8	16	≥32	32	耐药（R）
B	米诺环素 Minocyline	四环素类	K-B	≥19	15~18	≤14	21	敏感（S）
O	替卡西林-克拉维酸 Ticarcillin-Clavulanate	β-内酰胺酶类复合制剂	MIC	≤16/2	32/2~64/2	≥128/2	≥128/2	耐药（R）

注：①—药敏分组和折点参考 CLSI M100。折点和检测值单位：MIC，$\mu g/mL$；K-B，mm。A—常规试验并常规报告的药物。B—临床上重要，但选择性报告的药物。O—有临床适应证，但一般不用做常规试验和报告的药物。

洋葱伯克霍尔德菌复合群天然耐药：

该菌为天然多重耐药菌。氨苄西林、阿莫西林、哌拉西林、替卡西林、氨苄西林－舒巴坦、阿莫西林－克拉维酸、厄他培南、多黏菌素 B、磷霉素均天然耐药。同时，没有足够临床证据显示洋葱伯克霍尔德菌复合群对以下药物产生临床治疗应答：哌拉西林－他唑巴坦、头孢噻肟、头孢曲松、头孢吡肟、氨曲南、亚胺培南、氨基糖苷类和甲氧苄啶。

局限性：

1. 通常的鉴定方法仅能将洋葱伯克霍尔德菌鉴定到复合群水平，更精确的鉴定需要增加其他试验，包括分子生物学方法。如有需求，可联系临床微生物实验室。

2. CLSI M100 中，仅有替卡西林－克拉维酸（MIC）、头孢他啶（K－B/MIC）、美罗培南（K－B/MIC）、米诺环素（K－B/MIC）、左氧氟沙星（MIC）、甲氧苄啶－磺胺甲噁唑（K－B/MIC）、氯霉素（MIC）针对洋葱伯克霍尔德菌有折点。米诺环素在本实验室采用 K－B。

参考建议：

洋葱伯克霍尔德菌复合群为天然多重耐药菌，不纳入多重耐药菌感控管理。指南指出，治疗洋葱伯克霍尔德菌感染时，抗菌活性良好的药物包括头孢他啶、美罗培南、多尼培南和米诺环素。

标本采集时间　标本接收时间　报告时间　检验者　审核者　检测实验室　联系电话

【扩展信息】

洋葱伯克霍尔德菌复合体包括 18 个种，其中最常见的种为洋葱伯克霍尔德菌。在实验室细菌生化鉴定中，这些菌极为相似，难以区分，故称为洋葱伯克霍尔德菌复合群。如需鉴别到菌种，需增加试验或进行 16S rRNA 基因测序。

洋葱伯克霍尔德菌属于非发酵革兰阴性杆菌，分布广泛，水、土壤、植物中均可检出。该菌端生鞭毛，有动力，营养要求低，35℃在普通琼脂培养基上生长迅速，可产生浅黄绿色非荧光色素，4℃和42℃不生长。其因引起洋葱患病腐烂而得名，是植物病原菌。临床上，洋葱伯克霍尔德菌为条件致病菌，大多在免疫力低下患者中引起感染，可引起败血症、心内膜炎、肺炎、伤口感染、脓肿、眼结膜炎、泌尿系感染等，感染治疗难度大，死亡率高。洋葱伯克霍尔德菌形成的生物膜会造成囊性纤维化患者难以治愈的持续感染。

洋葱伯克霍尔德菌在院内可污染医疗用水、体温表、喷雾剂、静脉导管、导尿管、静脉输液器等用品，是导致医院感染暴发的原因之一。近年来，由于接受广谱抗生素治疗、免疫抑制剂使用、介入性医疗操作等，该菌所致感染明显增多。医院感染易感人群包括囊性纤维化患者、慢性肺病患者、慢性肉芽肿性疾病患者、镰状细胞病患者、烧伤患者及肿瘤患者等。

洋葱伯克霍尔德菌可诱导产生 β－内酰胺酶。该菌膜孔蛋白能阻止 β－内酰胺酶类、多黏菌素类和氨基糖苷类等亲水性抗生素通过，同时具有外排泵机制，表现出对喹诺酮类药物和氯霉素高度耐药，替加环素敏感性降低。另外，该菌可通过自发突变、质粒或整合子基因转移等方式，获得耐药性。耐药菌可能在治疗过程中被筛选出来，因此有必要定期对分离株进行药敏试验。在接受长疗程治疗的患者中，常分离出对所有抗菌药物耐药的菌株，联合用药可起到一定的协同作用。

九、木糖氧化无色杆菌　痰液

临床微生物检验解释报告

姓名：TGS　性别：男　年龄（岁）：73　病员号：0011237＊

科别：呼吸科　床号：33　临床诊断：肺部感染

医生：XXL　患者类别：住院

标本编号：171113112＊　标本种类：痰液　送检项目：痰液培养

培养结果：

木糖氧化无色杆菌（*Achromobacter xylosoxidans*），混丛，较多。

痰涂片镜下结果：见少许革兰阴性菌，未见黏液丝包裹或白细胞吞噬。

痰标本质量：白细胞>25 个/LP，鳞状上皮细胞<10 个/LP，标本合格。

培养结果解释：

患者于呼吸科就诊期间送检痰标本 1 份。该标本镜下合格。痰液消化后划线接种于血琼脂平板和巧克力色血琼脂平板，35℃ 培养 24 小时后，菌落生长。MALDI－TOF MS鉴定结果为木糖氧化无色杆菌，鉴定得分 2.0，较高。

木糖氧化无色杆菌条件致病，可作为免疫缺陷患者，特别是囊性纤维化患者的致病因子。木糖氧化无色杆菌亦常为定植菌，该标本中未见黏液丝包裹或白细胞吞噬，故临床意义不明确。

药敏结果解释：

木糖氧化无色杆菌药敏结果及解释见表 6－11。

表 6－11　木糖氧化无色杆菌药敏结果及解释

分组[①]	抗生素	类别	方法	折点（μg/mL）			检测值（μg/mL）	解释
				S	I	R		
A	妥布霉素 Tobramycin	氨基糖苷类	MIC	≤4	8	≥16	8	中介（I）
A	庆大霉素 Gentamicin	氨基糖苷类	MIC	≤4	8	≥16	≥16	耐药（R）
B	哌拉西林－他唑巴坦 Piperacillin-Tazobactam	β—内酰胺酶类复合制剂	MIC	≤16/4	32/4～64/4	≥128/4	≤16/4	敏感（S）
B	头孢吡肟（注射） Cefepime	头孢菌素类	MIC	≤8	16	≥32	≥64	耐药（R）

续表6－11

分组①	抗生素	类别	方法	折点（μg/mL）			检测值（μg/mL）	解释
				S	I	R		
B	氨曲南 Aztreonam	单环β内酰胺类	MIC	≤8	16	≥32	≥64	耐药（R）
B	亚胺培南 Imipenem	碳青霉烯类	MIC	≤4	8	≥16	≤0.12	敏感（S）
B	美罗培南 Meropenem	碳青霉烯类	MIC	≤4	8	≥16	≤0.12	敏感（S）
B	阿米卡星 Amikacin	氨基糖苷类	MIC	≤16	32	≥64	≥64	耐药（R）
B	环丙沙星 Ciprofloxacin	氟喹诺酮类	MIC	≤1	2	≥4	2	中介（I）
B	左氧氟沙星 Levofloxacin	氟喹诺酮类	MIC	≤2	4	≥8	4	中介（I）
B	甲氧苄啶－磺胺甲噁唑 Trimethoprim-Sulfamethoxazole	叶酸代谢途径抑制剂	MIC	≤2/38	—	≥4/76	≤1/19	敏感（S）
O	哌拉西林 Piperacillin	青霉素类	MIC	≤16	32～64	≥128	≤4	敏感（S）
O	替卡西林－克拉维酸 Ticarcillin-Clavulanate	β－内酰胺酶类复合制剂	MIC	≤16/2	32/2～64/2	≥128/2	≤16/2	敏感（S）

注：①—药敏分组和折点参考 CLSI M100。A—常规试验并常规报告的药物。B—临床上重要，但选择性报告的药物。C—有临床需求或补充的抗菌药物。O—有临床适应证，但一般不用做常规试验和报告的药物。

木糖氧化无色杆菌天然耐药：

氨苄西林、头孢唑林、头孢西丁、头孢呋辛、头孢噻肟、头孢曲松和厄他培南。

参考建议：

木糖氧化无色杆菌曾用名为木糖氧化产碱杆菌，尚无指南推荐用药，参考药敏结果使用。

标本采集时间 标本接收时间 报告时间 检验者 审核者 检测实验室 联系电话

【扩展信息】

木糖氧化无色杆菌分布广泛，属非发酵革兰阴性杆菌，最初归于产碱杆菌属（*Alcaligenes*），被称为木糖氧化产碱杆菌，后归为无色杆菌属（*Achromobacter*），命名为木糖氧化无色杆菌。该菌专性需氧，营养要求低，生长迅速，可在血琼脂平板、麦康凯琼脂平板、中国蓝琼脂平板等上生长。菌落在血琼脂平板上呈灰白色、圆形小菌落，边缘整齐。

该菌条件致病，易感人群多为免疫力低（如新生儿），机体受损，有基础疾病（如肿瘤），大量使用抗生素、激素以及接受侵袭性操作（如气管插管）的患者。该菌能引发多种感染，如肺炎、败血症、脑膜炎、腹膜炎、导管相关性感染、心内膜炎、角膜感染、尿路感染、伤口感染等。近年来，木糖氧化无色杆菌成为囊性纤维化患者的新兴病原菌。该菌多定植于排水管等潮湿环境，可通过医用液体或设备污染导致院内传播，呼吸科和ICU是分离出该菌最多的临床科室，亦有因牙科操作引起感染的报道。

木糖氧化无色杆菌有多种固有耐药机制，对很多抗生素天然耐药，对头孢他啶、碳青霉烯类、环丙沙星容易产生获得性耐药。获得性耐药机制使联合治疗和监测该菌耐药性变化十分重要。该菌在CLSI分类中属于特殊非肠杆菌类，不推荐使用纸片扩散法进行药敏试验。

十、粪产碱杆菌　尿液

临床微生物检验解释报告

姓名：YL　性别：男　年龄（岁）：30　病员号：0018621 *

科别：骨科　床号：45　临床诊断：全身多处骨折

医生：DX　患者类别：住院

标本编号：1709151 *　标本种类：尿液　送检项目：尿液培养

培养结果：

粪产碱杆菌（*Alcaligenes faecalis*），菌量约 $1×10^3$ CFU/mL。

培养结果解释：

该患者送检尿液培养，与尿液常规标本同时取样。尿液常规检查结果：白细胞酯酶－，镜下白细胞计数5个/HP，不符合尿路感染的实验室标准。

尿液培养标本送检时间1小时。经培养鉴定粪产碱杆菌生长，MALDI－TOF MS鉴定得分1.9，可信。标本菌量约 $1×10^3$ CFU/mL。

粪产碱杆菌为条件致病菌，可引起免疫力低下人群感染。菌量 $>1×10^5$ CFU/mL 是诊断泌尿系感染的细菌学标准，该标本计数低于此标准。尿液常规检查结果和尿液培养结果均不支持尿路感染，请临床结合患者表现综合判断。

局限性：

单独的尿液培养结果不能作为尿路感染的依据。实验室常缺乏详细的标本采集信息。菌量不足 $1×10^5$ CFU/mL 但怀疑尿路感染的情况包括各种原因引起的排尿过多、采样前使用抗生素等。

参考建议：

尿液培养半定量结果表示每毫升尿液中菌量多少，是判断尿路感染及严重程度的重要依据。尿路感染的实验室诊断需同时满足：尿液常规检查白细胞酯酶＋及以上、亚硝酸盐＋及以上、白细胞>10个/HP、尿液培养菌量 $>1×10^5$ CFU/mL。对于未达到实验室标准的尿液培养结果，需与尿液常规检查结果及临床表现相结合，综合判断患者是否有尿路感染。

未达到尿路感染实验室标准，不建议使用抗生素，如有需要，请联系临床微生物实验室。

标本采集时间 标本接收时间 报告时间 检验者 审核者 检测实验室 联系电话

【扩展信息】

尿液培养需定量或半定量接种，报告计数结果。通常情况下，细菌菌量超过 1×10^4 CFU/mL，可排除污染，认为有潜在的临床意义。患者出现尿频时尿液中的病原菌可能被稀释。大部分尿液采集方式是自然排尿。标准的膀胱穿刺取得尿液，应按照无菌体液标准操作，即使生长极少，也认为有临床意义。因此标注尿液采集方式对临床微生物检测十分重要。判断尿液标本临床意义时还需参考尿液常规检查中白细胞计数和亚硝酸盐浓度。

粪产碱杆菌为非发酵革兰阴性杆菌，产碱杆菌属，是该属中常分离的细菌之一，专性需氧。菌体镜下呈球状、杆状或杆球状，周生鞭毛。其营养要求低，生长迅速，可利用苯酚作为唯一碳源，在普通琼脂培养基和选择培养基（SS 琼脂平板、麦康凯琼脂平板）上生长，形成大小不等、灰白色、扁平、边缘稍薄的湿润菌落，部分菌株可有水果香味并使平板呈绿色。最适生长温度为 $25\sim37℃$，部分菌株 $42℃$ 可生长。该菌在粪便中首次被发现，因此得名，在水、环境、土壤中普遍存在，是人体皮肤正常菌群，临床检出率低，感染少见。该菌可引起免疫力低下人群感染，有从患者呼吸道标本、尿液、无菌体液、皮肤和软组织、眼部标本中分离的报道。

粪产碱杆菌对氨苄西林、头孢呋辛、头孢噻肟和环丙沙星天然耐药，在印度报道了由 VIM 金属 β-内酰胺酶引起的碳青霉烯耐药。目前认为碳青霉烯类、甲氧苄啶-磺胺甲噁唑类药物是治疗粪产碱杆菌感染的首选药物。

十一、金黄杆菌属 尿液

临床微生物检验解释报告

姓名：TMT 性别：男 年龄（岁）：80 病员号：0016630*

科别：感染科 床号：44 临床诊断：急性胰腺炎

医生：HX 患者类别：住院

标本编号：1711171* 标本种类：尿液 送检项目：尿液培养（菌落计数）

培养结果：

金黄杆菌属（*Chryseobacterium*），菌量 $>1\times10^5$ CFU/mL。

培养结果解释：

患者因急性胰腺炎入院，送检尿液培养。48 小时平板上生长出光滑、隆起、有光泽的黄色菌落。革兰染色为革兰阴性细长杆菌。经 MALDI-TOF MS 鉴定为金黄杆菌属，鉴定分数 2.12，较高。患者尿液常规检查白细胞＋＋＋，亚硝酸盐＋，提示感染。

金黄杆菌属在医院环境及自然界中广泛存在，条件致病，常与各类感染相关。常见菌种包括黏金黄杆菌（*C. gleum*）、产吲哚金黄杆菌（*C. indologenes*）、人金黄杆菌（*C. anthropi*）、人型金黄杆菌（*C. hominis*）等。

患者长期患有慢性肺部疾病，免疫力低下，因急性胰腺炎入院，存在气管插管、留置导尿管等侵入性操作。综合患者尿液常规检查结果和培养菌量，提示患者可能有尿路感染，请结合临床诊断。

细菌形态：

见附录图 79、图 80。

局限性：

1. 目前，对金黄杆菌属的鉴定能力有限，常不能鉴定到种，因此本报告只鉴定到属。

2. 金黄杆菌属药敏试验尚无标准，纸片扩散法结果不可靠。

参考建议：

通常，金黄杆菌对氨基糖苷类、β-内酰胺酶类、四环素类和氯霉素耐药。

标本采集时间 标本接收时间 报告时间 检验者 审核者 检测实验室 联系电话

【扩展信息】

金黄杆菌属是一种菌体细长、两端略膨大的革兰阴性杆菌。该菌属可以产生明显的黄色色素，可通过以下试验与其他产黄色色素的细菌（如阪崎肠杆菌、聚团肠杆菌、嗜麦芽窄食单胞菌等）区别。①氧化酶试验：金黄杆菌阳性，产黄色色素的肠杆菌阴性。②动力试验：金黄杆菌阴性，产黄色色素的假单胞菌阳性。金黄杆菌产生黄色色素为可变色素型（Flexriubin type），可以通过 KOH 试验与少动鞘氨醇单胞菌产黄色色素区别。滴加 20％KOH 溶液于菌落表面，可变色素菌落颜色由黄色转变为红色、紫色或棕色，加入酸性溶液中和时，菌落恢复原来颜色。金黄杆菌此试验为阳性，少动鞘氨醇单胞菌为阴性。

金黄杆菌属有 40 多个种，常见种包括产吲哚金黄杆菌、黏金黄杆菌、人金黄杆菌、人型金黄杆菌等。通常只能鉴定到属，菌种鉴别需要额外试验。如产吲哚金黄杆菌在血琼脂平板上形成 β 溶血，42℃不生长，而黏金黄杆菌在血琼脂平板上形成 α 溶血，42℃可生长。人金黄杆菌不水解七叶苷和乙二醇，人型金黄杆菌则相反。

金黄杆菌存在于自然界，属条件致病菌。产吲哚金黄杆菌是人体常见菌，致病力弱，发生感染时常与各种插管相关。人金黄杆菌和人型金黄杆菌由原来的 CDC 群Ⅱb 划分出来，可分离于血液、透析液、脓液等。金黄杆菌属在医院环境中也广泛存在，是一种医院感染菌，特别是在含水的医疗器械中，如呼吸机管道、纤支镜，可引起外源性感染，也可以因宿主免疫力低下、不合理使用抗生素等引起内源性感染。临床常见易感人群为老年人、早产儿、新生儿以及免疫力低下者。严重的基础疾病是金黄杆菌医院感染的重要危险因素。金黄杆菌医院感染多发生于 ICU、呼吸科、神经外科、感染科等，患者病情相对较重，并对多种抗菌药物耐药。积极处理原发疾病，减少危险因素是提高治愈率的关键。目前尚无金黄杆菌抗菌药物敏感试验折点，纸片扩散法对该菌不可靠，故选择合适的抗菌药物变得更加困难。

十二、脑膜脓毒伊丽莎白菌 痰液

临床微生物检验解释报告

姓名：JSY 性别：男 年龄（岁）：44 病员号：0018983 *

科别：呼吸科 床号：31 临床诊断：重症肺炎

医生：FX 患者类别：住院

标本编号：1712203 * 标本种类：痰液 送检项目：痰液培养

培养结果：

脑膜脓毒伊丽莎白菌（*Elizabethkingia meningoseptica*）混丛，较多。

培养结果解释：

患者因重症肺炎入院，送检痰标本培养。痰标本质量评估显示：该标本涂片在显微镜低倍镜下鳞状上皮细胞<10 个/LP，白细胞>25 个/LP，为合格标本。涂片镜下见较多短小革兰阴性杆菌，未见白细胞相关性。培养 24 小时血液琼脂平板上生长阴性杆菌。经MALDI−TOF MS鉴定为脑膜脓毒伊丽莎白菌，鉴定分数 2.00，较高。

脑膜脓毒伊丽莎白菌，曾用名为脑膜败血性金黄杆菌，条件致病，可引起医院感染。该菌与新生儿脑膜炎有关，也可致成人肺炎、脓毒症及透析室内感染，常与各类导管感染有关。

从患者合格痰标本中分离出该菌，但未见其与白细胞相关，临床意义不明确。必要时对患者呼吸相关导管进行微生物学检查。

细菌形态：

见附录图 81、图 82。

局限性：

脑膜脓毒伊丽莎白菌为伊丽莎白菌属（*Elizabethkingia*），该属药敏试验尚无标准操作方法，故实验室无法提供标准药敏检测结果。

参考建议：

该菌耐药机制多样，对多种抗生素耐药。有研究报道，该菌对含酶抑制剂 β−内酰胺酶类复合制剂，如头孢哌酮/舒巴坦、哌拉西林−他唑巴坦和替卡西林−克拉维酸较为敏感。此外，万古霉素、米诺环素、利福平、甲氧苄啶−磺胺甲噁唑对该菌有较好的抗菌活性。

标本采集时间 标本接收时间 报告时间 检验者 审核者 检测实验室 联系电话

【扩展信息】

脑膜脓毒伊丽莎白菌是革兰阴性，无鞭毛、无动力、无芽孢的需氧菌，对营养要求不高，不产生色素或仅产生少量浅黄色或浅橙红色色素，分解甘露醇产酸，具有β—半乳糖苷酶活性，水解明胶和七叶苷。伊丽莎白菌属由金黄杆菌属中分出，生化反应和耐药谱与金黄杆菌属相似。可通过16S rRNA基因测序鉴别。

脑膜脓毒伊丽莎白菌存在于医院环境中，主要分布在吸氧瓶、加湿器、吸引管、鼻导管、水槽及水龙头中。近年来，因其感染在临床上日益增多，特别是在ICU暴发性流行的报道屡见不鲜，已被认为是重要的医院感染致病菌。成人感染多发生于体弱、免疫力低下、有严重基础疾病、大量广谱抗菌药物治疗、接受侵入性医疗操作的患者。多数患者从下呼吸道标本中分离出该菌，表现为肺部感染症状，主要为导管相关性肺炎。脑膜脓毒伊丽莎白菌还可以引起新生儿脑膜炎、蜂窝织炎和感染性心内膜炎等。

目前CLSI无脑膜脓毒伊丽莎白菌药敏解释标准。该菌对各种抗菌药物有较高的耐药性，耐药机制复杂。除与细菌外膜通透性、外排泵及产生生物膜等有关外，该菌能产超广谱β—内酰胺酶（ESBLs）和染色体或质粒介导的金属酶。ESBLs和金属酶能水解包括碳青霉烯类在内的β—内酰胺酶类抗菌药物。同时，该菌对氨基糖苷类可产生交叉耐药，对黏菌素天然耐药。目前，含酶抑制剂的β—内酰胺酶类复合制剂可作为治疗该菌感染的选择。

十三、解甘露醇罗尔斯顿菌　血液

临床微生物检验解释报告

姓名：MM　性别：女　年龄（岁）：41　病员号：0006502＊

科别：肝脏外科　床号：18　临床诊断：自体肝移植术后

医生：WXX　患者类别：住院

标本编号：1711071＊　标本种类：血液　送检项目：血液培养（需氧＋厌氧）

培养结果：

解甘露醇罗尔斯顿菌（*Ralstonia mannitolilytica*）生长，报阳时间3天20小时。

培养结果解释：

患者行自体肝移植术后，出现畏寒发热，病情进展快，伴心率加快、血压急速降低等感染休克症状。期间送检血液培养标本2套，均报阳，最快报阳时间3天20小时。报阳瓶直接涂片，革兰染色结果见革兰阴性杆菌。经MALDI－TOF MS鉴定为解甘露醇罗尔斯顿菌，鉴定分数2.08，较高。

解甘露醇罗尔斯顿菌为条件致病菌，主要引起腹腔感染、脑膜炎、菌血症、心内膜炎、骨髓炎等，还可导致医院感染暴发。

该患者术后感染，2套血液培养标本均分离出该菌，提示为致病菌的可能性大，请结合临床诊断。

细菌形态：

见附录图 83、图 84。

一级报告：

革兰阴性杆菌生长，报阳时间 3 天 20 小时。

二级报告：

解甘露醇罗尔斯顿菌。

三级报告：

解甘露醇罗尔斯顿菌生长，报阳时间 3 天 20 小时。

局限性：

1. 解甘露醇罗尔斯顿菌生长缓慢，一般培养 72 小时可见菌落生长，故报告可能延迟。

2. 目前尚没有罗尔斯顿菌属药敏试验的标准方法及解释标准，实验室暂无法提供药敏结果。

参考建议：

尚无解甘露醇罗尔斯顿菌感染治疗指南，抗菌药物治疗情况报道亦少。仅少数报道提示该菌对头孢吡肟、哌拉西林－他唑巴坦、亚胺培南敏感性较高，对头孢他啶、左氧氟沙星、庆大霉素、妥布霉素耐药。

标本采集时间　标本接收时间　报告时间　检验者　审核者　检测实验室　联系电话

【扩展信息】

解甘露醇罗尔斯顿菌，为罗尔斯顿菌属（*Ralstonia*），专性需氧革兰阴性杆菌，分布广泛，条件致病，在普通蛋白胨培养基上缓慢生长，最适合生长温度为 25～41℃。罗尔斯顿菌属包含 5 个菌种，其中人类病原菌有皮氏罗尔斯顿菌、解甘露醇罗尔斯顿菌和危险罗尔斯顿菌。其他罗尔斯顿菌分离自环境标本，现已分类为贪铜菌属，包括少见贪铜菌、吉拉迪贪铜菌、呼吸道贪铜菌和台湾贪铜菌。罗尔斯顿菌属和贪铜菌属表型上非常相近，仅采用常规生化试验进行鉴定较为困难，需要额外试验。16S rRNA 基因测序能进行可靠区分，同时鉴定出各菌种。

罗尔斯顿菌属中最常见的是皮氏罗尔斯顿菌。该菌可引起多种感染，包括菌血症、脑膜炎、心内膜炎、骨髓炎等。在囊性纤维化患者中分离的罗尔斯顿菌大多为解甘露醇罗尔斯顿菌，其感染患者的数量是皮氏罗尔斯顿菌的 2 倍以上。目前，尚无罗尔斯顿菌属药敏试验的标准方法及解释标准。文献仅推荐微量肉汤稀释法或 E-test 法作为该菌药敏试验的首选方法。

十四、奥斯陆莫拉菌　血液

临床微生物检验解释报告

姓名：TRF　性别：男　年龄（岁）：51　病员号：0018334＊

科别：神经外科　床号：79　临床诊断：丘脑出血术后；发热待诊

医生：LYW　患者类别：住院

标本编号：1709101＊　标本种类：血液　送检项目：血液培养（需氧＋厌氧）

培养结果：

奥斯陆莫拉菌（*Moraxella osloensis*）生长，报阳时间2天6小时。

培养结果解释：

患者在神经外科就诊期间送检2套血液培养标本，其中1需氧瓶报阳，报阳时间2天6小时，报阳瓶直接涂片，染色结果为革兰阴性杆菌。培养48小时后血琼脂平板上为灰白色、凸起、不溶血菌落，经MALDI－TOF MS鉴定为奥斯陆莫拉菌，鉴定分数2.033，较高。

奥斯陆莫拉菌是人体呼吸道正常菌群，可引起呼吸道及呼吸道外感染。在莫拉菌属中，奥斯陆莫拉菌最常引起危重患者的血流感染。

患者送检2套血液培养标本，仅1需氧瓶报阳，不排除感染可能，请结合临床诊断。

细菌形态：

见附录图85、图86。

一级报告：

革兰阴性杆菌生长，报阳时间2天6小时，鉴定药敏试验进行中。

二级报告：

初步鉴定药敏试验未生长。

三级报告：

奥斯陆莫拉菌生长，最终药敏结果及解释见表6－12。

表6－12　奥斯陆莫拉菌最终药敏结果及解释

分组①	抗生素	类别	方法	折点（µg/mL）			检测值（µg/mL）	解释
				S	I	R		
A	头孢他啶（注射）Ceftazidime	头孢菌素类	MIC	≤8	16	≥32	8	敏感（S）
A	庆大霉素Gentamicin	氨基糖苷类	MIC	≤4	8	≥16	4	敏感（S）
B	哌拉西林－他唑巴坦Piperacillin-Tazobactam	β－内酰胺酶类复合制剂	MIC	≤16/4	32/4～64/4	≥128/4	16/4	敏感（S）
B	头孢吡肟（注射）Cefepime	头孢菌素类	MIC	≤8	16	≥32	2	敏感（S）

续表6-12

分组①	抗生素	类别	方法	折点（μg/mL）			检测值（μg/mL）	解释
				S	I	R		
B	氨曲南 Aztreonam	单环内酰胺类	MIC	≤8	16	≥32	4	敏感（S）
B	亚胺培南 Imipenem	碳青霉烯类	MIC	≤4	8	≥16	2	敏感（S）
B	美罗培南 Meropenem	碳青霉烯类	MIC	≤4	8	≥16	2	敏感（S）
B	阿米卡星 Amikacin	氨基糖苷类	MIC	≤16	32	≥64	8	敏感（S）
B	环丙沙星 Ciprofloxacin	氟喹诺酮类	MIC	≤1	2	≥4	1	敏感（S）
B	左氧氟沙星 Levofloxacin	氟喹诺酮类	MIC	≤2	4	≥8	1	敏感（S）
B	甲氧苄啶—磺胺甲噁唑 Trimethoprim-Sulfamethoxazole	叶酸代谢途径抑制剂	MIC	≤2/38	—	≥4/76	2/38	敏感（S）
C	头孢噻肟（注射） Cefotaxime	头孢菌素类	MIC	≤8	16~32	≥64	8	敏感（S）
C	头孢曲松（注射） Ceftriaxone	头孢菌素类	MIC	≤8	16~32	≥64	8	敏感（S）

注：①—药敏分组和折点参考CLSI M100其他非肠杆菌目细菌解释标准。A—常规试验并常规报告的药物。B—临床上重要，但选择性报告的药物。C—有临床需求或补充的抗菌药物。

局限性：

1. 奥斯陆莫拉菌营养要求高，生长缓慢，鉴定工作需要较长时间。
2. 奥斯陆莫拉菌不推荐使用纸片扩散法进行体外药敏试验。

参考资料：

大部分莫拉菌属细菌对青霉素类、头孢菌素类、四环素类、喹诺酮类和氨基糖苷类药物敏感。

标本采集时间 标本接收时间 报告时间 检验者 审核者 检测实验室 联系电话

【扩展信息】

奥斯陆莫拉菌为革兰阴性球杆菌，呈球杆状或短杆状，单个、成对或短链状排列。在5%~10%的CO_2环境中35℃培养48小时后，血琼脂平板上可见直径约为1mm的灰白色、圆形、凸起、不溶血、湿润、光滑小菌落。奥斯陆莫拉菌是人和动物黏膜的正常菌群，对营养要求高，当人体免疫力下降时，可引起呼吸道感染，也可引起中耳炎、关节炎、脑膜炎、心内膜炎等呼吸道外感染。奥斯陆莫拉菌可引起败血症，成人一般发生于免疫力低下患者，如肿瘤、白血病、器官移植的患者，儿童一般发生于有基础疾病者。临床怀疑败血症时，应多次送检血液培养标本，必要时可延长培养时间。大部分莫拉菌对常用抗菌药物敏感，但近年来出现了产 β-内酰胺酶菌株。目前尚无指南推荐奥斯陆莫拉菌 β-内酰胺酶株的检测方法，实验室可参考使用头孢硝噻吩法。

（王远芳）

第七章　气单胞菌属、苍白杆菌属、弧菌属和弯曲菌属

本章讨论的菌种是临床上较少见的革兰阴性杆菌，包括嗜水气单胞菌（*Aromonas hydrophila*）、人苍白杆菌（*Ochrobactrum anthropi*）、少动鞘氨醇单胞菌（*Sphingomonas paucimobilis*）、河流弧菌（*Vibrio fluvialis*）、空肠弯曲菌（*Campylobacter jejuni*）和胎儿弯曲菌（*Campylobacter fetus*）。这些菌种存在于自然环境中，如土壤和水体，条件致病，医院也是其常见储源，在临床微生物实验室偶尔分离到。本章通过检验报告介绍这些菌的形态、流行情况、临床评价、生物学鉴定、药敏解释、局限性和参考信息。

一、嗜水气单胞菌　血液

临床微生物检验解释报告

姓名：ZMR　性别：女　年龄（岁）：54　病员号：0018645*

科别：急诊科　床号：32　临床诊断：发热待诊

医生：CY　患者类别：急诊

标本编号：1709201*　标本种类：血液　送检项目：血液培养（需氧+厌氧）

培养结果：

嗜水气单胞菌（*Aromonas hydrophila*）生长，报阳时间9小时。

培养结果解释：

患者在急诊科就诊期间送检血液培养标本1套，需氧瓶和厌氧瓶均经9小时培养报阳。报阳瓶直接涂片染色结果显示革兰阴性杆菌。MALDI-TOF MS鉴定为嗜水气单胞菌，鉴定分数2.12，较高。

嗜水气单胞菌主要引起肠道内感染和肠道外感染，肠道外感染往往与患者基础疾病、近水接触有关。嗜水气单胞菌可导致胃肠炎、蜂窝织炎、菌血症、溶血性尿毒症、烧伤相关脓毒血症、伤口感染、眼部感染、呼吸道感染等。

根据血液培养标本采集标准，要求采集2～3套，此例仅送检1套，故分离菌临床意义待考察。

细菌形态：

见附录图87、图88。

一级报告：

革兰阴性杆菌生长，报阳时间9小时，鉴定药敏试验进行中。

二级报告：

嗜水气单胞菌，药敏试验进行中。

三级报告：

嗜水气单胞菌生长，最终药敏结果及解释见表7-1。

表7-1 嗜水气单胞菌最终药敏结果及解释

抗生素	类别	方法	折点① （µg/mL)			检测值 （µg/mL)	解释
			S	I	R		
哌拉西林—他唑巴坦 Piperacillin-Tazobactam	β—内酰胺酶类复合制剂	MIC	≤16/4	32/4～64/4	≥128/4	16/4	敏感（S)
头孢他啶 Ceftazidime	头孢菌素类	MIC	≤4	8	≥16	≤1	敏感（S)
头孢噻肟 Cefotaxime	头孢菌素类	MIC	≤1	2	≥4	≤1	敏感（S)
头孢曲松 Ceftriaxone	头孢菌素类	MIC	≤1	2	≥4	≤1	敏感（S)
头孢吡肟 Cefepime	头孢菌素类	MIC	≤2	4～8	≥16	≤1	敏感（S)
头孢呋辛 Cefuroxime	头孢菌素类	MIC	≤8	16	≥32	≤1	敏感（S)
厄他培南② Ertapenem	碳青霉烯类	MIC	≤0.5	1	≥2	≥8	耐药（R)
亚胺培南② Imipenem	碳青霉烯类	MIC	≤1	2	≥4	16	耐药（R)
美罗培南② Meropenem	碳青霉烯类	MIC	≤1	2	≥4	16	耐药（R)
氨曲南 Aztreonam	单环内酰胺类	MIC	≤4	8	≥16	≤1	敏感（S)
庆大霉素 Gentamicin	氨基糖苷类	MIC	≤4	8	≥16	≤1	敏感（S)
阿米卡星 Amikacin	氨基糖苷类	MIC	≤16	32	≥64	≤2	敏感（S)
环丙沙星 Ciprofloxacin	氟喹诺酮类	MIC	≤1	2	≥4	2	中介（I)
左氧氟沙星 Levofloxacin	氟喹诺酮类	MIC	≤2	4	≥8	0.5	敏感（S)
甲氧苄啶—磺胺甲噁唑 Trimethoprim-Sulfamethoxazole	叶酸代谢途径抑制剂	MIC	≤2/38	—	≥4/76	≤2/38	敏感（S)
氯霉素 Chloromycetin	苯丙醇类	MIC	≤8	16	≥32	≥32	耐药（R)
四环素 Tetracycline	四环素类	MIC	≤4	8	≥16	≥16	耐药（R)

注：①—药敏折点参照CLSI M45。②—该菌可能产碳青霉烯酶（CphA金属酶)，CphA金属酶只

水解碳青霉烯类，不水解青霉素和头孢菌素类，因此表现出碳青霉烯类耐药。这种耐药机制不纳入多重耐药菌感控管理。同时值得注意的是，气单胞菌可产生诱导型 β－内酰胺酶，使患者在治疗的过程中对广谱头孢菌素出现耐药。

嗜水气单胞菌天然耐药：

氨苄西林、阿莫西林、阿莫西林－克拉维酸、头孢唑啉。

局限性：

研究显示，嗜水气单胞菌对碳青霉烯类耐药率通常<8%，因此在药敏报告中可能出现嗜水气单胞菌对厄他培南、亚胺培南和美罗培南耐药。目前，临床微生物实验室尚未对其耐药机制开展临床常规检测。

参考建议：

嗜水气单胞菌为条件致病菌，其临床意义需结合患者症状综合考虑。标准送检血液培养标本可以明确病原流程意义。指南指出，嗜水气单胞菌感染治疗首选氟喹诺酮类，如环丙沙星或左氧氟沙星。次选甲氧苄啶－磺胺甲噁唑或第三、四代头孢菌素。除天然耐药外，对气单胞菌属可能无效的药物还包括青霉素、替卡西林、链霉素。

标本采集时间　标本接收时间　报告时间　检验者　审核者　检测实验室　联系电话

【扩展信息】

气单胞菌属（*Aromonas*）为革兰阴性菌，兼性厌氧。菌体单个或成对排列，杆状或球状，极端单鞭毛，无芽孢和荚膜，触酶阳性，从病灶中分离的新鲜菌常两两相连。其在普通琼脂平板上形成圆形，边缘光滑，中央凸起，肉色、灰白色或略带淡红色，有光泽的菌落。气单胞菌发酵葡糖糖产酸，通常氧化酶阳性，可分别与非发酵菌和肠杆菌科细菌鉴别。

气单胞菌为条件致病菌，可致肠道内感染和肠道外感染。大多数肠道内感染与摄入被污染的食物和水有关。气单胞菌是 5 岁以下儿童和成人夏季腹泻常见的病原菌之一，送检标本多为粪便。气单胞菌引起的腹泻常为自限性，一般无需抗菌药物治疗。肠道外感染主要为皮肤和软组织感染，多见于外伤后伤口感染，最常见的标本是血液和伤口分泌物。气单胞菌还可以引起眼部感染、脑膜炎、肺炎、胸膜炎、骨髓炎、关节炎、蜂窝织炎、菌血症、溶血性尿毒症、烧伤相关脓毒血症等。当污染物进入机体时，气单胞菌常会与其他菌（如弧菌等）引起混合感染。嗜水气单胞菌为气单胞菌常见的分离种，产多种外毒素，包括溶血素、组织毒素、坏死毒素、肠毒素和蛋白酶等，毒性强，易引起败血症和外伤后感染。除嗜水气单胞菌外，临床上致病的气单胞菌还有豚鼠气单胞菌（*A. caviae*）、威隆气单胞菌（*A. veronii*）等。临床上偶尔会分离到杀鲑气单胞菌（*A. salmonicida*），该菌为鲑鱼细菌败血症病原体，人类标本中罕见，一般认为对人无致病性。

实验室通常只对肠道外感染分离的气单胞菌株进行药敏试验。气单胞菌可表达 3 种染色体介导的诱导型 β－内酰胺酶，包括头孢菌素酶、青霉素酶和金属酶，对青霉素类、头孢菌素类有较高的耐药性。在<8%的气单胞菌中会出现碳青霉烯类耐药菌株，最常见的机制是产 CphA 金属酶。CphA 金属酶是导致碳青霉烯类耐药的酶之一。有研究显示，不

同部位感染的嗜水气单胞菌对抗生素的耐药率存在差异。嗜水气单胞菌可分泌多糖，形成生物膜。氟喹诺酮类可在生物膜形成初期干扰其成熟，环丙沙星效果最为明显。

二、人苍白杆菌　血液

临床微生物检验解释报告

姓名：LHN　性别：男　年龄（岁）：41　病员号：0004209＊

科别：肾脏内科　床号：4　临床诊断：CRF，发热，肾移植术后

医生：JX　患者类别：住院

标本编号：1604453＊　标本种类：导管血　送检项目：血液培养（需氧＋厌氧）

培养结果：

人苍白杆菌（*Ochrobactrum anthropi*），报阳时间2天5小时。

培养结果解释：

患者因慢性肾衰竭，肾移植术后出现发热。送检血液培养标本多套，2套血液培养标本报阳，最快报阳时间2天5小时。报阳瓶革兰染色结果均为革兰阴性杆菌。MALDI－TOF MS鉴定为人苍白杆菌，鉴定分数1.98，可信。

人苍白杆菌存在于人体和各种环境中，临床主要分离于导管相关的菌血症患者。

患者2套血液培养标本均分离出该菌，提示该菌感染的可能性大，请结合临床诊断，特别注意排查导管相关感染。

细菌形态：

见附录图89、图90。

一级报告：

革兰阴性杆菌生长，报阳时间2天5小时，鉴定药敏试验进行中。

二级报告：

人苍白杆菌，药敏试验进行中。

三级报告：

人苍白杆菌生长，最终药敏结果及解释见表7－2。

表 7-2 人苍白杆菌最终药敏结果及解释

分组①	抗生素	类别	方法	折点（μg/mL） S	折点（μg/mL） I	折点（μg/mL） R	检测值（μg/mL）	解释
A	头孢他啶（注射）Ceftazidime	头孢菌素类	MIC	≤8	16	≥32	≤1	敏感（S）
A	庆大霉素 Gentamicin	氨基糖苷类	MIC	≤4	8	≥16	≤1	敏感（S）
A	妥布霉素 Tobramycin	氨基糖苷类	MIC	≤4	8	≥16	≤1	敏感（S）
B	哌拉西林—他唑巴坦 Piperacillin-Tazobactam	β—内酰胺酶类复合制剂	MIC	≤16/4	32/4～64/4	≥128/4	≥128/4	耐药（R）
B	头孢吡肟（注射）Cefepime	头孢菌素类	MIC	≤8	16	≥32	16	中介（I）
B	氨曲南 Aztreonam	单环内酰胺类	MIC	≤8	16	≥32	≥64	耐药（R）
B	亚胺培南 Imipenem	碳青霉烯类	MIC	≤4	8	≥16	2	敏感（S）
B	美罗培南 Meropenem	碳青霉烯类	MIC	≤4	8	≥16	2	敏感（S）
B	阿米卡星 Amikacin	氨基糖苷类	MIC	≤16	32	≥64	4	敏感（S）
B	环丙沙星 Ciprofloxacin	氟喹诺酮类	MIC	≤1	2	≥4	0.25	敏感（S）
B	左氧氟沙星 Levofloxacin	氟喹诺酮类	MIC	≤2	4	≥8	0.5	敏感（S）
B	甲氧苄啶—磺胺甲噁唑 Trimethoprim-Sulfamethoxazole	叶酸代谢途径抑制剂	MIC	≤2/38	—	≥4/76	≥4/76	耐药（R）
C	头孢曲松（注射）Ceftriaxone	头孢菌素类	MIC	≤8	16～32	≥64	≥64	耐药（R）

注：①—目前尚无该菌的药敏解释标准，参照 CLSI M100 中其他非肠杆菌目细菌标准报告。A—常规试验并常规报告的药物。B—临床上重要，但选择性报告的药物。C—有临床需求或补充的抗菌药物。

局限性：

人苍白杆菌和中间苍白杆菌表型相近，某些考虑为人苍白杆菌引起的感染实际上可能是由中间苍白杆菌引起的，区分两者需要额外试验。

参考建议：

人苍白杆菌属于条件致病菌，其临床意义需结合患者症状综合考虑。该菌通常对β—内酰胺酶类药物耐药，当怀疑此菌感染时，治疗建议首选氟喹诺酮类、氨基糖苷类、碳青霉烯类等抗菌药物，避免使用β—内酰胺酶类药物。

标本采集时间 标本接收时间 报告时间 检验者 审核者 检测实验室 联系电话

【扩展信息】

苍白杆菌属（*Ochrobactrum*）在血琼脂平板上形成奶油样、光滑、边界清晰的小菌落。菌体为革兰阴性杆菌，有动力。苍白杆菌属目前有 17 个菌种，其中人苍白杆菌和中间苍白杆菌（*O. intermedium*）分离于人类。人苍白杆菌和中间苍白杆菌表型相近，常规鉴定难以区别，可根据多黏菌素 E 试验等方法区别两者。人苍白杆菌对多黏菌素 E 敏感，中间苍白杆菌对多黏菌素 E 耐药（附录图 91）。中间苍白杆菌可在 41℃ 生长，脲酶通常阴性或反应迟缓。

人苍白杆菌条件致病，主要分离于导管相关的菌血症患者，很少引起其他感染。其感染患者多有严重基础疾病，并且免疫力低下。该菌通常对 β－内酰胺酶类药物耐药，如广谱青霉素类、广谱头孢菌素类、氨曲南和阿莫西林－克拉维酸，可能与其产 AmpC 酶有关。而对氨基糖苷类、氟喹诺酮类、亚胺培南、四环素和甲氧苄啶－磺胺甲噁唑通常敏感。

三、少动鞘氨醇单胞菌　血液

临床微生物检验解释报告

姓名：DYJ　性别：女　年龄（岁）：28　病员号：0018697＊

科别：急诊科　床号：3　临床诊断：发热待诊，宫内死胎

医生：CCX　患者类别：急诊科

标本编号：1710063＊　标本种类：血液　送检项目：血液培养（需氧＋厌氧）

培养结果：

少动鞘氨醇单胞菌（*Sphingomonas paucimobilis*）生长，报阳时间 19 小时。

培养结果解释：

患者于急诊科就诊，送检血液培养标本 2 套均报阳，最快报阳时间 19 小时。报阳瓶革兰染色结果均为革兰阴性杆菌。MALDI－TOF MS 鉴定为少动鞘氨醇单胞菌，鉴定分数 2.10，较高。

少动鞘氨醇单胞菌广泛存在于环境中，可从多种临床标本中分离，包括血液、脑脊液、腹膜液、尿液、伤口、阴道和宫颈分泌物。

患者宫内死胎，发热待诊，血液培养多套标本分离少动鞘氨醇单胞菌，该菌引起血流感染的可能性大，请结合临床综合判断。

细菌形态：

见附录图 92、图 93。

一级报告：

革兰阴性杆菌生长，报阳时间 19 小时，鉴定药敏试验进行中。

二级报告：

少动鞘氨醇单胞菌，药敏试验进行中。

三级报告：

少动鞘氨醇单胞菌生长，最终药敏结果及解释见表 7-3。

表 7-3　少动鞘氨醇单胞菌最终药敏结果及解释

分组①	抗生素	类别	方法	折点（μg/mL） S	I	R	检测值（μg/mL）	解释
A	头孢他啶 Ceftazidime	头孢菌素类	MIC	≤8	16	≥32	8	敏感（S）
A	庆大霉素 Gentamicin	氨基糖苷类	MIC	≤4	8	≥16	≤1	敏感（S）
B	哌拉西林－他唑巴坦 Piperacillin-Tazobactam	β—内酰胺酶类复合制剂	MIC	≤16/4	32/4～64/4	≥128/4	≤16/4	敏感（S）
B	头孢吡肟 Cefepime	头孢菌素类	MIC	≤8	16	≥32	16	中介（I）
B	氨曲南 Aztreonam	单环内酰胺类	MIC	≤8	16	≥32	≥64	耐药（R）
B	亚胺培南 Imipenem	碳青霉烯类	MIC	≤4	8	≥16	≤0.5	敏感（S）
B	美罗培南 Meropenem	碳青霉烯类	MIC	≤4	8	≥16	≤0.5	敏感（S）
B	阿米卡星 Amikacin	氨基糖苷类	MIC	≤16	32	≥64	≤2	敏感（S）
B	环丙沙星 Ciprofloxacin	氟喹诺酮类	MIC	≤1	2	≥4	2	中介（I）
B	左氧氟沙星 Levofloxacin	氟喹诺酮类	MIC	≤2	4	≥8	0.5	敏感（S）
B	甲氧苄啶－磺胺甲噁唑 Trimethoprim-Sulfamethoxazole	叶酸代谢途径抑制剂	MIC	≤2/38	—	≥4/76	≤2/38	敏感（S）
C	头孢噻肟 Cefotaxime	头孢菌素类	MIC	≤8	16～32	≥64	16	中介（I）
C	头孢曲松 Ceftriaxone	头孢菌素类	MIC	≤8	16～32	≥64	32	中介（I）
U	四环素 Tetracycline	四环素类	MIC	≤4	8	≥16	16	耐药（R）

　　注：①—目前尚无该菌的药敏解释标准，参照 CLSI M100 中其他非肠杆菌目细菌标准报告。A—常规试验并常规报告的药物。B—临床上重要，但选择性报告的药物。C—有临床需求或补充的抗菌药物。

参考建议：

　　多数鞘氨醇单胞菌对黏菌素耐药，对四环素、氯霉素、甲氧苄啶－磺胺甲噁唑和氨基糖苷类敏感，所有菌株对万古霉素敏感。治疗时，氨基糖苷类或亚胺培南可作为首选。

标本采集时间　标本接收时间　报告时间　检验者　审核者　检测实验室　联系电话

【扩展信息】

少动鞘氨醇单胞菌为革兰阴性非发酵菌，鞘氨醇单胞菌属（*Sphingomonas*），分布广泛。最适生长温度为 30～37℃，41℃不生长。几乎所有菌株都可产生黄色非水溶性色素，延长培养时间可出现深黄色菌落。菌体中长，单鞭毛，18～22℃有动力，37℃动力消失，氧化酶弱阳性或阴性，可分解糖类，脲酶阴性。其对营养要求低，在缺乏营养甚至消毒环境也能存活。

研究表明，少动鞘氨醇单胞菌细胞膜中缺乏脂多糖，临床致病力弱。临床上该菌感染发病率和病死率均较低，有医院获得性感染的报道，常在恶性肿瘤、长期使用免疫抑制剂、糖尿病、HIV/AIDS 患者中分离，也可引起术后感染继发的菌血症、败血症等。常见感染危险因素主要为透析置管、呼吸装置和留置导尿管。少动鞘氨醇单胞菌能穿过直径为 0.2μm 的滤膜，故因静脉用液或透析而感染的患者占一定比例。

四、河流弧菌　血液

临床微生物检验解释报告

姓名：DJP　性别：男　年龄（岁）：17　病员号：0008474＊

科别：神经内科　床号：33　临床诊断：头痛待诊

医生：SHF　患者类别：住院

标本编号：1211992＊　标本种类：血液　送检项目：血液培养（需氧＋厌氧）

培养结果：

河流弧菌（*Vibrio fluvialis*）生长，报阳时间 7 小时。

培养结果解释：

患者因头痛待诊伴腹泻入院，送检血液培养标本 2 套，均报阳，最快报阳时间 7 小时。报阳瓶直接涂片，革兰染色结果为革兰阴性杆菌。经 MALDI-TOF MS 鉴定为河流弧菌，鉴定分数 2.081，较高。

河流弧菌主要引起肠道内感染，当发生严重肠胃炎时，细菌入血可能并发菌血症。

患者发病前曾去海南旅游，回本地后出现腹泻症状。2 套血液培养标本分离出河流弧菌，该菌为致病菌的可能性大。

细菌形态：

见附录图 94、图 95。

一级报告：

革兰阴性杆菌生长，报阳时间 7 小时，鉴定药敏试验进行中。

二级报告：

河流弧菌，药敏试验进行中。

三级报告：

河流弧菌生长，最终药敏结果及解释见表 7-4。

表 7—4 河流弧菌最终药敏结果及解释

抗生素	类别	方法	折点① （μg/mL）			检测值（μg/mL）	解释
			S	I	R		
哌拉西林—他唑巴坦 Piperacillin-Tazobactam	β—内酰胺酶类复合制剂	MIC	≤16/4	32/4～64/4	≥128/4	16/4	敏感（S）
头孢他啶 Ceftazidime	头孢菌素类	MIC	≤4	8	≥16	≤2	敏感（S）
头孢噻肟 Cefotaxime	头孢菌素类	MIC	≤1	2	≥4	32	耐药（R）
头孢吡肟 Cefepime	头孢菌素类	MIC	≤2	4～8	≥16	8	中介（I）
头孢西丁 Cefoxitin	头孢菌素类	MIC	≤8	16	≥32	16	中介（I）
亚胺培南 Imipenem	碳青霉烯类	MIC	≤1	2	≥4	≤1	敏感（S）
美罗培南 Meropenem	碳青霉烯类	MIC	≤1	2	≥4	≤1	敏感（S）
庆大霉素 Gentamicin	氨基糖苷类	MIC	≤4	8	≥16	≤1	敏感（S）
阿米卡星 Amikacin	氨基糖苷类	MIC	≤16	32	≥64	≤16	敏感（S）
环丙沙星 Ciprofloxacin	氟喹诺酮类	MIC	≤1	2	≥4	≤1	敏感（S）
左氧氟沙星 Levofloxacin	氟喹诺酮类	MIC	≤2	4	≥8	0.5	敏感（S）
甲氧苄啶—磺胺甲噁唑 Trimethoprim-Sulfamethoxa	叶酸代谢途径抑制剂	MIC	≤2/38	—	≥4/76	4/76	耐药（R）
氯霉素 Chloromycetin	苯丙醇类	MIC	≤8	16	≥32	8	敏感（S）
四环素 Tetracycline	四环素类	MIC	≤4	8	≥16	≤4	敏感（S）
多西环素 Doxycycline	四环素类	MIC	≤4	8	≥16	4	敏感（S）

注：①—药敏折点参照 CLSI M45。

参考建议：

指南指出，弧菌引起败血症或软组织感染时及时使用抗菌药物十分重要。首选抗菌药物包括头孢噻肟、头孢他啶、四环素或多西环素、氟喹诺酮类。可选用多西环素＋头孢他啶或氟喹诺酮类。备选药物包括头孢噻肟＋环丙沙星（在体外有协同作用）、莫西沙星或左氧氟沙星，头孢噻肟＋米诺环素（在体外有协同作用）。坏死性筋膜炎可能需要筋膜切开术。

标本采集时间 标本接收时间 报告时间 检验者 审核者 检测实验室 联系电话

【扩展信息】

弧菌为革兰阴性，兼性厌氧，直、弯曲或逗号状、杆状，触酶阳性，多数氧化酶阳性。弧菌属（*Vibrio*）和肠杆菌、气单胞菌都可引起人类肠道内感染和肠道外感染，区分弧菌与后两者的重要试验是含盐生长试验和硫代硫酸钠柠檬酸胆盐蔗糖培养基（TCBS）生长试验。弧菌属在 TCBS 上生长良好，而肠杆菌、气单胞菌不生长。弧菌属嗜盐，生长中需 Na+。TCBS 琼脂专门用于分离弧菌，其他菌难以生长。在 TCBS 琼脂里加入蔗糖可以对弧菌进行初步鉴别，霍乱弧菌、河流弧菌和溶藻弧菌菌落为黄色，副溶血弧菌、拟态弧菌和大部分创伤弧菌因不发酵蔗糖，故菌落为绿色。TCBS 分离时需注意：培养超过 24 小时观察，平板上黄色菌落可能会转变为绿色。此外，TCBS 培养菌落不能用于氧化酶试验，应使用不含糖培养基如血琼脂或营养琼脂上的菌落做氧化酶试验。

弧菌属包括霍乱弧菌和非霍乱弧菌。河流弧菌属于非霍乱弧菌，经粪－口传播，条件致病，主要引起人类急性胃肠炎，偶有出血性蜂窝织炎、脑炎、菌血症、急性耳炎及腹膜炎的报道。怀疑弧菌感染时，根据感染部位采集不同标本进行培养。如皮肤伤口/软组织感染可取伤口分泌物，原发性败血症可采集血液，肠胃炎可采集粪便。虽然河流弧菌可在常规培养基上生长，但从粪便中分离出该菌则需使用选择性培养基，如TCBS。弧菌对干燥敏感，标本采集运输需使用运送培养基。标本若为水样便可用吸水纸或纱布吸附后置于密闭塑料袋内送检。通常弧菌属引起的腹泻无需抗菌药物治疗，但使用抗菌药物可以缩短病程和减轻疾病的严重程度。多数情况下只对来自肠道外的分离株进行药敏试验。

五、空肠弯曲菌 大便

临床微生物检验解释报告

姓名：LDQ 性别：女 年龄（岁）：74 病员号：0001834＊

科别：急诊科 床号：5 临床诊断：急性腹泻

医生：LCT 患者类别：住院

标本编号：1706021＊ 标本种类：大便 送检项目：大便培养

培养结果：

空肠弯曲菌（*Campylobacter jejuni*），较多。

培养结果解释：

患者因急性腹泻在急诊科就诊期间送检水样大便标本 1 份，涂片革兰染色后查见较多菌体弯曲呈弧形的革兰阴性杆菌，疑似空肠弯曲菌。接种 SS 和 EMB 琼脂平板之外，加种活性炭－头孢哌酮－去氧胆酸钠－琼脂培养基（CCDA）。微需氧条件下 37℃培养

48 小时后，CCDA 平板上形成灰白色、湿润小菌落，氧化酶阳性。经 MALDI-TOF MS鉴定为空肠弯曲菌，鉴定分数 1.931，可信。

空肠弯曲菌是一种食源性人畜共患病病原菌，可引起婴幼儿和成人急性腹泻，也可引起肠道外感染。

患者为老年女性，急性腹泻，大便中分离出空肠弯曲菌，该菌引起急性腹泻的可能性大，请结合临床诊断。

药敏结果解释：

空肠弯曲菌药敏结果及解释见表7-5。

表 7-5　空肠弯曲菌药敏结果及解释

抗生素	类别	方法	折点[①] (mm)			检测值 (mm)	解释
			S	I	R		
红霉素[②] Erythromycin	大环内酯类	K-B	≥16	13~15	≤12	21	敏感（S）
环丙沙星 Ciprofloxacin	氟喹诺酮类	K-B	≥24	21~23	≤20	27	敏感（S）
四环素[③] Tetracycline	四环素类	K-B	≥26	23~25	≤22	31	敏感（S）

注：①—药敏方法和折点参考 CLSI M45，药敏平板使用含5%绵羊血的 M-H 琼脂平板。②—红霉素药敏结果可预测阿奇霉素的敏感性。③—四环素药敏结果可预测多西环素敏感性。

局限性：

空肠弯曲菌由于生长条件苛刻，需要使用特殊培养条件分离，培养时间可能延长。

参考建议：

指南指出，空肠弯曲菌感染时53%~83%的患者发热，多有腹泻，自限性病程多在一周内，最重要的治疗手段是补液。当处于高热、血便、病程长（症状持续超过1周）、妊娠、HIV/AIDS 以及其他免疫缺陷状态时，需要抗生素治疗。治疗方案首选阿奇霉素或红霉素，次选环丙沙星。环丙沙星耐药率差异大，在东南亚地区耐药率较高。静脉用药亦可选用氨基糖苷类、氯霉素、克林霉素和碳青霉烯类。甲氧苄啶-磺胺甲噁唑、青霉素以及头孢菌素类无效。

标本采集时间 标本接收时间 报告时间 检验者 审核者 检测实验室 联系电话

【扩展信息】

弯曲菌属（*Campylobacter*）为无芽孢革兰阴性杆菌，菌体长 0.5~5μm，呈弯曲、S 形或螺旋杆状。绝大多数为微需氧，在含有 5%O_2、10%CO_2 和 85%N_2 的环境中生长最佳。在不同培养基上，弯曲菌可形成不同的菌落形态。一般情况下为无色、扁平、不规则、扩展型菌落，可因水分丢失变成圆形、凸起、光滑、不扩散的菌落。陈旧培养或长期暴露于空气培养的弯曲菌可形成球形菌体。活性炭-头孢哌酮-去氧胆酸钠-琼脂培养基（CCDA）和 Skirrow 平板为常用的选择性培养基。

空肠弯曲菌与腹泻相关。我国沿海部分地区，空肠弯曲菌引起的腹泻已超过志贺菌，在北京、上海、福建等地曾有因该菌污染食物而引发疾病的报道。该菌所致急性胃肠炎的临床症状通常包括发热、腹部绞痛、腹泻等，感染通常具有自限性，未治疗患者中有5%～10%会复发。该菌也可引起肠道外感染，如血流感染、脑膜炎、组织感染、肝炎、胆囊炎、胰腺炎、流产、新生儿败血症、肾炎、前列腺炎和尿路感染等。弯曲菌感染后约15%的患者可并发格林－巴利综合征（Guillain-Barre syndrome，GBS）。弯曲菌引起GBS的发病机制涉及宿主对脂多糖核心区域的神经节苷脂样表位抗原的免疫反应，在易感人群中导致神经节苷脂高度富集的周围神经损伤。严重的弯曲菌感染可引起反应性关节炎，出现持续性关节疼痛和关节肿胀，时间为几周至一年。治疗空肠弯曲菌引起的肠道外感染，药物选择同胃肠炎治疗，但疗程更长，常为2～4周。空肠弯曲菌胃肠道内感染检测标本为粪便，肛拭子也可用于分离培养，双份标本可提高阳性率。标本应使用转运培养基，2小时内送达实验室。为了预防空肠弯曲菌感染，应避免饮用未经巴氏消毒的牛奶，彻底烹熟食物，做好手卫生，彻底清洁案板，避免生食污染。

六、胎儿弯曲菌　血液

临床微生物检验解释报告

姓名：XJX　性别：男　年龄（岁）：61　病员号：1217851＊

科别：血液科　床号：10　临床诊断：非霍奇金淋巴瘤

医生：CX　患者类别：住院

标本编号：1717303＊　标本种类：血液　送检项目：血液培养（需氧＋厌氧）

培养结果：

胎儿弯曲菌（*Campylobacter fetus*）生长，报阳时间2天10小时。

培养结果解释：

患者在血液科就诊期间送检2套血液培养标本，其中1厌氧瓶报阳，报阳时间2天10小时，染色结果为弯曲的革兰阴性杆菌，疑似弯曲菌。接种血琼脂平板和巧克力色血琼脂平板，微需氧条件下37℃培养48小时后，血琼脂平板上有细小不溶血菌落生长，氧化酶阳性，经MALDI－TOF MS鉴定为胎儿弯曲菌，鉴定分数2.041，较高。

胎儿弯曲菌为弯曲菌属，引起自限性肠道内感染，也可引起肠道外感染。肠道外感染多发生于免疫力低下患者。

患者送检2套血液培养标本，1厌氧瓶报阳。胎儿弯曲菌污染的可能性小。患者有高危因素，不排除感染的可能，请结合临床综合判断。

细菌形态：

见附录图96、图97。

一级报告：

革兰阴性杆菌生长，报阳时间2天10小时，鉴定药敏试验进行中。

二级报告：

初步鉴定生长不良。

三级报告：

胎儿弯曲菌生长，报阳时间 2 天 10 小时。

局限性：

1. 胎儿弯曲菌生长条件苛刻，生化反应惰性，鉴定困难，需要较长时间。

2. CLSI 没有胎儿弯曲菌推荐药敏试验方法及折点范围。

参考建议：

指南中治疗胎儿弯曲菌感染，首选庆大霉素，次选亚胺培南或头孢曲松，其他有效药物包括阿莫西林和氯霉素。

标本采集时间 标本接收时间 报告时间 检验者 审核者 检测实验室 联系电话

【扩展信息】

弯曲菌属（*Campylobacter*）属于变形菌门，ε－变形菌纲，弯曲菌目，弯曲菌科，包含 24 个种。弯曲菌属呈弯曲、S 形或螺旋杆状，为无芽孢革兰阴性杆菌，绝大多数为微需氧。最常见的弯曲菌是空肠弯曲菌，偶见胎儿弯曲菌。空肠弯曲菌在 37℃ 和 42℃ 生长，25℃ 不生长。胎儿弯曲菌在 25～37℃ 均生长，42℃ 生长不佳。

弯曲菌是主要的动物传染病病原菌，也可感染人类。除了感染食用动物，如家禽、牛、羊、猪等外，弯曲菌也会出现在家养宠物中。弯曲菌主要引起肠道内感染，空肠弯曲菌和大肠弯曲菌是与腹泻相关的十分常见的弯曲菌菌种，感染通常是由摄入处理不当的食物引起。弯曲菌引起的肠道内感染有自限性，一般不需要抗菌药物治疗。大部分有症状的感染发生在婴儿和儿童，发病率随年龄增长而降低。胎儿弯曲菌通常引起肠道外感染，如菌血症和深部组织感染，还可引起脓毒性流产、脓毒性关节炎、脓肿、脑膜炎等。免疫力低下者可能发生持续性腹泻和菌血症。胎儿弯曲菌胎儿亚种能够产生一种表面蛋白荚膜，是该菌的毒力因子。简明弯曲菌、直线弯曲菌、屈曲弯曲菌和昭和弯曲菌可引起牙周病，人类是其唯一的宿主。不同标本来源分离的主要弯曲菌见图 7-1。所有引起血流感染的弯曲菌均可分离自粪便，表明来源于肠道，同时尚未在菌血症中发现的弯曲菌，亦有引起血流感染的可能。

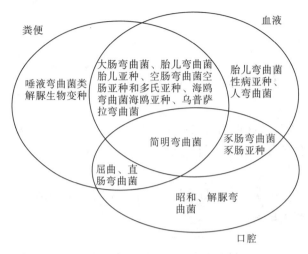

图 7-1　不同标本来源分离的主要弯曲菌

　　怀疑弯曲菌肠道内感染可送检粪便标本或肛拭子，如果标本送检超过 2 小时，应使用转运培养基。虽然细菌性胃肠炎患者的粪便标本不进行常规革兰染色，但疑似弯曲菌感染时，可用石碳酸品红或 0.1％碱性品红溶液作为复染剂进行快速检测。活动性肠炎患者的粪便标本直接革兰染色的敏感性可达 66％～94％。弯曲菌粪便培养需要使用选择培养基。选择培养基包括两类无血培养基：活性炭－头孢哌酮－去氧胆酸钠－琼脂培养基和碳基质选择培养基（Charcoal-based selective medium，CSM）；两类含血培养基：Campy－CVA 培养基（含头孢哌酮、万古霉素和两性霉素 B）和 Skirrow 培养基。常用的自动血培养系统可培养出弯曲菌，血培养报阳后，通过革兰染色查见弯曲的革兰阴性菌时，应接种在非选择血平板上，在微需氧条件下，37℃培养。氧化酶阳性、革兰染色阴性、弯曲或 S 形杆菌，可进一步鉴定。近年来，随着MALDI－TOF MS的应用，弯曲菌可快速鉴定到种。

　　CLSI M45 只有空肠弯曲菌和大肠弯曲菌的药敏试验方法和折点范围。药敏试验需要使用特殊的培养基，微量肉汤稀释法使用 2.5％～5％溶解马血的 MH 肉汤，CAMHB－LHB（2.5％～5％v/v），36～37℃培养 48 小时或 42℃培养 24 小时。K－B使用 5％绵羊血的 MHA，42℃培养 24 小时。两种方法均需要置于微需氧环境（10％CO_2，5％O_2，85％N_2），可使用商品化微需氧发生袋。CLSI M45 推荐了 4 种抗生素，红霉素、环丙沙星和四环素均有 MIC 和 K－B折点，多西环素只有 K－B 折点。

　　治疗胎儿弯曲菌引起的肠道外感染，所用药物通常为氨基糖苷类、亚胺培南或氯霉素。阿奇霉素和红霉素可用于治疗空肠弯曲菌肠道内感染，对于敏感菌株，也可选用环丙沙星或诺氟沙星。

（舒玲）

第八章 其他阴性杆菌和球菌

本章所讨论的细菌是一组在分类学和种系发育上不同的革兰阴性杆菌和球菌。其中一些菌隶属于相同的科，如隶属巴斯德菌科（*Pasteurellaceae*）的嗜血杆菌属（*Haemophilus*）、凝聚杆菌属（*Aggregatibacter*）、放线杆菌属（*Actinobacillus*）和巴斯德菌属（*Pasteurella*），这四个属的细菌也是巴斯德菌科中引起人类致病的常见病原菌。此外，隶属黄杆菌科（*Flavobacteriaceae*）的二氧化碳嗜纤维菌属（*Capnocytophaga*），隶属奈瑟菌科（*Neisseriaceae*）的奈瑟菌属（*Neisseria*），隶属莫拉菌科（*Moraxellaceae*）的莫拉菌属（*Moraxella*）、艾肯菌属（*Eikenella*）和金氏菌属（*Kingella*），隶属甲基杆菌科（*Methylobacteriaceae*）的甲基杆菌属（*Methylobacterium*），隶属布鲁菌科（*Brucellaceae*）的布鲁菌属（*Brucella*）均可引起人类疾病。

一、流感嗜血杆菌　痰液

临床微生物检验解释报告

姓名：ZDQ　性别：男　年龄（岁）：38　病员号：0017499＊

科别：呼吸科　床号：45　临床诊断：肺栓塞

医生：CV　患者类别：住院

标本编号：0801109＊　标本种类：痰液　送检项目：痰液培养

培养结果：

流感嗜血杆菌（*Haemophilus influenzae*）混丛，较多。

痰涂片结果显示痰液为合格标本（上皮细胞<10 个/LP，白细胞>25 个/LP），查见较多革兰阴性球杆菌，细小，呈多形性，且与白细胞相关性高。

培养结果解释：

患者在呼吸科就诊期间送检 1 份痰液培养标本，分离培养出大量流感嗜血杆菌，MALDI-TOF MS鉴定分数 2.18，较高。

流感嗜血杆菌常引起细菌性中耳炎、鼻窦炎、结膜炎以及社区获得性肺炎，可在口咽部定植，导致定植菌和致病菌混淆，吸烟者中更多见。

此标本分离出大量流感嗜血杆菌，与痰液中白细胞相关，考虑感染的可能，请结合临床综合判断。

细菌形态：

见附录图98、图99。

药敏结果解释：

流感嗜血杆菌耐药表型见表8−1，药敏结果及解释见表8−2。

表8−1 流感嗜血杆菌耐药表型

检测试验	检测结果	解释
β−内酰胺酶[①]	Pos	阳性

注：①—β−内酰胺酶检测（头孢硝噻吩试验）阳性，提示该菌对氨苄西林和阿莫西林耐药。

表8−2 流感嗜血杆菌药敏结果及解释

分组[①]	抗生素	类别	方法	折点（mm） S	折点（mm） I	折点（mm） R	检测值（mm）	解释
A	氨苄西林[②] Ampicillin	青霉素类	K−B	≥22	19～21	≤18	8	耐药（R）
B	氨苄西林−舒巴坦 Ampicillin-Sulbactam	β−内酰胺酶类复合制剂	K−B	≥20	—	≤19	16	耐药（R）
B	头孢噻肟 Cefotaxime	头孢菌素类	K−B	≥26	—	—	40	敏感（S）
B	美罗培南 Meropenem	碳青霉烯类	K−B	≥20	—	—	25	敏感（S）
B	环丙沙星 Ciprofloxacin	氟喹诺酮类	K−B	≥21	—	—	40	敏感（S）
C	阿莫西林−克拉维酸 Amoxicillin-Clavulanate	β−内酰胺酶类复合制剂	K−B	≥20	—	≤19	11	耐药（R）
C	氨曲南 Aztreonam	单环内酰胺类	K−B	≥26	—	—	42	敏感（S）
C	阿奇霉素 Azithromycin	大环内酯类	K−B	≥12	—	—	24	敏感（S）
C	四环素 Tetracycline	四环素类	K−B	≥29	26～28	≤25	34	敏感（S）
C	甲氧苄啶−磺胺甲噁唑 Trimethoprim-Sulfamethoxazole	叶酸代谢途径抑制剂	K−B	≥16	11～15	≤10	6	耐药（R）
C	氯霉素 Chloromycetin	苯丙醇类	K−B	≥29	26～28	≤25	36	敏感（S）

注：①—药敏平板使用嗜血杆菌药敏试验培养基（HTM），药敏分组和折点参考CLSI M100。A—常规试验并常规报告的药物。B—临床上重要，但选择性报告的药物。C—有临床需求或补充的抗菌药物。②—氨苄西林的药敏结果可用于预测阿莫西林的活性。

局限性：

临床微生物实验室对分离的流感嗜血杆菌未进行常规分型，如有需要，可联系实验室。

参考建议：

流感嗜血杆菌可寄居在正常人的上呼吸道黏膜表面，其临床意义需结合患者症状综合考虑。指南中支气管炎或肺炎患者标本中培养的β-内酰胺酶阳性流感嗜血杆菌治疗首选阿莫西林-克拉维酸（但该菌株对此药耐药，不建议选用）。其他治疗方案为口服第二、三代头孢菌素，注射用第三代头孢菌素，氟喹诺酮类。其他有效药物还包括阿奇霉素、克拉霉素、泰利霉素。

标本采集时间 标本接收时间 报告时间 检验者 审核者 检测实验室 联系电话

【扩展信息】

流感嗜血杆菌可存在于正常人的上呼吸道黏膜表面，90％以上正常人的咽喉和鼻咽部可定植无荚膜的流感嗜血杆菌（也称未分型流感嗜血杆菌，Nontypeable *Haemophilus influenzae*，NTHi）和副流感嗜血杆菌，定植机制尚无定论。呼吸道病毒感染时可使定植菌发生伴随感染，侵入相邻部位，引起急性结膜炎、急性中耳炎、急性上颌窦炎、慢性支气管炎急性发作以及肺炎等。有荚膜的流感嗜血杆菌侵袭性较强，常被认为是致病菌。此类菌株可引起侵袭性感染，如脑膜炎、会厌炎、眶蜂窝织炎以及菌血症。随着流感嗜血杆菌疫苗的开发和应用，各类血清型菌株引起侵袭性感染的发病率得以降低。

流感嗜血杆菌能产生两种质粒相关的β-内酰胺酶，即 TEM-1 和 ROB-1。产β-内酰胺酶菌株应考虑对氨苄西林和阿莫西林耐药。2020 年，中国细菌耐药监测网数据显示，我国流感嗜血杆菌对氨苄西林的耐药率为 60.3％，其中成人分离株耐药率为 50.6％，儿童分离株耐药率为 66.6％。此外有报道发现，在不产酶的情况下，某些流感嗜血杆菌通过改变青霉素结合蛋白，使氨苄西林和阿莫西林无法与细胞壁上的作用靶点结合，从而使其对氨苄西林和阿莫西林的 MIC 值升高。这些菌株被称为β-内酰胺酶阴性氨苄西林耐药的流感嗜血杆菌（β-lactamase negative ampicillin resistant，BLNAR）。在美国 BLNAR 的流行率<1％，有地区报道为 2％～4％。虽然大多数情况下，评价氨苄西林和阿莫西林的活性仅需要进行β-内酰胺酶检测，然而，对于流感嗜血杆菌，可在β-内酰胺酶检测的基础上加做氨苄西林药敏试验。β-内酰胺酶检测和氨苄西林药敏试验联合检测可筛检出罕见的 BLNAR。阿莫西林-克拉维酸、氨苄西林-舒巴坦、头孢克洛、头孢孟多、头孢他美、头孢尼西、头孢丙烯、头孢呋辛、氯碳头孢以及哌拉西林-他唑巴坦对 BLNAR 即使体外药敏试验显示敏感也应视为耐药。

二、流感嗜血杆菌 血液

临床微生物检验解释报告

姓名：ZHQ 性别：女 年龄（岁）：62 病员号：0018212＊

科别：EICU 床号：116 临床诊断：颈部疼痛

医生：WG 患者类别：急诊

标本编号：0613302＊ 标本种类：血液 送检项目：血液培养（需氧＋厌氧）

培养结果：

流感嗜血杆菌（*Haemophilus influenzae*）生长，报阳时间30小时。

培养结果解释：

患者在EICU就诊期间送检2套血液培养标本，其中1瓶厌氧瓶报阳，报阳时间30小时。报阳瓶直接涂片，染色结果为革兰阴性杆菌。巧克力色血琼脂平板上见细小湿润的菌落，经MALDI－TOF MS鉴定为流感嗜血杆菌，鉴定分数2.233，较高。

流感嗜血杆菌可在正常人中定植，亦可从上呼吸道定植部位侵入相邻组织引起感染，引起菌血症少见。从血液培养中分离得到流感嗜血杆菌，同时有相关的临床表现可明确其致病意义。

患者送检多套血液培养标本，仅从1瓶中分离出流感嗜血杆菌，血液培养采集过程中极少污染该菌。该菌可能从呼吸道定植部位（口腔或咽喉部）入血而引发感染，请结合临床综合判断。

细菌形态：

见附录图100、图101。

一级报告：

革兰阴性杆菌生长，报阳时间30小时，鉴定药敏试验进行中。

二级报告：

初步鉴定生长不良，药敏试验进行中。

三级报告：

流感嗜血杆菌生长，耐药表型见表8－3，最终药敏结果及解释见表8－4。

表8－3 流感嗜血杆菌耐药表型

检测试验	检测结果	解释
β－内酰胺酶①	Neg	阴性

注：①—β－内酰胺酶检测可快速确定氨苄西林和阿莫西林的耐药性。大多数情况下，β－内酰胺酶阴性，流感嗜血杆菌对氨苄西林和阿莫西林敏感，可参考最终药敏结果及解释（表8－4）中氨苄西林药敏检测。

表 8-4　流感嗜血杆菌最终药敏结果及解释

分组[①]	抗生素	类别	方法	折点（mm） S	I	R	检测值（mm）	解释
A	氨苄西林[②] Ampicillin	青霉素类	K－B	≥22	19～21	≤18	24	敏感（S）
B	头孢噻肟 Cefotaxime	头孢菌素类	K－B	≥26	—	—	42	敏感（S）
B	美罗培南 Meropenem	碳青霉烯类	K－B	≥20	—	—	30	敏感（S）
B	环丙沙星 Ciprofloxacin	氟喹诺酮类	K－B	≥21	—	—	28	敏感（S）
C	氨曲南 Aztreonam	单环内酰胺类	K－B	≥26	—	—	42	敏感（S）
C	阿奇霉素 Azithromycin	大环内酯类	K－B	≥12	—	—	12	敏感（S）
C	四环素 Tetracycline	四环素类	K－B	≥29	26～28	≤25	33	敏感（S）
C	甲氧苄啶－磺胺甲噁唑 Trimethoprim-Sulfamethoxazole	叶酸代谢途径抑制剂	K－B	≥16	11～15	≤10	6	耐药（R）
C	氯霉素 Chloromycetin	苯丙醇类	K－B	≥29	26～28	≤25	42	敏感（S）

注：①—药敏平板使用嗜血杆菌药敏试验培养基（HTM），药敏分组和折点参考 CLSI M100。A—常规试验并常规报告的药物。B—临床上重要，但选择性报告的药物。C—有临床需求或补充的抗菌药物。②—氨苄西林的药敏结果可用于预测阿莫西林的活性。

局限性：

引起血流感染的流感嗜血杆菌通常是有荚膜的 b 型菌株，毒力较强，无荚膜流感嗜血杆菌引起菌血症罕见。实验室未常规进行荚膜凝集分型，如有需要，可联系临床微生物实验室。

参考建议：

指南指出，流感嗜血杆菌引起脑膜炎、会厌炎和其他危及生命的疾病时，治疗首选头孢噻肟、头孢曲松，次选氨苄西林（敏感且 β－内酰胺酶阴性菌株）、氟喹诺酮类。由于血液系统毒性，选择氯霉素需慎重。

标本采集时间　标本接收时间　报告时间　检验者　审核者　检测实验室　联系电话

【扩展信息】

嗜血杆菌属（Haemophilus）隶属巴斯德菌科。目前与人类感染相关的有 8 个种，包括流感嗜血杆菌（H. influenzae）、副流感嗜血杆菌（H. parainfluenzae）、溶血嗜血杆菌（H. haemolyticus）、副溶血嗜血杆菌（H. parahaemolyticus）、副溶血嗜沫嗜血杆菌（H. paraphrohaemolyticus）、埃及嗜血杆菌（H. aegyptius）、杜克雷嗜血杆菌（*H. ducreyi*）和皮特曼嗜血杆菌（*H. pittmaniae*）。

  流感嗜血杆菌为革兰阴性短小球杆菌，菌体呈多形性，无动力，无芽孢，有菌毛，兼性厌氧。该菌营养要求高，生长需要 X 因子（氯化血红蛋白）和 V 因子（烟酰胺腺嘌呤二核苷酸），红细胞中富含这两种因子。传统观点认为该菌为苛养菌。流感嗜血杆菌在 $5\%\sim10\%CO_2$ 环境下生长更好，在巧克力色血琼脂平板上培养 24 小时可形成圆形、光滑、湿润的菌落，有荚膜的菌株可呈黏液型。大部分流感嗜血杆菌可产吲哚，发出"胺样"气味。可以根据菌落形态，X、V 因子生长需求试验，卫星试验/普平试验对嗜血杆菌进行鉴定。X 因子和 V 因子生长需求试验是将 0.5 麦氏浓度的菌液用棉拭子均匀涂布在 9cm 含胰蛋白酶的培养平板中，贴 X 因子、V 因子和 X+V 因子纸片，在 $5\%\sim7\%CO_2$ 的气体环境中，35℃培养 20～24 小时，从而判定待检菌生长需要因子。卫星试验/普平试验是在不具备 X 因子、V 因子纸片时，实验室常使用的替代方法。卫星试验首先将怀疑为嗜血杆菌的菌株划线接种在血液琼脂平板上，然后将金黄色葡萄球菌点种或划种于待测菌接种线上，金黄色葡萄球菌产生的溶血素可裂解红细胞，释放 X 因子和 V 因子到培养基中，金黄色葡萄球菌还可以分泌 V 因子，因而金黄色葡萄球菌菌落周围生长的流感嗜血杆菌菌落较大，距离越远菌落越小，此现象称为"卫星现象"。普平试验与卫星试验同时进行，将嗜血杆菌接种在 M-H 琼脂平板上，然后在 M-H 琼脂平板上接种金黄色葡萄球菌，由于没有红细胞，因而培养基中不含 X 因子和 V 因子，但金黄色葡萄球菌可以分泌 V 因子到培养基中，因此只需要 V 因子而不需要 X 因子的嗜血杆菌可沿金黄色葡萄球菌生长线附近生长。流感嗜血杆菌、埃及嗜血杆菌和溶血嗜血杆菌生长同时需要 X 因子、V 因子，因此卫星试验阳性，普平试验阴性。随着实验技术不断进步，特别是MALDI-TOF MS技术的应用，流感嗜血杆菌的检出率已大大增加。

  血液培养瓶中所使用的肉汤培养基可提供嗜血杆菌生长所需营养，当血液标本加入血液培养肉汤培养基时，血液中的红细胞发生裂解，释放 X 因子和 V 因子。其他无菌体液标本如关节液、腹水、心包液和胸水如果怀疑流感嗜血杆菌感染，在接种入血液培养瓶之前，可在血液培养瓶中添加无菌氯化血红蛋白和烟酰胺腺嘌呤二核苷酸，以满足嗜血杆菌生长需求。

  有荚膜的流感嗜血杆菌具有荚膜多糖抗原，可分为 a、b、c、d、e 和 f，6 个血清型，其中 b 型致病力最强，f 型次之。引起血流感染的流感嗜血杆菌通常是有荚膜的 b 型菌株。随着 b 型流感嗜血杆菌（Hib）疫苗的广泛接种，其发病率逐渐降低，嗜血杆菌分离株构成也发生变化。流感嗜血杆菌荚膜抗原是其主要的毒力因子，玻片凝集试验是荚膜血清分型最成熟的方法。分离流感嗜血杆菌后应立即进行血清型分析，随着时间延长，荚膜抗原量逐渐下降，尤其是反复传代的菌株。在生理盐水中制备均匀的待测菌悬液，滴加 1～2 滴到玻片上，再滴加 1 滴分型特异性抗血清，轻晃玻片，抗血清与细菌悬液混合，1 分钟内观察结果，凝集则为阳性。

  流感嗜血杆菌主要感染免疫力低下的幼儿和老年人，可引起脑膜炎、菌血症等侵袭性感染。血液培养中分离出流感嗜血杆菌，感染通常来自呼吸道。与非孕女性相比，孕妇患流感嗜血杆菌菌血症的概率显著增加，并可导致流产。流感嗜血杆菌的药敏试验需要使用

HTM。该菌通常对第三代头孢菌素、氟喹诺酮类、大环内酯类、四环素类敏感。

三、流感嗜血杆菌 眼分泌物

临床微生物检验解释报告

姓名：LFT 性别：男 年龄（岁）：3 病员号：0016789*

科别：急诊科 床号：— 临床诊断：双眼结膜炎

医生：CY 患者类别：急诊

标本编号：1712100* 标本种类：眼分泌物 送检项目：分泌物培养

培养结果：

流感嗜血杆菌（Haemophilus influenzae），较多。

培养结果解释：

患者在急诊科就诊期间送检眼分泌物标本1份。培养48小时后巧克力色血琼脂平板上有灰色湿润菌落生长。经MALDI-TOF MS鉴定为流感嗜血杆菌，鉴定分数2.147，较高。

手部携带的流感嗜血杆菌可引起急性化脓性结膜炎，可能合并急性中耳炎，常见于儿童。

患者眼分泌物中分离出的流感嗜血杆菌，致病菌可能性大，请结合临床综合判断。

药敏结果解释：

流感嗜血杆菌耐药表型见表8-5，药敏结果及解释见表8-6。

表8-5 流感嗜血杆菌耐药表型

检测试验	检测结果	解释
β-内酰胺酶[①]	Neg	阴性

注：①—β-内酰胺酶检测可快速检测氨苄西林和阿莫西林的耐药性。大多数情况下，β-内酰胺酶阴性，流感嗜血杆菌对氨苄西林和阿莫西林敏感，可参考最终药敏结果及解释（表8-6）中氨苄西林药敏检测。

表8-6 流感嗜血杆菌药敏结果及解释

分组[①]	抗生素	类别	方法	折点（mm） S	I	R	检测值（mm）	解释
A	氨苄西林[②] Ampicillin	青霉素类	K-B	≥22	19～21	≤18	26	敏感（S）
B	头孢噻肟 Cefotaxime	头孢菌素类	K-B	≥26	—	—	40	敏感（S）
B	美罗培南 Meropenem	碳青霉烯类	K-B	≥20	—	—	31	敏感（S）

分组①	抗生素	类别	方法	折点（mm）			检测值（mm）	解释
				S	I	R		
B	环丙沙星 Ciprofioxacin	氟喹诺酮类	K—B	≥21	—	—	27	敏感（S）
C	氨曲南 Aztreonam	单环内酰胺类	K—B	≥26	—	—	42	敏感（S）
C	阿奇霉素 Azithromycin	大环内酯类	K—B	≥12	—	—	13	敏感（S）
C	四环素 Tetracycline	四环素类	K—B	≥29	26～28	≤25	35	敏感（S）
C	甲氧苄啶—磺胺甲噁唑 Trimethoprim-Sulfamethoxazoleole	叶酸代谢途径抑制剂	K—B	≥16	11～15	≤10	6	耐药（R）
C	氯霉素 Chloromycetin	苯丙醇类	K—B	≥29	26～28	≤25	42	敏感（S）

注：①—药敏平板使用嗜血杆菌药敏试验培养基（HTM），药敏分组和折点参考 CLSI M100。A—常规试验并常规报告的药物。B—临床上重要，但选择性报告的药物。C—有临床需求或补充的抗菌药物。②—氨苄西林的药敏结果可用于预测阿莫西林的活性。

局限性：

b 型流感嗜血杆菌主要在 6 岁以下的婴儿和儿童中引起疾病，实验室未常规进行凝集分型，如有需要，可联系临床微生物实验室。

参考建议：

指南指出，由金黄色葡萄球菌、肺炎链球菌、流感嗜血杆菌、草绿色链球菌、莫拉菌引起的细菌性化脓性结膜炎，治疗首选氟喹诺酮滴眼液。

标本采集时间 标本接收时间 报告时间 检验者 审核者 检测实验室 联系电话

【扩展信息】

急性结膜炎是 6 岁以下儿童常见的眼部疾病之一，其中细菌性结膜炎占所有结膜炎的 54%～73%。引起儿童急性细菌性结膜炎的菌株通常包括流感嗜血杆菌、金黄色葡萄球菌、肺炎链球菌和卡他莫拉菌，其中无荚膜的流感嗜血杆菌（NTHi）最为常见。由 NTHi 引起的急性结膜炎经常与急性中耳炎同时发生，表现为结膜炎—中耳炎综合征。结膜炎—中耳炎综合征最初表现为鼻炎和轻微发烧，几天后结膜出现渗出物，急性中耳炎则表现出耳痛。一些儿童最初可单独表现为中耳炎，随后进展为急性结膜炎。NTHi 占急性结膜炎的 44%～68%，结膜炎性—中耳炎综合征的 20%～73%。

流感嗜血杆菌可根据对氨苄西林和阿莫西林—克拉维酸敏感性的差异分为四组：β—内酰胺酶阴性、氨苄西林敏感菌株（β—lactamase negative and ampicillin sensitive，BLNAS），β—内酰胺酶阴性、氨苄西林耐药菌株（β—lactamase negative and ampicillin resistant，BLNAR），β—内酰胺酶阳性、氨苄西林耐药菌株（β—lactamase positive and ampicillin resistant，BLPAR）以及 β－内酰胺酶阳性、阿莫西林－克拉维酸耐药菌株（β－lactamase positive and amoxicillin－clavulanate resistant，BLPACR）。已有报道流感嗜血杆菌 BLNAR 可引起结膜炎，而 BLPACR 引起的结膜炎罕见。b 型流感嗜血杆菌疫苗对荚膜株引起的脑膜炎、败血症、肺炎有效，但是对无荚膜株引起的结膜炎和支气管炎效果不佳。

四、嗜沫凝聚杆菌　泌尿生殖道分泌物

临床微生物检验解释报告

姓名：GYL　性别：女　年龄（岁）：34　病员号：0016152＊

科别：急诊科　床号：16　临床诊断：阴道炎

医生：GHT　患者类别：住院

标本编号：1609350＊　标本种类：泌尿生殖道分泌物

送检项目：泌尿生殖道分泌物培养

培养结果：

嗜沫凝聚杆菌（*Aggregatibacter aphrophilus*），较多。

培养结果解释：

患者因大阴唇疼痛 4＋ 天入院，脓肿切开引流。脓液送实验室进行泌尿生殖道分泌物培养和淋球菌培养。次日巧克力色血琼脂平板上见圆形、凸起、灰白色小菌落。经 MALDI－TOF MS鉴定为嗜沫凝聚杆菌，鉴定分数 2.012，较高。16S rRNA 基因测序结果亦为嗜沫凝聚杆菌，最大一致性 100％。

嗜沫凝聚杆菌为 HACEK 群，通常存在于呼吸道、胃肠道、泌尿生殖道中，与口腔局部感染有关，也可能引起全身性疾病，特别是骨和关节感染、椎间盘炎和心内膜炎。HACEK 群包括嗜血杆菌属、凝聚杆菌属、心杆菌属、艾肯菌属、金氏菌属。

患者脓液中分离出较多嗜沫凝聚杆菌，提示感染的可能，请结合临床综合判断。

细菌形态：

见附录图 102、图 103。

药敏结果解释：

嗜沫凝聚杆菌耐药表型见表 8－7，药敏结果及解释见表 8－8。

表 8－7　嗜沫凝聚杆菌耐药表型

检测试验	检测结果	解释
β－内酰胺酶①	Neg	阴性

注：①—β－内酰胺酶检测（头孢硝噻吩试验）阴性预示青霉素、氨苄西林和阿莫西林敏感的可能性大，并不能完全排除由其他非产酶耐药机制引起的耐药。

表 8-8　嗜沫凝聚杆菌药敏结果及解释

| 抗生素 | 类别 | 方法① | 折点②（μg/mL） | | | 检测值（μg/mL） | 解释 |
			S	I	R		
氨苄西林 Ampicillin	青霉素类	MIC	≤1	2	≥4	0.25	敏感（S）
氨苄西林-舒巴坦 Ampicillin-Sulbactam	β-内酰胺酶类复合制剂	MIC	≤2/1	—	≥4/2	2/1	敏感（S）
阿莫西林-克拉维酸 Amoxicillin-Clavulanate	β-内酰胺酶类复合制剂	MIC	≤4/2	—	≥8/4	4/2	敏感（S）
青霉素 penicillin	青霉素类	MIC	≤1	2	≥4	0.25	敏感（S）
头孢曲松③ Ceftriaxone	头孢菌素类	MIC	≤2	—	—	0.25	敏感（S）
头孢噻肟③ Cefotaxime	头孢菌素类	MIC	≤2	—	—	0.25	敏感（S）
亚胺培南 Imipenem	碳青霉烯类	MIC	≤4	8	≥16	0.12	敏感（S）
美罗培南 Meropenem	碳青霉烯类	MIC	≤4	8	≥16	0.12	敏感（S）
阿奇霉素③ Azithromycin	大环内酯类	MIC	≤4	—	—	1	敏感（S）
克拉霉素 Clarithromycin	大环内酯类	MIC	≤8	16	≥32	2	敏感（S）
环丙沙星 Ciprofloxacin	氟喹诺酮类	MIC	≤1	2	≥4	0.25	敏感（S）
左氧氟沙星 Levofloxacin	氟喹诺酮类	MIC	≤2	4	≥8	0.25	敏感（S）
四环素 Tetracycline	四环素类	MIC	≤2	4	≥8	1	敏感（S）
氯霉素 Chloromycetin	苯丙醇类	MIC	≤4	8	≥16	1	敏感（S）
甲氧苄啶-磺胺甲噁唑 Trimethoprim-Sulfamethoxazole	叶酸代谢途径抑制剂	MIC	≤0.5/9.5	1/19~2/38	≥4/76	0.5/9.5	敏感（S）

注：①—参考 CLSI M45 中 HACEK 群药敏要求采用微量肉汤稀释法，采用 HTM 肉汤对嗜沫凝聚杆菌 MIC 进行检测。②—药敏折点参照 CLSI M45。③—该菌对头孢曲松、头孢噻肟、阿奇霉素极少出现"非敏感"结果，当出现"非敏感"结果时，应对其鉴定和药敏结果进行确认。

局限性：

嗜沫凝聚杆菌生长缓慢，鉴定药敏试验需要较长时间。

参考建议：

指南中，嗜沫凝聚杆菌感染治疗首选青霉素或氨苄西林＋庆大霉素或氨苄西林-舒巴坦+庆大霉素。次选头孢曲松+庆大霉素，或环丙沙星，或左氧氟沙星。嗜沫凝聚杆菌对万古霉素、克林霉素、甲氧西林耐药。

标本采集时间 标本接收时间 报告时间 检验者 审核者 检测实验室 联系电话

【扩展信息】

嗜沫凝聚杆菌是 HACEK 群中的一员，HACEK 群是一组苛养的革兰阴性杆菌，包括嗜血杆菌属（*Haemophilus*）、凝聚杆菌属（*Aggregatibacter*）、心杆菌属（*Cardiobacterium*）、艾肯菌属（*Eikenella*）和金氏菌属（*Kingella*），其首字母大写组合为 HACEK。HACEK 群细菌常寄居于人体呼吸道、胃肠道、泌尿生殖道等，在一定条件下可引起严重感染，如心内膜炎。该群的共同特征是生长需要 CO_2 和丰富的营养。用于分离 HACEK 群的标本，采集后应使用运送培养基进行运送。对 HACEK 群的菌种鉴定可使用MALDI-TOF MS，分子生物学如 16S rRNA 基因测序可鉴定表型相近的菌种。

嗜沫凝聚杆菌主要寄居在人类口腔，包括牙菌斑中，可引起内源性感染。在近年的病例报道中发现该菌可引起脑脓肿、脓胸、脑膜炎、鼻窦炎、中耳炎、菌血症、肺炎、骨髓炎、腹膜炎、心内膜炎和泌尿生殖道感染等。嗜沫凝聚杆菌（*A. aphrophilus*）、副嗜沫凝聚杆菌（*A. paraphrophilus*）和惰性凝聚杆菌（*A. segnis*）以前均归为嗜血杆菌属（*Haemophilus*），后划归凝聚杆菌属（*Aggregatibacter*）。嗜沫凝聚杆菌和副嗜沫凝聚杆菌常共同归为嗜沫凝聚杆菌复合群。凝聚杆菌属是一类革兰阴性球杆菌，氧化酶和过氧化氢酶阴性，生长不依赖 X 因子和 V 因子，在 5%～10% 的 CO_2 环境中生长更好。CLSI 推荐使用微量肉汤稀释法进行药敏试验，需阳离子调节补充 2.5%～5% 裂解马血的 M-H 肉汤来进行，但部分凝聚杆菌属细菌在 HTM 肉汤中生长更好，且两者药敏结果一致。凝聚杆菌属对头孢菌素类、四环素类和氨基糖苷类敏感，通常对氨苄西林耐药，但阿莫西林-β-内酰胺酶类复合制剂往往有效。

五、淋病奈瑟菌 泌尿生殖道分泌物

临床微生物检验解释报告

姓名：CL 性别：男 年龄（岁）：29 病员号：0015248＊

科别：皮肤科 床号：— 临床诊断：尿路感染

医生：XMX 患者类别：门诊

标本编号：1706102＊ 标本种类：泌尿生殖道分泌物

送检项目：泌尿生殖道分泌物培养

培养结果：

淋病奈瑟菌（*Neisseria gonorrhoeae*），较多。

培养结果解释:

患者于皮肤科门诊就诊,送检泌尿生殖道分泌物标本 1 份。标本涂片见较多革兰阴性双球菌,细胞内外均可见(附录图 104)。培养 2 天后巧克力色血琼脂平板上有灰白、不透明菌落生长,氧化酶阳性。MALDI-TOF MS鉴定为淋病奈瑟菌,即淋球菌,鉴定分数 2.235,较高。

淋球菌是淋病病原体。男性患者中,单纯淋球菌引起的感染常表现为尿道炎。

患者泌尿生殖道分泌物涂片显示大量革兰阴性双球菌,细胞内外均可见,培养鉴定为淋病奈瑟菌,可作为诊断淋病的依据。

细菌形态:

见附录图 104、图 105、图 106。

药敏结果解释:

淋病奈瑟菌耐药表型见表 8-9,药敏结果及解释见表 8-10。

表 8-9　淋病奈瑟菌耐药表型

检测试验	检测结果	解释
β-内酰胺酶[①]	Pos	阳性

注:①—β-内酰胺酶阳性提示青霉素、氨苄西林和阿莫西林耐药。

表 8-10　淋病奈瑟菌药敏结果及解释

分组[①]	抗生素	类别	方法[②]	折点(mm) S	I	R	检测值(mm)	解释
A	头孢曲松 Ceftriaxone	头孢菌素类	K-B	≥35	—	—	51	敏感(S)
A	头孢克肟 Cefixime	头孢菌素类	K-B	≥31	—	—	37	敏感(S)
A	四环素 Tetracycline	四环素类	K-B	≥38	31~37	≤30	38	敏感(S)
A	环丙沙星[③] Ciprofloxacin	氟喹诺酮类	K-B	≥41	28~40	≤27	28	中介(I)
O	青霉素 Penicillin	青霉素类	K-B	≥47	27~46	≤26	24	耐药(R)
O	头孢唑肟 Ceftizoxime	头孢菌素类	K-B	≥38	—	—	50	敏感(S)

注:①—药敏分组和折点参考 CLSI M100。A—常规试验并常规报告的药物。O—有临床适应证,但一般不用做常规试验和报告的药物。②—药敏平板使用含 1% 特定生长添加剂的 GC 琼脂平板。③—因耐药率较高,一些指南不再推荐氟喹诺酮类用于治疗淋球菌感染。

局限性:

1. 由于此类菌生长缓慢,因此鉴定药敏试验需要较长的时间。标本涂片结果快速、有效,具有诊断价值。

2. 阿奇霉素被推荐用于治疗淋病,但实验室尚未开展此药敏试验。目前,CLSI 只有阿奇霉素 MIC 敏感折点，非敏感和 K-B 没有折点。

参考建议：

建议排查沙眼衣原体和支原体感染。指南中因淋病奈瑟菌所致宫颈、尿道和直肠单纯性感染和播散性感染，首选头孢曲松＋阿奇霉素。单纯性感染备选阿奇霉素。播散性感染备选头孢噻肟或头孢唑肟＋阿奇霉素。建议同时对性伴侣进行治疗。

标本采集时间　标本接收时间　报告时间　检验者　审核者　检测实验室　联系电话

【扩展信息】

奈瑟菌属（*Neisseria*）隶属奈瑟菌科（*Neisseriaceae*），包括淋病奈瑟菌（*N. gonorrhoeae*）、脑膜炎奈瑟菌（*N. meningitidis*）、长奈瑟菌（*N. elongata*）、解乳糖奈瑟菌（*N. lactamica*）、干燥奈瑟菌（*N. sicca*）、微黄奈瑟菌（*N. subflava*）、黏液奈瑟菌（*N. mucosa*）、浅黄奈瑟菌（*N. flavescens*）和灰色奈瑟菌（*N. cinerea*）等。淋病奈瑟菌又称淋球菌，苛养，专性需氧，对冷和干燥敏感，环境抵抗力弱。标本采集后要求使用转运培养基，2 小时内送检。运输期间保持室温，不可冷藏。标本接种于预温的培养基，置于 $35\sim37℃$、$3\%\sim7\%CO_2$ 的湿润环境中培养。淋病奈瑟菌在巧克力色血琼脂平板上培养 48 小时后可形成灰白、不透明、有光泽、凸起的菌落。菌毛会导致淋球菌菌落形态变化。疑为奈瑟菌属时需进行氧化酶试验，奈瑟菌属氧化酶阳性。

大多数与人类相关的奈瑟菌为上呼吸道正常菌群，条件致病，而淋病奈瑟菌是绝对致病菌，主要通过性传播，引起泌尿生殖道感染。男性通常症状明显，包括有脓性尿道分泌物或伴排尿困难，通常无尿频、尿急，最常见的并发症为附睾炎。对男性患者尿道标本进行革兰染色镜检，镜下可见多形核白细胞内/外存在革兰阴性双球菌，敏感性可达 89%，特异性可达 90% 以上。女性则多为无症状感染。在女性患者中，淋球菌尿道炎和宫颈炎患者常合并沙眼衣原体感染，因此，推荐淋病患者进行沙眼衣原体筛查，治疗时可加用阿奇霉素覆盖沙眼衣原体。除此之外，淋病奈瑟菌还可合并支原体感染，亦可引起直肠、咽和眼等其他部位的感染。

与分离培养相比，分子生物学检测快速，敏感性高，不依赖细菌是否存活，对标本保存和转运要求低。常用的分子生物学检测方法有核酸扩增试验和 DNA 杂交试验。美国 CDC 推荐核酸扩增试验作为检查生殖道淋球菌感染的首选方法。淋病奈瑟菌药敏试验需使用特殊培养基，常用 GC 琼脂基础＋1% 生长添加剂。淋病奈瑟菌在液体培养基中有自溶现象，因此 CLSI 推荐使用琼脂稀释法来检测其 MIC。研究显示，淋病奈瑟菌药敏试验使用浓度梯度法（E-test 法）和琼脂稀释法，除四环素外，结果基本一致，符合率可达 94.6%。因此实际操作中，浓度梯度法为简易可行的替代方法。近年来，淋病奈瑟菌耐药成为人们极为关注的问题。在柬埔寨、韩国、越南、菲律宾、不丹、印度、泰国等国家或地区，淋病奈瑟菌对氟喹诺酮类的耐药率大于 95%。除此之外，该菌对青霉素和四环素类的耐药率亦较高，因此大多数国家已不将此类药物作为淋病基本治疗药物，只有药敏结果为敏感时才可用于治疗。

六、淋病奈瑟菌　眼分泌物

临床微生物检验解释报告

姓名：GLZZ　性别：男　年龄（天）：2　病员号：0019691＊

科别：急诊科　床号：—　临床诊断：左眼结膜炎（淋球菌性?）

医生：ZFG　患者类别：急诊

标本编号：0606115＊　标本种类：眼分泌物　送检项目：分泌物培养

培养结果：

淋病奈瑟菌（*Neisseria gonorrhoeae*），较多。

培养结果解释：

患者于急诊科就诊，送检眼分泌物标本 1 份。培养 48 小时后巧克力色血琼脂平板上生长灰白、不透明菌落，氧化酶阳性，革兰阴性双球菌，经 MALDI-TOF MS 鉴定为淋病奈瑟菌，鉴定分数 2.103，较高。

由淋病奈瑟菌引起的新生儿结膜炎（新生儿眼炎）多见于分娩过程中经产道感染，尤其是胎膜早破和早产的新生儿。

患儿眼部分泌物培养为淋病奈瑟菌，经产道感染的可能性大，请结合临床综合判断。

药敏结果解释：

淋病奈瑟菌耐药表型见表 8-11，药敏结果及解释见表 8-12。

表 8-11　淋病奈瑟菌耐药表型

检测试验	检测结果	解释
β-内酰胺酶①	Pos	阳性

注：①—β-内酰胺酶阳性提示青霉素、氨苄西林和阿莫西林耐药。

表 8-12　淋病奈瑟菌药敏结果及解释

分组①	抗生素	类别	方法②	折点（mm） S	折点（mm） I	折点（mm） R	检测值（mm）	解释
A	头孢曲松 Ceftriaxone	头孢菌素类	K-B	≥35	—	—	35	敏感（S）
A	头孢克肟 Cefixime	头孢菌素类	K-B	≥31	—	—	35	敏感（S）
A	四环素 Tetracycline	四环素类	K-B	≥38	31～37	≤30	29	耐药（R）
A	环丙沙星③ Ciprofloxacin	氟喹诺酮类	K-B	≥41	28～40	≤27	11	耐药（R）

分组①	抗生素	类别	方法②	折点（mm）			检测值（mm）	解释
				S	I	R		
O	青霉素 Penicillin	青霉素类	K-B	≥47	27～46	≤26	11	耐药（R）
O	头孢唑肟 Ceftizoxime	头孢菌素类	K-B	≥38	—	—	41	敏感（S）

注：①—药敏分组和折点参考 CLSI M100。A—常规试验并常规报告的药物。O—有临床适应证，但一般不用做常规试验和报告的药物。②—药敏平板使用含1%特定生长添加剂的 GC 琼脂平板。③—因耐药率较高，一些指南不再推荐氟喹诺酮类用于治疗淋病奈瑟菌感染。

局限性：

1. 由于此类菌生长缓慢，因此鉴定药敏试验需要较长的时间。标本涂片结果快速、有效，具有诊断价值。

2. 阿奇霉素被推荐用于治疗淋病，但实验室尚未开展此药敏试验。目前，CLSI 只有阿奇霉素 MIC 敏感折点，非敏感和 K-B 没有折点。

参考建议：

建议排查沙眼衣原体和支原体感染。指南中由淋病奈瑟菌引起的新生儿结膜炎（新生儿眼炎），推荐使用头孢曲松治疗，同时需要治疗母亲及其性伴侣。

标本采集时间 标本接收时间 报告时间 检验者 审核者 检测实验室 联系电话

【扩展信息】

有报道显示，孕妇沙眼衣原体（*Chlamydia trachomatis*，CT）感染和淋病奈瑟菌（GC）感染的患病率分别为2%～20%和1%。患病母亲所生新生儿围产期感染风险高，新生儿 CT / GC 感染最常见的临床表现是结膜炎，占30%～50%，是导致新生儿失明的主要原因之一，全球每年约10000名新生儿因此致盲。淋球菌结膜炎最主要的感染方式为经产道感染，其潜伏期短，多在出生后当天或次日发病，多累及双眼。新生儿后期发病多因患病陪护者的手接触感染，多为单眼。临床症状包括眼睑肿胀、大量脓性分泌物、耳前淋巴结肿大。约34%的淋球菌结膜炎患者会出现角膜受累，如不及时正确治疗，可迅速导致穿孔。淋球菌结膜炎需与其他细菌（如葡萄球菌、链球菌、流感嗜血杆菌、卡他莫拉菌）性结膜炎、病毒（如腺病毒）感染以及过敏性结膜炎进行鉴别诊断。新生儿淋球菌结膜炎需要及时、足程、规范治疗。局部用药需用生理盐水冲洗结膜囊，并配合抗生素滴眼液和红霉素软膏。全身用药可使用头孢曲松静脉滴注。因淋病奈瑟菌感染通常伴沙眼衣原体感染，常使用红霉素或琥乙红霉素糖浆治疗沙眼衣原体。红霉素软膏也可用于预防沙眼衣原体感染。

七、脑膜炎奈瑟菌 脑脊液

临床微生物检验解释报告

姓名：LQ 性别：女 年龄（岁）：40 病员号：0002416＊

科别：神经内科 床号：51 临床诊断：颅内多发转移瘤术后

医生：ZCD 患者类别：住院

标本编号：1505666＊ 标本种类：脑脊液 送检目的：脑脊液培养

培养结果：

脑膜炎奈瑟菌（*Neisseria meningitidis*），较多。

培养结果解释：

患者在神经内科就诊期间送检1份脑脊液标本培养和涂片，涂片革兰染色结果显示查见大量多形核白细胞，少量革兰阴性双球菌，疑似脑膜炎奈瑟菌。标本分离培养出较多脑膜炎奈瑟菌，MALDI－TOF MS鉴定分数2.187，较高。

脑膜炎奈瑟菌是化脓性脑膜炎的常见病原菌，常由口咽部携带/感染发展为菌血症，继而发展为败血症和（或）暴发性脑膜炎败血症。

患者脑脊液标本培养和涂片均见脑膜炎奈瑟菌，提示该菌感染的可能性大。对脑膜炎奈瑟菌患者的临床医疗、护理以及标本采集应做好生物防护。

细菌形态：

见附录图107、图108。

药敏结果解释：

脑膜炎奈瑟菌药敏结果及解释见表8－13。

表8－13 脑膜炎奈瑟菌药敏结果及解释

分组[①]	抗生素	类别	方法[②]	折点 S	折点 I	折点 R	检测值	解释
C	青霉素 Penicillin	青霉素类	E-test	≤0.06	0.12	≥0.5	0.06	敏感（S）
C	头孢曲松[③] Ceftriaxone	头孢菌素类	K－B	≥35	—	—	37	敏感（S）
C	美罗培南 Meropenem	碳青霉烯类	K－B	≥30	—	—	33	敏感（S）
C	阿奇霉素[④] Azithromycin	大环内酯类	K－B	≥20	—	—	26	敏感（S）
C	环丙沙星[④] Ciprofloxacin	氟喹诺酮类	K－B	≥35	33～34	≤32	38	敏感（S）
C	氯霉素 Chloromycetin	苯丙醇类	K－B	≥26	20～25	≤19	30	敏感（S）

注：①—药敏分组和折点参考 CLSI M100。折点和检测值单位：E-test，μg/mL；K－B，mm。

C—有临床需求或补充的抗菌药物。②—药敏平板使用 M-H 琼脂+5％羊血。③—头孢噻肟药敏情况可参考头孢曲松结果。④—阿奇霉素和环丙沙星只适用于脑膜炎奈瑟菌病例密切接触者的预防用药。折点不适用于侵袭性脑膜炎奈瑟菌疾病的治疗。

局限性：

1. 此菌生长缓慢，因此鉴定药敏试验需要较长的时间。
2. 脑膜炎奈瑟菌无 A、B 组药物。

参考建议：

脑脊液涂片革兰染色可快速发现革兰阴性双球菌，按照危急值处理，及时启动经验治疗。治疗首选头孢噻肟或头孢曲松。其他方案包括青霉素、氨苄西林、莫西沙星、美罗培南、氨曲南或氯霉素，氯霉素治疗效果弱于其他备选药物。

一些指南建议加用类固醇类药物，如地塞米松。患者亲密接触者以及医务人员可用阿奇霉素、环丙沙星或头孢曲松（肌注）预防。

标本采集时间 标本接收时间 报告时间 检验者 审核者 检测实验室 联系电话

【扩展信息】

怀疑脑膜炎奈瑟菌感染时，可以采集血液、脑脊液、关节液、鼻咽部分泌物等。脑膜炎奈瑟菌为苛养菌，对外界环境抵抗力弱，标本采集后应保温保湿及时送检，不可冷藏，必要时可联系临床微生物实验室实施床旁接种。标本应接种于预先复温的培养基，接种后置于 35℃、5％~10％CO_2 的湿润环境中培养。由于血液培养瓶中的抗凝剂（聚茴脑磺酸钠）对脑膜炎奈瑟菌生长有不利影响，因此对临床怀疑脑膜炎奈瑟菌感染患者在抽取脑脊液标本后不建议注入血液培养瓶中送检。除此之外的情况，推荐使用血液培养瓶培养无菌体液，以提高阳性率。

人是脑膜炎奈瑟菌的唯一宿主，人群中的定植率约为 10％，常见定植部位有口腔和鼻咽黏膜。从无菌部位中分离出该菌时一般认为是致病菌。其主要通过口咽部分泌物和飞沫传播，反复或密切接触可增加传播机会。侵袭性脑膜炎球菌病（Invasive meningococcal disease）一般表现为脑膜炎和（或）急性脓毒血症，发生脑膜炎奈瑟菌脓毒血症休克的死亡率可达 30％。其他非典型病症包括轻度短暂的菌血症、慢性脑膜炎奈瑟菌脓毒症、肺炎、化脓性关节炎、感染性心内膜炎、心包炎、尿道炎、结膜炎等。

预防措施包括药物预防、免疫接种以及实验室防护。脑膜炎奈瑟菌感染病例的密切接触者可用阿奇霉素和环丙沙星进行药物预防。此外，免疫接种是控制该病的有效措施。目前脑膜炎奈瑟菌已经发现 12 个血清群，而 A、B、C、Y 和 W135 群是引起侵袭性脑膜炎的主要血清型。根据流行病学调查，A、C 群在我国曾暴发流行。我国将 A、A+C 群多糖疫苗纳入儿童免疫规划后，发病率<0.1/10 万。目前，A、C 群仍是主要血清型，但随着疫苗的应用，可能会改变该病的流行血清群。我国健康人群 W135、Y 群平均抗体滴度和自然阳性率较低，不能忽视这些菌群流行的可能风险。B 群所含的部分成分在人体正常组织中存在，其免疫原性较差，且其荚膜多糖可能引起正常组织自身

免疫反应，因此仅有针对 B 群的外膜囊疫苗，尚无多糖疫苗。免疫接种适用于 2 周岁以上的儿童和成人，尤其是高危人群，包括旅游或居住在高危地区者（如非洲撒哈拉地区、中东地区），从事实验室、医疗卫生或疫苗生产工作者。实验室防护工作要求严格执行防护措施，脑膜炎奈瑟菌的所有试验，包括药敏试验，都必须在生物安全柜中进行。虽然实验室感染的案例极少，但暴露于脑膜炎奈瑟菌的雾滴和气溶胶中导致获得性感染的风险大。没有二级或三级生物安全设施的实验室不建议操作脑膜炎奈瑟菌，应将分离株转送至有条件的参考实验室。

八、卡他莫拉菌　痰液

临床微生物检验解释报告

姓名：LSR　性别：男　年龄（岁）：80　病员号：0001324＊

科别：呼吸科　床号：25　临床诊断：肺栓塞

医生：CF　患者类别：住院

标本编号：1708312＊　标本种类：痰液　送检项目：痰液培养

培养结果：

卡他莫拉菌（*Moraxella catarrhalis*），较多。

培养结果解释：

患者在呼吸科就诊期间送检 1 份气管分泌物标本培养和涂片，涂片结果显示痰标本合格，上皮细胞<10 个/LP，白细胞>25 个/LP。查见较多革兰阴性双球菌，与白细胞相关程度高。标本中分离培养出卡他莫拉菌，MALDI－TOF MS 鉴定分数 2.126，较高。

卡他莫拉菌可由呼吸道定植连续传播，最终引起呼吸道黏膜感染，常导致中耳炎、鼻窦炎、慢性支气管炎急性加重、肺炎等。

患者从下呼吸道标本中分离出卡他莫拉菌并见白细胞相关性，提示该菌具有临床意义，请结合临床综合判断。

细菌形态：

见附录图 109、图 110。

药敏结果解释：

卡他莫拉菌耐药表型见表 8－14，药敏结果及解释见表 8－15。

表 8－14　卡他莫拉菌耐药表型

检测试验	检测结果	解释
β－内酰胺酶①	Pos	阳性

注：①—β－内酰胺酶检测（头孢硝噻吩试验）阳性提示青霉素、氨苄西林和阿莫西林耐药。

表 8-15 卡他莫拉菌药敏结果及解释

抗生素	类别	方法①	折点②（mm）			检测值（mm）	解释
			S	I	R		
阿莫西林－克拉维酸 Amoxicillin-Clavulanate	β－内酰胺酶类复合制剂	K－B	≥24	—	≤23	12	耐药（R）
阿奇霉素③ Azithromycin	大环内酯类	K－B	≥26	—	—	34	敏感（S）
克拉霉素③ Clarithromycin	大环内酯类	K－B	≥24	—	—	28	敏感（S）
红霉素③ Erythromycin	大环内酯类	K－B	≥21	—	—	29	敏感（S）
四环素 Tetracycline	四环素类	K－B	≥29	25～28	≤24	29	敏感（S）
甲氧苄啶－磺胺甲噁唑 Trimethoprim-Sulfamethoxazole	叶酸代谢途径抑制剂	K－B	≥13	11～12	≤10	17	敏感（S）

注：①—药敏平板使用 M-H 琼脂平板。②—药敏折点参照 CLSI M45。③—卡他莫拉菌对大环内酯类、头孢菌素类和氟喹诺酮类极少出现"不敏感"结果，当出现"不敏感"结果时，应对其鉴定和药敏结果进行确认。

局限性：

目前，实验室未提供头孢菌素类（头孢噻肟、头孢他啶、头孢曲松）和氟喹诺酮类（环丙沙星、左氧氟沙星）药敏试验，通常卡他莫拉菌对其敏感。

参考建议：

指南指出，除阿莫西林外，几乎所有治疗上呼吸道感染的常用抗生素对卡他莫拉菌都有效，推荐阿莫西林－克拉维酸或第二、三代头孢菌素或甲氧苄啶－磺胺甲噁唑。备选阿奇霉素、克拉霉素、地红霉素、泰利霉素。其他有效药物包括红霉素、多西环素、氟喹诺酮类。

标本采集时间 标本接收时间 报告时间 检验者 审核者 检测实验室 联系电话

【扩展信息】

莫拉菌属（*Moraxella*）目前有 20 个菌种，为条件致病菌。分离自人体的菌株主要有卡他莫拉菌（*M. catarrhalis*）、非液化莫拉菌（*M. nonliquefaciens*）、奥斯陆莫拉菌（*M. osloensis*）、腔隙莫拉菌（*M. lacunata*）、犬莫拉菌（*M. canis*）、林肯莫拉菌（*M. lincolnii*）和亚特兰大莫拉菌（*M. atlantae*）等。卡他莫拉菌在 5%～15% 的人群上呼吸道定植，人是其唯一宿主。成人社区下呼吸道感染常见，可引起鼻窦炎、中耳炎以及慢性肺部疾病患者下呼吸道感染，亦可致肺炎（尤其是对于老年人或有心肺基础疾病者），发病率不高。奥斯陆莫拉菌和非液化莫拉菌是除卡他莫拉菌外在临床最常见的两个种，偶见于血流感染中。腔隙莫拉菌可引起感染性心内膜炎和眼部感染等。动物来源的莫拉菌主要有牛莫拉菌、山羊莫拉菌、绵羊莫拉菌、犬莫拉菌、豚鼠莫拉菌、兔莫拉菌、伸长莫拉菌等。有狗咬伤后伤口分离到犬莫拉菌的报道。

根据患者临床表现和感染部位，可采集下呼吸道标本或支气管/肺泡灌洗液。对于鼻窦炎和中耳炎患者，鼓室穿刺液和鼻窦穿刺液是理想标本。卡他莫拉菌是专性需氧菌，对营养要求一般，在普通琼脂上 18~20℃、5%CO_2 的环境中可生长，培养 24 小时后菌落呈灰白色、光滑、不透明。使用接种环可将整个菌落如曲棍球一般推动且菌落保持不破散，培养至 2 天菌落变成粉红色，常作为卡他莫拉菌的鉴别特征。生长在血琼脂平板上的卡他莫拉菌，因背景为鲜红色，故粉红色菌落不易观察。

研究显示，卡他莫拉菌 β-内酰胺酶阳性率>90%，其主要耐药机制是产生 BRO 脂蛋白酶，由染色体基因 bro 编码，大小 33kDa。BRO 酶可分为 BRO-1 型和 BRO-2型，BRO-1 型占比>90%。编码基因容易通过接合作用在细菌间转移。对于 β-内酰胺酶阳性的菌株，不管药敏结果是否敏感，均应视为对青霉素、阿莫西林及氨苄西林耐药。莫拉菌属其他菌株产 β-内酰胺酶罕见报道。

九、尿放线杆菌　血液

临床微生物检验解释报告

姓名：HSJ　性别：女　年龄（岁）：57　病员号：0000771＊

科别：肿瘤科　床号：106　临床诊断：宫颈癌

医生：BT　患者类别：住院

标本编号：1706231＊　标本种类：血液　送检项目：血液培养（需氧＋厌氧）

培养结果：

尿放线杆菌（Actinobacillus ureae）生长，报阳时间 1 天 22 小时。

培养结果解释：

患者在肿瘤科就诊期间送检血液培养标本 2 套。需氧瓶和厌氧瓶均报阳，最快报阳时间 1 天 22 小时。报阳瓶涂片革兰染色均见革兰阴性杆菌。培养物经血琼脂平板 24 小时培养见直径 1~2mm、光滑、半透明、圆形、凸起、湿润、不溶血、黏液型菌落。MALDI-TOF MS鉴定为尿放线杆菌，鉴定分数 2.13，较高。经 16S rRNA 基因测序鉴定为尿放线杆菌，最大一致性 100%。

尿放线杆菌在人和动物的呼吸道和泌尿生殖道黏膜表面可分离到。动物咬伤或密切接触可致人类感染，外伤、术后、免疫力不全者亦可发生感染。

患者的 2 套血液培养标本中分离到尿放线杆菌，感染的可能性大，请结合临床综合判断。请注意排查心内膜炎。

细菌形态：

见附录图 111、图 112。

一级报告：

革兰阴性杆菌生长，报阳时间 1 天 22 小时，鉴定药敏试验进行中。

二级报告：

尿放线杆菌，药敏试验进行中。

三级报告：

尿放线杆菌生长，耐药表型见表 8-16，最终药敏结果及解释见表 8-17。

表 8-16 尿放线杆菌耐药表型

检测试验	检测结果	解释
β-内酰胺酶①	Neg	阴性

注：①—β-内酰胺酶检测（头孢硝噻吩试验）阴性预示青霉素、氨苄西林和阿莫西林敏感可能性大，并不能完全排除由其他非产酶耐药机制引起的耐药。

表 8-17 尿放线杆菌最终药敏结果及解释

抗生素	类别	方法	折点① (μg/mL)			检测值 (μg/mL)	解释
			S	I	R		
氨苄西林 Ampicillin	青霉素类	MIC	≤1	2	≥4	≤1	敏感（S）
青霉素 Penicillin	青霉素类	MIC	≤1	2	≥4	≤1	敏感（S）
头孢曲松 Ceftriaxone	头孢菌素类	MIC	≤2	—	—	≤1	敏感（S）
头孢噻肟 Cefotaxime	头孢菌素类	MIC	≤2	—	—	≤1	敏感（S）
亚胺培南 Imipenem	碳青霉烯类	MIC	≤0.5	1	≥2	≤0.25	敏感（S）
美罗培南 Meropenem	碳青霉烯类	MIC	≤0.5	1	≥2	≤0.25	敏感（S）
环丙沙星 Ciprofloxacin	氟喹诺酮类	MIC	≤1	2	≥4	0.5	敏感（S）
左氧氟沙星 Levofloxacin	氟喹诺酮类	MIC	≤2	4	≥8	≤0.12	敏感（S）
甲氧苄啶-磺胺甲噁唑 Trimethoprim-Sulfamethoxazole	叶酸代谢途径抑制剂	MIC	≤0.5/9.5	1/19～2/38	≥4/76	≤0.5/9.5	敏感（S）

注：①—药敏折点参照 CLSI M45 对 HACEK 群的折点解释。

局限性：

目前 CLSI 无放线杆菌的药敏试验方法及折点，本药敏试验采用微量肉汤稀释法，解释参照 CLSI M45 对 HACEK 群的折点解释。药敏结果仅供临床参考。

参考建议：

现有研究显示，放线杆菌可能对青霉素、氨苄西林、红霉素、四环素、庆大霉素、环丙沙星和多黏菌素敏感。

标本采集时间 标本接收时间 报告时间 检验者 审核者 检测实验室 联系电话

【扩展信息】

放线杆菌属（Actinobacillus）是一类兼性厌氧，无动力，无芽孢，革兰阴性（着色不规则），以杆状为主，有多形性的细菌。菌体单个或成对排列，有两极着色的趋势。大多数菌种的氧化酶、碱性磷酸酶和脲酶阳性，触酶不定，能还原硝酸盐或可变，发酵葡萄糖，但不产气，不产吲哚，精氨酸双水解酶阴性。尿放线杆菌（A. ureae）菌落形态易与黏液型铜绿假单胞菌混淆。黏液型铜绿假单胞菌触酶阳性，麦康凯琼脂平板生长良好。尿放线杆菌触酶不定，麦康凯琼脂平板不生长，尿素酶阳性，ONPG阴性。

放线杆菌属与放线菌属（Actinomyces）虽属名相似，却是两个不同的属。放线杆菌属是变形菌门（Proteobacteria），γ－变形菌纲（Gamma-proteobacteria），巴斯德菌目（Pasteurellales），巴斯德菌科（Pasteurellaceae）中的一类杆菌。放线菌属是放线菌门（Actinobacteria），放线菌纲（Actinobacteria），放线菌目（Actinomycetales），放线菌科（Actinomycetaceae）的革兰阳性杆菌，常称为放线菌，引起放线菌病，参见本书第三章的相关内容。

放线杆菌属包括感染动物的放线杆菌，如马驹放线杆菌（A. equuli）、李氏放线杆菌（A. lignieresi）、猪放线杆菌（A. suis）以及仅感染人的放线杆菌，如人放线杆菌（A. hominis）和尿放线杆菌。马驹放线杆菌、李氏放线杆菌、猪放线杆菌主要寄居于动物口腔，通过与动物接触而传播给人类。人放线杆菌和尿放线杆菌寄居于人类。感染人的放线杆菌毒力因子属于重复毒素家族（Repeatintoxin，RTX）的成孔蛋白毒素，表现出细胞毒性和溶血毒性。RTX毒素在巴斯德菌科细菌中广泛存在。伴放线杆菌（A. actinomycetemcomitans）被划归到巴斯德菌科凝聚杆菌属（Aggregatibacter）中，命名为伴放线凝聚杆菌（A. actinomycetemcomitans）。

对分离自无菌部位的苛养革兰阴性菌进行准确鉴定对患者诊治非常重要，然而苛养革兰阴性杆菌表型鉴定一直存在困难。一些自动化微生物鉴定仪数据库中包含尿放线杆菌，MALDI－TOF MS鉴定亦可得到比较满意的结果。利用分子生物学检测方法，如16S rRNA或rpoB基因测序亦可鉴定到种。

十、生痰二氧化碳嗜纤维菌 血液

临床微生物检验解释报告

姓名：LKX 性别：女 年龄（岁）：44 病员号：0016860＊

科别：急诊科 床号：144 临床诊断：全血细胞减少

医生：HUY 患者类别：急诊

标本编号：1606349＊ 标本种类：血液 送检项目：血液培养（需氧＋厌氧）

培养结果：

生痰二氧化碳嗜纤维菌（*Capnocytophaga sputigena*）生长，报阳时间 2 天 22 小时。

培养结果解释：

患者在急诊科就诊期间送检 2 套血液培养标本，其中 1 瓶厌氧瓶报阳，报阳时间 2 天 22 小时。报阳瓶直接涂片，染色结果为革兰阴性杆菌。培养 24 小时后血琼脂平板上有细小菌落生长，经微生物自动化鉴定仪鉴定为二氧化碳嗜纤维菌属，MALDI-TOF MS 鉴定为生痰二氧化碳嗜纤维菌，鉴定分数 2.124，较高。

生痰二氧化碳嗜纤维菌隶属二氧化碳嗜纤维菌属，是人类口腔正常菌群，条件致病。生痰二氧化碳嗜纤维菌可引起免疫力低下患者，尤其是中性粒细胞缺乏患者的败血症和其他内源性感染。

患者全血细胞减少，中性粒细胞百分比 1.7%，中性粒细胞绝对值为 0.02×10^9/L，粒细胞严重缺乏，具备感染危险因素。患者分离出该菌的临床意义较大，请结合临床综合判断。

细菌形态：

见附录图 113、图 114。

一级报告：

革兰阴性杆菌生长，报阳时间 2 天 22 小时，鉴定药敏试验进行中。

二级报告：

初步鉴定生长不良。

三级报告：

生痰二氧化碳嗜纤维菌生长，药敏未报告，报阳时间 2 天 22 小时。

局限性：

1. 目前没有指南对该菌属推荐药敏试验方法及折点范围。

2. 此类菌为苛养菌，营养要求高，生长缓慢，鉴定药敏试验需要较长时间。

3. 微生物自动化鉴定仪只能鉴定到二氧化碳嗜纤维菌属，不能鉴定到种。

参考建议：

指南指出，二氧化碳嗜纤维菌属细菌通常对广谱头孢菌素类、碳青霉烯类、克林霉素、大环内酯类、四环素类和氟喹诺酮类敏感，对氨基糖苷类耐药。

标本采集时间 标本接收时间 报告时间 检验者 审核者 检测实验室 联系电话

【扩展信息】

二氧化碳嗜纤维菌属（*Capnocytophaga*）隶属黄杆菌科（*Flavobacteriaceae*），目前包括 9 个种：狗咬二氧化碳嗜纤维菌（*C. canimorsus*）、犬咬二氧化碳嗜纤维菌（*C. cynodegmi*）、黄褐二氧化碳嗜纤维菌（*C. ochracea*）、牙龈二氧化碳嗜纤维菌（*C. gingivalis*）、生痰二氧化碳嗜纤维菌（*C. sputigena*）、溶血二氧化碳嗜纤维菌（*C. haemolytica*）、颗粒二氧化碳嗜纤维菌（*C. granulosa*）、利德比二氧化碳嗜纤维菌

（*C. leadbetteri*）和 AHN8471 基因型。生痰二氧化碳嗜纤维菌为革兰阴性细梭状杆菌，两端锥形，杆状较长，细菌镜下形态如"素描短线"（附录图 115）。该菌兼性厌氧，无动力，但具有"滑行"运动能力，迁徙生长，形成向四周铺开的菌落，对营养和培养要求高，初次分离需 $5\%\sim10\%$ 的 CO_2。在血琼脂平板上培养 24 小时后呈细小菌落，培养 2 天后可见直径 2mm、凸起或扁平状的菌落，菌落可规则也可因滑行运动呈迁徙状。常规方法无法将二氧化碳嗜纤维菌鉴定到种，根据菌体"素描短线"形态和菌落滑行迁徙生长可初步怀疑为二氧化碳嗜纤维菌。进一步应用MALDI－TOF MS和 16S rRNA 基因测序可提供可靠的鉴定结果。

生痰二氧化碳嗜纤维菌、黄褐二氧化碳嗜纤维菌、牙龈二氧化碳嗜纤维菌、溶血二氧化碳嗜纤维菌、颗粒二氧化碳嗜纤维菌可分离自健康成人龈上牙菌斑，条件致病。糖尿病患者牙周病变部位的二氧化碳嗜纤维菌属较非糖尿病牙周炎患者多，其中主要为黄褐二氧化碳嗜纤维菌和颗粒二氧化碳嗜纤维菌。研究发现，二氧化碳嗜纤维菌属可以抑制中性粒细胞趋化和淋巴细胞增殖。生痰二氧化碳嗜纤维菌等可引起免疫缺陷患者，尤其是中性粒细胞缺乏者的败血症和其他感染，如心内膜炎、子宫内膜炎、骨髓炎、软组织感染、腹膜炎、眼部疾病和坏疽性口炎等，亦有引起原发性腰肌脓肿的报道。狗咬二氧化碳嗜纤维菌和犬咬二氧化碳嗜纤维菌引起的感染主要与狗、猫密切接触或动物咬伤有关。狗咬二氧化碳嗜纤维菌可引起脾切除者或酗酒者的败血症，预后大多不良，可引起 DIC、急性肾衰竭、呼吸窘迫综合征和休克。生痰二氧化碳嗜纤维菌通常对广谱 β－内酰胺酶类敏感，偶见 β－内酰胺酶阳性菌株。除此之外，对大环内酯类、氟喹诺酮类和多西环素敏感。

十一、侵蚀艾肯菌　脓液

临床微生物检验解释报告

姓名：GGZ　性别：女　年龄（岁）：47　病员号：0019028＊

科别：耳鼻喉科　床号：45　临床诊断：食管异物穿孔，糖尿病

医生：ZX　患者类别：住院

标本编号：1701109＊　标本种类：脓液　送检项目：脓液培养

培养结果：

侵蚀艾肯菌（*Eikenella corrodens*），较多。

培养结果解释：

患者因"误吞鸭骨 5$^+$ 天"入院，在全麻下行食管镜检及异物取出术。术中见距门齿 16cm 处一骨片嵌顿，尖端刺穿食管左侧壁，约 20mL 恶臭脓液自穿孔处溢出。术后送检脓液培养标本 1 份，培养出较多侵蚀艾肯菌，MALDI-TOF MS鉴定分数 2.045，较高。

侵蚀艾肯菌是人类牙周正常菌群，条件致病，与牙周炎有关，也可引起上呼吸道、

胸膜、肺、腹部、关节、骨骼、伤口（如动物咬伤）的感染，偶尔可引起其他部位感染（如坏疽性口炎）。侵蚀艾肯菌属于 HACEK 群，该群包括嗜血杆菌属、凝聚杆菌属、心杆菌属、艾肯菌属和金氏菌属。

此标本分离出较多优势生长的侵蚀艾肯菌，考虑感染的可能性较大，请结合临床综合判断。

侵蚀艾肯菌播散性感染时，需排查感染性心内膜炎。异物（如牙签、鱼刺等）所引起的咽旁间隙感染（舌下、颌下咽旁、咽后、气管前）多由多种细菌所致，如链球菌、厌氧菌、艾肯菌等混合感染。本病例不排除合并厌氧菌感染的可能。

细菌形态：

见附录图 116、图 117。

药敏结果解释：

侵蚀艾肯菌耐药表型见表 8-18，药敏结果及解释见表 8-19。

表 8-18 侵蚀艾肯菌耐药表型

检测试验	检测结果	解释
β-内酰胺酶[①]	Neg	阴性

注：①—β-内酰胺酶检测（头孢硝噻吩试验）阴性预示青霉素、氨苄西林和阿莫西林敏感的可能性大，并不能完全排除由其他非产酶耐药机制引起的耐药。

表 8-19 侵蚀艾肯菌药敏结果及解释

抗生素	类别	方法[①]	折点[②]（μg/mL）			检测值（μg/mL）	解释
			S	I	R		
氨苄西林 Ampicillin	青霉素类	MIC	≤1	2	≥4	0.25	敏感（S）
氨苄西林-舒巴坦 Ampicillin-Sulbactam	β-内酰胺酶类复合制剂	MIC	≤2/1	—	≥4/2	2/1	敏感（S）
阿莫西林-克拉维酸 Amoxicillin-Clavulanate	β-内酰胺酶类复合制剂	MIC	≤4/2	—	≥8/4	4/2	敏感（S）
青霉素 Penicillin	青霉素类	MIC	≤1	2	≥4	1	敏感（S）
头孢曲松[③] Ceftriaxone	头孢菌素类	MIC	≤2	—	—	1	敏感（S）
头孢噻肟[③] Cefotaxime	头孢菌素类	MIC	≤2	—	—	1	敏感（S）
亚胺培南 Imipenem	碳青霉烯类	MIC	≤0.5	1	≥2	0.12	敏感（S）
美罗培南 Meropenem	碳青霉烯类	MIC	≤0.5	1	≥2	0.12	敏感（S）
阿奇霉素[③] Azithromycin	大环内酯类	MIC	≤4	—	—	1	敏感（S）

续表8－19

| 抗生素 | 类别 | 方法① | 折点② (μg/mL) | | | 检测值 (μg/mL) | 解释 |
			S	I	R		
克拉霉素 Clarithromycin	大环内酯类	MIC	≤8	16	≥32	1	敏感（S）
环丙沙星 Ciprofloxacin	氟喹诺酮类	MIC	≤1	2	≥4	0.25	敏感（S）
左氧氟沙星 Levofloxacin	氟喹诺酮类	MIC	≤2	4	≥8	0.25	敏感（S）
四环素 Tetracycline	四环素类	MIC	≤2	4	≥8	1	敏感（S）
氯霉素 Chloromycetin	苯丙醇类	MIC	≤4	8	≥16	1	敏感（S）
甲氧苄啶－磺胺甲噁唑 Trimethoprim-Sulfamethoxazole	叶酸代谢途径抑制剂	MIC	≤0.5/9.5	1/19～2/38	≥4/76	0.5/9.5	敏感（S）

注：①—参考 CLSI M45 中 HACEK 群药敏要求进行微量肉汤稀释法，采用 M－H 肉汤补充 2.5%～5% 裂解马血对侵蚀艾肯菌 MIC 进行检测。②—药敏折点参照 CLSI M45。③—该菌对头孢曲松、头孢噻肟、阿奇霉素极少出现"非敏感"结果，当出现"非敏感"结果时，应对其鉴定和药敏结果进行确认。

局限性：

侵蚀艾肯菌对营养要求高，生长缓慢，鉴定药敏试验需要一定时间。通常侵蚀艾肯菌对阿莫西林－克拉维酸敏感，使用阿莫西林－克拉维酸治疗动物咬伤时，对伤口分离的侵蚀艾肯菌不必进行常规药敏试验。

参考建议：

侵蚀艾肯菌引起的人类软组织感染的治疗方案应包括脓肿手术引流。首选药物为阿莫西林－克拉维酸、青霉素。次选甲氧苄啶－磺胺甲噁唑、氟喹诺酮类。严重感染或肠外治疗时，也可使用氨苄西林－舒巴坦。其他 β－内酰胺酶类复合制剂也有效。多种微生物混合感染时可能需要添加额外治疗，例如甲硝唑，但单用克林霉素和甲硝唑无效。

标本采集时间 标本接收时间 报告时间 检验者 审核者 检测实验室 联系电话

【扩展信息】

艾肯菌属（*Eikenella*）隶属奈瑟菌科（*Neisseriaceae*），兼性厌氧，无动力，革兰阴性杆菌。目前该属只有一个种，即侵蚀艾肯菌（*E. corrodens*）。侵蚀艾肯菌是 HACEK 菌群中的一员。和其他 HACEK 菌群一样，侵蚀艾肯菌是人和（或）动物口腔和（或）鼻咽部定植微生物，主要通过咬伤或舔皮肤伤口而传播，可引起人体任何部位感染，也可通过内源性感染引起心内膜炎，常导致心脏瓣膜（天然或人工）赘生物形成，引起频繁栓塞。由于取得病原学证据困难，其诊断周期较长，从首次症状出现到确诊需要 2 周至 6 个月。在国际多中心研究中，HACEK 菌群引起的心内膜炎占所有心内膜炎的 1.4%。

侵蚀艾肯菌在血琼脂平板上 35℃培养 18~24 小时形成针尖大小的菌落，需要延长至 2~3 天才能见到干燥、扁平、咬噬琼脂的不规则菌落，培养时间延长后可见菌落周围的平板有类似 α 溶血的草绿色形成。在镜下可见短小多形的阴性杆菌。MALDI－TOF MS和自动化微生物鉴定仪均可很好地鉴定该菌。

侵蚀艾肯菌通常对青霉素、头孢菌素类、碳青霉烯类、多西环素、阿奇霉素和氟喹诺酮类敏感，对窄谱头孢菌素类、大环内酯类和克林霉素耐药。有文献报道该菌具有 β－内酰胺酶阳性菌株，酶活性可被 β－内酰胺酶类复合制剂抑制。分离自咬伤伤口的艾肯菌，常对阿莫西林－克拉维酸敏感，因此药敏试验不是必需的，以免耽误治疗。

十二、金氏金氏菌 关节液

临床微生物检验解释报告

姓名：LZQ 性别：男 年龄（岁）：4 病员号：0017065＊

科别：急诊科 床号：103 临床诊断：化脓性关节炎

医生：XC 患者类别：急诊

标本编号：1702681＊ 标本种类：关节液 送检项目：关节液培养

培养结果：

金氏金氏菌（*Kingella kingae*），较多。

培养结果解释：

患者在急诊科就诊期间送检关节液标本 1 份。培养 2 天后血琼脂平板上有边缘整齐、光滑、β溶血的菌落，经MALDI－TOF MS鉴定为金氏金氏菌，鉴定分数 2.325，较高。

金氏金氏菌为 HACEK 菌群中的一员，定植于人体上呼吸道和口腔黏膜，条件致病，可引起内源性感染，严重感染包括心内膜炎。有引起 4 岁以下健康儿童骨骼和关节感染的报道。

患儿 4 岁，关节红肿，临床诊断为化脓性关节炎，关节液培养出金氏金氏菌，该菌是致病菌的可能性大。

药敏结果解释：

金氏金氏菌耐药表型见表 8-20，药敏结果及解释见表 8-21。

表 8-20 金氏金氏菌耐药表型

检测试验	检测结果	解释
β－内酰胺酶①	Pos	阳性

注：①—β－内酰胺酶检测（头孢硝噻吩试验）阳性可以预测对青霉素、氨苄西林和阿莫西林耐药，酶活性能被克拉维酸抑制。

表 8-21 金氏金氏菌药敏结果及解释

抗生素	类别	方法	折点① (μg/mL)			检测值 (μg/mL)	解释
			S	I	R		
氨苄西林 Ampicillin	青霉素类	MIC	≤1	2	≥4	8	耐药 (R)
氨苄西林—舒巴坦 Ampicillin-Sulbactam	β—内酰胺酶类复合制剂	MIC	≤2/1	—	≥4/2	2/1	敏感 (S)
阿莫西林—克拉维酸 Amoxicillin-Clavulanate	β—内酰胺酶类复合制剂	MIC	≤4/2	—	≥8/4	4/2	敏感 (S)
青霉素 Penicillin	青霉素类	MIC	≤1	2	≥4	4	耐药 (R)
头孢曲松② Ceftriaxone	头孢菌素类	MIC	≤2	—	—	1	敏感 (S)
头孢噻肟② Cefotaxime	头孢菌素类	MIC	≤2	—	—	1	敏感 (S)
亚胺培南 Imipenem	碳青霉烯类	MIC	≤0.5	1	≥2	0.5	敏感 (S)
美罗培南 Meropenem	碳青霉烯类	MIC	≤0.5	1	≥2	0.5	敏感 (S)
阿奇霉素② Azithromycin	大环内酯类	MIC	≤4	—	—	4	敏感 (S)
克拉霉素 Clarithromycin	大环内酯类	MIC	≤8	16	≥32	2	敏感 (S)
环丙沙星 Ciprofloxacin	氟喹诺酮类	MIC	≤1	2	≥4	1	敏感 (S)
左氧氟沙星 Levofloxacin	氟喹诺酮类	MIC	≤2	4	≥8	2	敏感 (S)
四环素 Tetracycline	四环素类	MIC	≤2	4	≥8	2	敏感 (S)
氯霉素 Chloromycetin	苯丙醇类	MIC	≤4	8	≥16	2	敏感 (S)
利福平③ Rifampicin	安沙霉素类	MIC	≤1	2	≥4	1	敏感 (S)
甲氧苄啶—磺胺甲噁唑 Trimethoprim-Sulfamethoxazole	叶酸代谢途径抑制剂	MIC	≤0.5/9.5	1/19～2/38	≥4/76	0.5/9.5	敏感 (S)

注：①—药敏折点参照 CLSI M45 中 HACEK 群细菌药敏解释标准。②—该菌对头孢曲松、头孢噻肟、阿奇霉素极少出现"非敏感"结果，当出现"非敏感"结果时，应对其鉴定和药敏结果进行确认。③—利福平不能单独用于治疗。

局限性：

金氏金氏菌生长缓慢，鉴定药敏试验需要较长时间。

参考建议：

指南指出，金氏菌属通常对β—内酰胺酶类、大环内酯类、四环素、甲氧苄啶—磺胺甲噁唑和氟喹诺酮类敏感。

标本采集时间 标本接收时间 报告时间 检验者 审核者 检测实验室 联系电话

【扩展信息】

金氏菌属（*Kingella*）隶属于奈瑟菌科，兼性厌氧，无动力，包括金氏金氏菌（*K. kingae*）、脱氮金氏菌（*K. denitrificans*）、口腔金氏菌（*K. oralis*）和蜜熊金氏菌（*K. potus*）4个种。金氏金氏菌为无动力革兰阴性杆菌，通常成对或成簇排列，对营养要求高，在5%～10%的CO_2环境下生长较好。金氏金氏菌革兰染色不易脱色，染色结果可能被误认为链球菌，特别是在血液培养中分离出该菌时其染色性不易判断。该菌在血琼脂平板上可形成两种菌落：①光滑型菌落，中央凸起；②扩散型菌落，嵌入培养基中。金氏金氏菌在血琼脂平板上可形成不明显溶血环。平板上该菌存活时间短，需频繁传代。近年来，从健康人咽部分离到金氏金氏菌小菌落变异体（Small-colony variants，SCV）。SCV不能分解麦芽糖产酸，在镜下呈非典型的球杆状，长链排列。通常金黄色葡萄球菌或铜绿假单胞菌SCV与慢性或难以根除的感染相关，而金氏金氏菌SCV仅从具有侵袭性感染的患者中分离，表明其致病性与前两者不同。从体液标本和脓液标本中分离金氏金氏菌比较困难，从混合培养物中分离金氏金氏菌需要使用选择培养基，如添加克林霉素和万古霉素的培养基，推荐使用Thayer－Martin培养基。

金氏金氏菌常定植于上呼吸道黏膜，可引起关节炎、骨髓炎、菌血症和心内膜炎。关节炎和骨髓炎常见于小于4岁的幼儿，亦可引起化脓性关节炎、椎间盘炎、下肢骨髓炎和隐匿性菌血症。通过对儿童血液中分离的金氏金氏菌和咽部分离的金氏金氏菌进行同源性分析，发现分离株具有相同的型别，提示上呼吸道定植可能在发病机制中起作用，病原菌可能通过受损黏膜侵入，口腔炎和（或）上呼吸道感染可能先于全身感染。在金氏金氏菌骨关节炎的儿童中，咽拭子标本均检测到金氏金氏菌。在成人中，全身感染发生于免疫力低下人群，也可以表现为HACEK心内膜炎。

十三、嗜中温甲基杆菌　血液

临床微生物检验解释报告

姓名：LCY　性别：男　年龄（岁）：71　病员号：0019402*
科别：消化科　床号：8　临床诊断：急性胰腺炎
医生：LHB　患者类别：住院
标本编号：1708151*　标本种类：血液　送检项目：血液培养（需氧＋厌氧）

培养结果：
嗜中温甲基杆菌（*Methylobacterium mesophilicum*）生长，报阳时间3天12小时。
培养结果解释：
患者因"急性胰腺炎伴胆道结石"入院，在全麻下行胆道括约肌切开术，经内镜逆行性胰胆管造影术在胆道植入假体，术后 10 天通过内镜取出假体。取出假体第 2 天患者出现发热，体温 39.1℃。抽取 2 套血液培养标本送检，其中 2 瓶血液培养瓶报阳，报阳时间 3 天 12 小时，革兰染色查见革兰阴性杆菌。转种血琼脂平板和巧克力色血琼脂平板放置于 35℃、5%CO_2 环境下培养 2 天查见极小粉红色菌落。MALDI-TOF MS 鉴定结果为嗜中温甲基杆菌，鉴定分数 1.91，可信。16S rRNA 基因测序结果为嗜中温甲基杆菌，最大一致性 99.6%。

甲基杆菌可引起脓毒症、持续腹膜透析相关性腹膜炎、皮肤溃疡、滑膜炎和免疫力低下患者的其他感染。

患者术后发热，通过血液培养标本分离嗜中温甲基杆菌，考虑感染的可能性较大，请结合临床综合判断。

细菌形态：

见附录图 118、图 119。

一级报告：

革兰阴性杆菌生长，报阳时间 3 天 12 小时，鉴定药敏试验进行中。

二级报告：

初步鉴定药敏试验未生长。

三级报告：

嗜中温甲基杆菌生长，报阳时间 3 天 12 小时。

局限性：

1. 甲基杆菌生长缓慢，鉴定药敏试验需要一定时间。

2. 目前尚无甲基杆菌的药敏检测方法和解释标准，未进行药敏试验。

参考建议：

有研究显示，氨基糖苷类以及甲氧苄啶-磺胺甲噁唑对甲基杆菌有较高的体外抗菌活性。

标本采集时间 标本接收时间 报告时间 检验者 审核者 检测实验室 联系电话

【扩展信息】

甲基杆菌属（*Methylobacterium*）隶属甲基杆菌科（*Methylobacteriaceae*），包括 20 个已命名的菌种及其他一些未命名的生物变种。其中临床最常见的两个种为嗜中温甲基杆菌（*M. mesophilicum*）和扎特曼甲基杆菌（*M. zatmanii*）。近年来也有关于富马酸甲基杆菌（*M. fujisawaense*）、放射性甲基杆菌（*M. radiotolerans*）等引起临床感染的报道。大部分甲基杆菌分离自植物，在医院环境中也有发现。导致甲基杆菌院内传播的媒介可能是自来水。

嗜中温甲基杆菌最适生长温度为 25~30℃，在麦康凯琼脂平板上一般不生长，在普通培养基，如胰蛋白胨大豆琼脂培养基上生长差。在血琼脂平板上 25℃培养 2 天后形成较小的粉红色凸起菌落，氧化酶阴性，动力阳性。目前尚无甲基杆菌标准药敏检测方法和折点。有研究认为，如需对甲基杆菌进行药敏试验，可采用琼脂稀释法和微量肉汤稀释法，30℃培养48小时。有研究显示，甲基杆菌可被低水平的庆大霉素和阿米卡星抑制，几乎所有菌株对环丙沙星和甲氧苄啶－磺胺甲噁唑敏感，β－内酰胺酶类的活性因菌种而异，β－内酰胺酶类中头孢曲松和头孢唑肟对纳入研究的所有菌株都有较好的抑制作用，而头孢他啶和头孢呋辛仅能抑制13％和20％。嗜中温甲基杆菌产生粉红色菌落，进行β－内酰胺酶检测时，应注意区分菌体本身颜色与检测后显色反应。

十四、嗜肺军团菌　痰液

临床微生物检验解释报告

姓名：XHL　性别：男　年龄（岁）：58　病员号：0017867＊
科别：急诊科　床号：—　临床诊断：肺部感染
医生：CBG　患者类别：急诊
标本编号：1707212＊　标本种类：痰液　送检项目：痰液培养

培养结果：

嗜肺军团菌（*Legionella pneumophila*），较少。

培养结果解释：

患者于急诊科就诊期间，送检尿液进行军团菌尿抗原检测，阳性。加送检痰标本1份，接种军团菌BCYE平板，培养3天后，出现细小菌落。MALDI－TOF MS鉴定为嗜肺军团菌，鉴定分数1.912，可信。

嗜肺军团菌，军团菌模式种，在军团菌感染中占80％～90％。军团菌可引起庞提阿克热和军团菌病。庞提阿克热是一种急性发热的自限性疾病，军团菌病是一种细菌性肺炎。

患者军团菌尿抗原阳性，且痰标本培养为嗜肺军团菌，提示军团菌引起肺部感染，请结合临床综合判断。

局限性：

1. 标本革兰染色很难查见痰和组织中的嗜肺军团菌。

2. 目前尚无标准化的军团菌药敏试验方法和解释标准。

3. 嗜肺军团菌对营养要求高，需要特殊培养基（BCYE），生长缓慢，鉴定药敏试验需要较长时间。

参考建议：

指南指出，军团菌感染治疗首选左氧氟沙星或莫西沙星，次选阿奇霉素。

标本采集时间　标本接收时间　报告时间　检验者　审核者　检测实验室　联系电话

【扩展信息】

军团菌属（*Legionella*）有58个种和3个亚种。嗜肺军团菌（*L. pneumophila*）、米克戴德军团菌（*L. micdadei*）、长滩军团菌（*L. longbeach*）和杜莫夫军团菌（*L.*

dumophia）是临床上最重要的军团菌，其中嗜肺军团菌引起 80％以上的军团菌病（Legionnaires disease，LD）。嗜肺军团菌是一种兼性胞内寄生菌，可在 20~42℃条件下生长，最适生长温度为 35~37℃，专性需氧。在固体培养基上增加湿度可以促进其生长。该菌生长的 pH 值范围很窄，为 6.7~6.9。营养要求高，所有已知军团菌在原代分离时需要在培养基中添加 L-半胱氨酸，富铁培养基可使军团菌生长达到最佳状态。分离和培养嗜肺军团菌需要使用特殊的培养基，通常使用添加 0.1％α-酮戊二酸和活性炭的酵母琼脂培养基（BCYEα），α-酮戊二酸可促进军团菌生长，活性炭可以清除有毒脂质和过氧化物。培养环境为 35~37℃、2％~5％ CO_2 湿润环境。一般 3 天后开始出现菌落，新生菌落完整、扁平，直径约 1mm，菌落大小和形态随时间变化。培养 4~5 天，菌直径为 5~7mm，凸起，质地不均一，边缘扩张。一些军团菌种可能需要培养 14 天才出现菌落。

嗜肺军团菌广泛存在于水和土壤中，特别是空调、冷却塔、供水系统、淋浴器、游泳池、温泉等各种天然水体和人工水体中。人体在淋浴、游泳时通过吸入含有军团菌的气溶胶而引起肺部感染。临床表现轻重不一，平均病死率为 12％。嗜肺军团菌有 15 个血清型，其中血清 1 型（Lp1）最常见，95％~98％的社区获得性 LD 由 Lp1 引起。细菌吸入肺以后，侵入肺泡巨噬细胞并在细胞内增殖。军团菌感染不是肺炎的常见病因，通常有特定感染源，感染危险因素包括细胞免疫抑制、吸烟、夜间旅行、慢性心脏或肺部疾病以及慢性肾衰竭。高危人群包括大剂量使用糖皮质激素、实体器官移植和接受肿瘤坏死因子治疗的患者。肺炎严重程度、基础疾病和抗生素使用及时性是影响预后的重要因素。无基础疾病的 LD 患者，得到及时治疗，治愈率达 95％~99％。

临床疑似 LD，可通过标本直接分离、免疫荧光法、测定特异性抗体滴度以及检测尿液中细菌抗原等技术进行诊断。肺组织和痰标本中嗜肺军团菌为短小球杆菌或短杆菌，与纯培养细菌形态大不相同，纯培养细菌为纤细杆菌。嗜肺军团菌为兼性胞内寄生菌，菌体小，革兰染色很难查见痰标本和肺组织中的菌体。Warthin-Starry 银染色法和 Dieterle 镀银染色法能增强军团菌着色，是一种早期检测组织和痰标本中嗜肺军团菌的方法，但敏感性、特异性均不高。免疫荧光法是检测组织和痰标本中嗜肺军团菌最敏感和最特异的镜检方法。常见的军团菌培养标本包括痰液、支气管/肺泡灌洗液、肺活检组织和胸水等。肺活检组织阳性率最高，痰标本和其他下呼吸道分泌物标本的培养阳性率次之。对于嗜肺军团菌以外的军团菌感染，培养几乎是唯一的检测方法。提高临床标本阳性率需要对标本进行预处理，减少微生物污染并稀释组织和血清中的抑制因子和抗生素。大部分痰液和其他呼吸道标本需使用低 pH 值缓冲液（KCl-HCl，pH 2.2）以 1∶10 稀释标本，室温温育 4 分钟后将悬液接种到培养基。组织标本（约 1g）应加入少量肉汤（1mL）进行研磨。通常使用添加 0.1％α-酮戊二酸和活性炭的酵母琼脂培养基（BCYEα）分离和培养军团菌，培养 3 天后开始出现菌落。疑似军团菌的菌落应首先进行革兰染色，使用 0.1％品红复染。可进行 MALDI-TOF MS 鉴定、16S rRNA 基因测序鉴定。军团菌分型可采用免疫荧光法或凝集法。与嗜肺军团菌单克隆抗体或 Lp1 多价抗体凝集时，可鉴定为嗜肺军团菌或 Lp1。

由于培养方法烦琐，花费时间长，技术要求高，因此需要非培养方法辅助诊断

LD。军团菌尿抗原检测快速、方便、稳定性高，主要用于 Lp1 检测，特异性达 99.9％。在社区获得性感染中，尤其是疾病流行期间，军团菌尿抗原检测较培养法更敏感。该方法在重症 LD 患者中敏感性达 90％～95％，在轻症患者中敏感性为 50％。军团菌血清特异性抗体检测方法可用于回顾性诊断，临床上主要检测 IgG 抗体。常采集急性期和恢复期双份血清，血清抗体升高缓慢，一般需要 4～6 周，缺乏早期诊断意义。血清学检测可能存在交叉反应而导致假阳性。在疾病流行期间，军团菌分型有助于确定环境株和临床株之间的关系。单克隆抗体分型在 Lp1 分型中起主导作用，与分子分型方法如脉冲场凝胶电泳一起使用能够提高分型的特异性。

对嗜肺军团菌具有活性的药物包括大环内酯类、四环素类和氟喹诺酮类。β－内酰胺酶类因不能穿透细胞膜，疗效不佳。对免疫力正常的轻症 LD 患者，红霉素、克拉霉素、阿奇霉素、四环素、左氧氟沙星、环丙沙星和莫西沙星的治疗效果基本相当，重症和免疫力不全患者可选用氟喹诺酮类（尤其是左氧氟沙星）和阿奇霉素。

十五、羊布鲁菌 血液

临床微生物检验解释报告

姓名：DG 性别：男 年龄（岁）：40 病员号：0185580＊

科别：传染科 床号：65 临床诊断：慢性乙型病毒性肝炎

医生：LJK 患者类别：住院

标本编号：1701127＊ 标本种类：血液 送检项目：血液培养（需氧＋厌氧）

培养结果：

羊布鲁菌（*Brucella melitensis*）生长，报阳时间 2 天 4 小时。

培养结果解释：

患者在传染科就诊期间送检血液培养标本 1 套（需氧＋厌氧），同时抽取腹水注入 1 瓶需氧血液培养瓶送检。2 瓶需氧瓶（血液和腹水）均报阳，报阳时间 2 天 4 小时。报阳瓶直接涂片查见革兰阴性杆菌，细沙状短杆菌，着色不佳。培养 2 天见灰白色小菌落。MALDI－TOF MS 鉴定为羊布鲁菌，鉴定分数 2.081，较高。

羊布鲁菌引起的布鲁菌病，是一种人畜共患病，可致菌血症、多器官慢性感染等。人布鲁菌病通常与职业暴露、接触感染动物或其制品有关。

患者血液和腹水中均分离出羊布鲁菌，提示布鲁菌病。

细菌形态：

见附录图 120、图 121。

一级报告：

革兰阴性杆菌生长，报阳时间 2 天 4 小时，鉴定药敏试验进行中。

二级报告：

初步鉴定药敏试验未生长。

三级报告：

羊布鲁菌生长，报阳时间 2 天 4 小时。

局限性：

1. 布鲁菌属生物危害二级病原菌，注意生物安全防护，药敏试验未开展。

2. MALDI-TOF MS 不能直接鉴定该菌，实验室经自建库鉴定。

参考建议：

指南指出，无局部病损的布鲁菌感染，治疗首选多西环素＋庆大霉素，备选多西环素＋利福平，次选环丙沙星＋多西环素或利福平。布鲁菌感染引发脊柱炎、骶髂关节炎时，首选多西环素＋庆大霉素＋利福平，备选环丙沙星＋利福平，疗程至少 3 个月。神经布鲁菌病的治疗，选择多西环素＋利福平＋头孢曲松，直至脑脊液恢复正常。布鲁菌引起的感染性心内膜炎的治疗，建议手术＋多西环素＋庆大霉素方案基础上加用利福平和甲氧苄啶－磺胺甲噁唑。

标本采集时间 标本接收时间 报告时间 检验者 审核者 检测实验室 联系电话

【扩展信息】

布鲁菌属（*Brucella*）包括 10 个已知种，其中 6 个陆生菌种，分别为羊布鲁菌（*B. melitensis*）、牛布鲁菌（*B. abortus*）、猪布鲁菌（*B. suis*）、犬布鲁菌（*B. canis*）、绵羊布鲁菌（*B. ovis*）、沙林鼠布鲁菌（*B. neotomae*），3 个海洋菌种，分别为海豚布鲁菌（*B. delphini*）、鳍脚布鲁菌（*B. pinnipedialis*）、鲸种布鲁菌（*B. ceti*），1 个新种，从乳房植入体中分离出来源不明的布鲁菌，命名为意外布鲁菌（*B. inopinata*）。感染人类的主要是羊布鲁菌、牛布鲁菌、猪布鲁菌和犬布鲁菌，目前已有海洋菌种引起人类感染的报道。

布鲁菌病简称布病，人畜共患，动物是布鲁菌的无症状携带者。人感染主要与食用或接触未经消毒的山羊、绵羊、牛和骆驼及其乳制品有关。在非流行地区，布病主要与职业相关，如乳制品行业人员、兽医、屠宰场工人、临床和微生物学检验或研究人员易感。其中实验室感染主要通过气溶胶吸入引起。进行布鲁菌相关操作时，所有实验室人员都应该做好严格的生物安全防护，所有操作都应在生物安全柜中进行。

布病的临床表现多样，如发热、盗汗、关节痛、肌痛、乏力、食欲缺乏、体重减轻、肝脾大等。在不经治疗的情况下，布病患者发热持续数周后体温转平，此后可再出现发热，称为波状热。布病发病初期易与疟疾、伤寒等其他发热疾病混淆，并发骨关节炎与类风湿性关节炎、风湿热、结核病等类似。神经型布病应与其他感染和非感染性的中枢神经系统疾病鉴别。感染可累及男女生殖器、心脏、肺等多个器官和组织，其中累及心脏是局部并发症患者的主要死因。临床上疑似布病患者，可采集血液、骨髓、乳汁、分泌物、关节液等做细菌培养，骨髓培养的阳性率较高。培养阳性是布病实验室诊断的金标准。连续监测的自动血液培养系统培养比传统培养方法的阳性率高，能更快地监测到布鲁菌生长。临床微生物实验室根据菌落形态、生化反应以及特异性布鲁菌抗血清凝集反应对可疑菌落进行鉴定。MALDI-TOF MS 鉴定需自建菌种库。布鲁菌感染 1

周后可通过血清学检测特异性 IgM 抗体，抗体效价≥1∶160 为阳性，3 个月时达到高峰。当抗体效价降至一般水平后又再次上升时，应该考虑复发或再次感染。

联合用药可减少布病并发症复发。目前，直接用于预防人感染布鲁菌的布病疫苗效果有限，兽用疫苗已成功用于控制家畜感染，进而降低人类感染率。布病预防的另一条有效途径是加强对乳制品的安全监管，提高公众的预防意识。

十六、多杀巴斯德菌　脓液

临床微生物检验解释报告

姓名：XJX　　性别：女　年龄（岁）：72　病员号：0018421 ＊
科别：急诊科　床号：—　临床诊断：左上肢狗咬伤
医生：LUY　患者类别：急诊
标本编号：1707233 ＊　标本种类：脓液　送检项目：脓液培养

培养结果：

多杀巴斯德菌（*Pasteurella multocida*），较多。

培养结果解释：

患者于急诊科就诊期间送检脓液标本 1 份。标本涂片查见较多革兰阴性杆菌。培养 24 小时后血琼脂平板上有浅灰色、不透明菌落生长，经 MALDI－TOF MS 鉴定为多杀巴斯德菌，鉴定分数 2.067，较高。

多杀巴斯德菌广泛存在于健康或患病的家养动物和野生动物中。大多数感染是由猫、狗或其他动物抓伤、咬伤引起。可从感染伤口分泌物、脓液或组织中分离到。

患者被狗咬伤后上肢感染，伤口脓液中分离出多杀巴斯德菌，提示该菌引起感染，请结合临床综合判断。

细菌形态：

见附录图 122、图 123。

药敏结果解释：

多杀巴斯德菌耐药表型见表 8－22，药敏结果及解释见表 8－23。

表 8－22　多杀巴斯德菌耐药表型

检测试验	检测结果	解释
β－内酰胺酶①	Neg	阴性

注：①—β－内酰胺酶检测（头孢硝噻吩试验）阴性预示青霉素、氨苄西林和阿莫西林敏感的可能性大，并不能完全排除由其他非产酶耐药机制引起的耐药。

表 8-23 多杀巴斯德菌药敏结果及解释

抗生素	类别	方法	折点① (mm)			检测值 (mm)	解释
			S	I	R		
阿莫西林—克拉维酸 Amoxicillin-Clavulanate	β—内酰胺酶类复合制剂	K-B	≥27	—	—	37	敏感 (S)
氨苄西林 Ampicillin	青霉素类	K-B	≥27	—	—	35	敏感 (S)
青霉素 Penicillin	青霉素类	K-B	≥25	—	—	30	敏感 (S)
头孢曲松 Ceftriaxone	头孢菌素类	K-B	≥34	—	—	45	敏感 (S)
左氧氟沙星 Levofloxacin	氟喹诺酮类	K-B	≥28	—	—	28	敏感 (S)
四环素 Tetracycline	四环素类	K-B	≥23	—	—	33	敏感 (S)
阿奇霉素 Azithromycin	大环内酯类	K-B	≥20	—	—	26	敏感 (S)
红霉素 Erythrocin	大环内酯类	K-B	≥27	25～26	≤24	24	耐药 (R)
氯霉素 Chloromycetin	苯丙醇类	K-B	≥28	—	—	41	敏感 (S)
甲氧苄啶—磺胺甲噁唑 Trimethoprim-Sulfamethoxazole	叶酸代谢途径抑制剂	K-B	≥24	—	—	28	敏感 (S)

注：①—药敏折点参照 CLSI M45 巴斯德菌属抑菌圈直径解释标准。由于缺乏不敏感菌株数据，除了红霉素，其他药物只有敏感解释标准。

局限性：

多杀巴斯德菌药敏试验需要使用特殊培养基，纸片扩散法使用添加 5％绵羊血的 M-H 琼脂平板，微量肉汤稀释法使用 2.5％～5％溶解马血的 M-H 肉汤。微生物自动鉴定仪对巴斯德菌属鉴定不理想，采用 MALDI-TOF MS 可鉴定到种水平。16S rRNA 和 sodA 基因测序可准确鉴定，然而实验室未常规进行此项工作。

参考建议：

指南指出，治疗巴斯德菌引起的伤口感染首选阿莫西林—克拉维酸，备选头孢呋辛或多西环素。

标本采集时间 标本接收时间 报告时间 检验者 审核者 检测实验室 联系电话

【扩展信息】

巴斯德菌属（Pasteurella）隶属巴斯德菌科（Pasteurellaceae）。引起人类感染的菌种主要有多杀巴斯德菌（P. multocida）、侵肺巴斯德菌（P. pneumotropica）、溶血巴斯德菌（P. haemolytica）、产气巴斯德菌（P. aerogenes）、犬巴斯德菌（P.

canis）和口腔巴斯德菌（*P. stomatis*）等。巴斯德菌属广泛分布于啮齿类动物、狗、猫等，常寄居于鼻咽部和牙龈。动物携带的巴斯德菌属见表8-24。

表8-24　动物携带的巴斯德菌属

动物	菌种
猫、狗	多杀巴斯德菌
猪	产气巴斯德菌
猪、马	马巴斯德菌
啮齿类动物、狗	侵肺巴斯德菌
狗	犬巴斯德菌
狗、猫	咬伤巴斯德菌
狗、猫	口腔巴斯德菌

多杀巴斯德菌是一种革兰阴性小杆菌，单个、成对或短链状排列，可见多形性，通常两极浓染。部分菌株有荚膜，形成黏液型菌落。巴斯德菌属在22~42℃均能生长，最适生长温度为35~37℃。血琼脂平板上培养18~24小时后，多杀巴斯德菌可形成灰白色、不溶血菌落，与表皮葡萄球菌相似，可通过革兰染色区分。在巧克力色血琼脂平板上，菌落形态与嗜血杆菌属相似，可通过卫星试验区分。巴斯德菌属的氧化酶试验使用血琼脂平板上菌落，滴加氧化酶试剂30秒后可出现弱阳性反应。

正常情况下，人体不存在此菌，患者多为被狗、猫或者其他动物抓伤或咬伤后发病。猫咬伤后伤口感染巴斯德菌的概率比狗咬伤后高，推测巴斯德菌在猫口咽部定植率高于狗。细菌从伤口侵入机体后快速繁殖，导致伤口红肿、剧痛，迅速蔓延破溃，排出黄色血性脓液。被猫或狗咬伤时，应立即清创消毒，以免进一步感染。多杀巴斯德菌还可引起肺部感染，大多数由多杀巴斯德菌引起肺部感染的患者通常具有其他基础肺病，如慢性阻塞性肺疾病或支气管扩张等。此外，多杀巴斯德菌还可引起脑膜炎、脑脓肿、败血症、产褥热、透析相关腹膜炎和骨髓炎等全身感染。多杀巴斯德菌有多个亚种，其中多杀亚种最常分离到，主要引起呼吸道感染和血流感染。败血亚种通常与伤口感染和中枢神经系统感染有关。

CLSI推荐采用微量肉汤稀释法和纸片扩散法进行巴斯德菌属药敏试验。微量肉汤稀释法需要使用2.5%~5%溶解马血的M-H肉汤培养18~24小时，纸片扩散法则使用添加有5%绵羊血的M-H琼脂平板培养16~18小时。然而，对多杀巴斯德菌进行鉴定往往比药敏试验更为重要。通常只需对无菌部位分离的多杀巴斯德菌进行药敏试验，无需对分离自咬伤伤口的菌株进行常规药敏试验，因为咬伤伤口已进行经验性治疗，覆盖多种可能引起感染的微生物，这些治疗对多杀巴斯德菌也同样有效。多杀巴斯德菌对青霉素类、广谱头孢菌素类、四环素类、氟喹诺酮类、甲氧苄啶-磺胺甲噁唑和阿奇霉素敏感，可对红霉素产生耐药。青霉素耐药菌株比较少见，克拉维酸可抑制产酶菌株。

（刘雅　吴思颖）

第九章　厌氧菌

厌氧菌是一类以无氧发酵进行能量代谢的细菌。这类细菌在无氧条件下生长良好，而在空气（18%O$_2$）条件下则不能生长。厌氧菌是人体正常菌群之一，广泛存在于人体皮肤皱褶、腔道和深部黏膜。当组织受损、缺血坏死时，局部氧浓度下降可致厌氧菌感染。厌氧菌种类很多，可根据是否产芽孢分为两大类：①产芽孢厌氧菌，如破伤风梭菌、产气荚膜梭菌、肉毒梭菌和艰难梭菌等。②无芽孢厌氧菌，如脆弱拟杆菌、韦荣菌属、消化链球菌属等。

厌氧菌在机体免疫力正常时对人体无害，但机体免疫力减弱时会引起多部位、多器官的内源性感染，且多为与需氧菌和兼性厌氧菌共同引起的混合感染。当发生以下情况时，可考虑厌氧菌感染：①感染局部有气体产生；②感染发生在黏膜附近；③感染部位分泌物有恶臭，呈暗血红色；④分泌物需氧培养阴性，但涂片查见细菌；⑤某些抗生素治疗无效。

约60%的临床感染有厌氧菌参与，怀疑厌氧菌感染时，送检的标本包括胸水、腹水、深部脓液、深部组织等。较好的标本是隔氧采集的深部组织或无菌注射器抽吸的脓液。此外，粪便标本可用于艰难梭菌培养。厌氧标本的运输，除满足微生物送检标本的通用要求外，应特别注意避免接触氧气。接种培养基通常为含有适合厌氧菌生长所需营养物质的血琼脂培养基，采用分区划线法接种完毕后立即置于35~37℃厌氧环境中培养。

厌氧菌可根据革兰染色和菌落形态进行初步判断，进一步鉴定可采用生化鉴定、API鉴定、全自动细菌鉴定及MALDI-TOF MS等。

由于厌氧菌药敏试验复杂耗时，且厌氧菌对常用药物敏感性好，临床对厌氧菌感染的治疗主要为经验性用药。除治疗无效的严重感染外，一般无需进行厌氧菌药敏试验。在本章的报告中，没有药敏部分的展示，但给出了参考建议。

本章主要介绍一些常见的厌氧菌报告方式和内容解释。厌氧菌包括梭状芽孢杆菌属（*Clostridium*）的产气荚膜梭菌（*C. perfringens*）、艰难梭菌（*C. difficile*），拟杆菌属（*Bacteroides*）的脆弱拟杆菌（*B. fragilis*），普雷沃菌属（*Prevotella*），梭杆菌属（*Fusobacterium*）的具核梭杆菌（*F. nucleatum*），韦荣球菌属（*Veillonella*），微小微单胞菌（*Parvimonas micra*），迟缓埃格特菌（*Eggerthella lenta*）及乳杆菌属（*Lactobacillus*）。标本类型包括血液、分泌物及胆汁等。

一、产气荚膜梭菌 血液

临床微生物检验解释报告

姓名：CZ 性别：男 年龄（岁）：36 病员号：1564130 *

科别：血液科 床号：5 临床诊断：急性髓系白血病

医生：XGF 患者类别：住院

标本编号：1812302 * 标本种类：血液 送检项目：血液培养（需氧＋厌氧）

培养结果：

产气荚膜梭菌（Clostridium perfringens）生长，报阳时间 1 天 22 小时。

培养结果解释：

患者在血液科就诊期间送检血液标本进行培养。血液厌氧培养于 1 天 22 小时报阳，革兰染色结果为革兰阳性杆菌。厌氧血琼脂平板 35℃培养 3 天后见圆形、微凸起、表面光滑、边缘整齐、β 溶血的白色菌落。MALDI－TOF MS 鉴定为产气荚膜梭菌，鉴定分数 2.12，较高。血液需氧培养未报阳。

50％的健康人体内有产气荚膜梭菌定植，其为肠道内正常菌群。产气荚膜梭菌是气性坏疽的主要病原菌，也可引起坏死性肠炎和食物中毒。产气荚膜梭菌是厌氧菌菌血症中常见的梭菌。

患者血液标本培养出产气荚膜梭菌，提示感染的可能，其临床意义需结合患者症状综合考虑。怀疑产气荚膜梭菌血流感染者，需排查气性坏疽或粒细胞减少性盲肠炎。

细菌形态：

见附录图 124、图 125。

一级报告：

革兰阳性杆菌生长，报阳时间 1 天 22 小时，鉴定试验进行中。

二级报告：

厌氧菌生长。

三级报告：

产气荚膜梭菌生长，报阳时间 1 天 22 小时。

局限性：

临床微生物实验室未开展产气荚膜梭菌体外药敏试验。

参考建议：

指南对产气荚膜梭菌的治疗首选青霉素±克林霉素，次选多西环素，其他有效药物包括红霉素、氯霉素、头孢唑林、头孢西丁、派拉西林－他唑巴坦和碳青霉烯类。产 A 型致病毒素的产气荚膜梭菌导致的食物中毒，可采用对症治疗，腹泻症状一般在 24 小时内可缓解。软组织气性坏疽、有捻发音的蜂窝织炎、坏死性筋膜炎患者，应积极手术并给予抗生素治疗方案。青霉素除联合克林霉素外，联合甲硝唑或亚胺培南也可能有效。

标本采集时间 标本接收时间 报告时间 检验者 审核者 检测实验室 联系电话

【扩展信息】

梭菌属（*Clostridium*）由专性厌氧或微需氧的革兰阳性杆菌组成。虽然目前发现的梭菌已超过 200 种，但与人体感染相关的梭菌数量却很少。人体中因需氧菌和兼性厌氧菌消耗了氧气，给梭菌属提供了适宜的生长环境，因此梭菌在混合感染中常见。一般用于鉴定梭菌的表型特征包括形成芽孢、厌氧、革兰染色、不能将硫酸盐降解为硫化产物等。16S rRNA 基因测序能准确鉴定梭菌种类。梭菌属能产生芽孢，抵抗力较强，在自然界分布广泛。人和动物的口腔黏膜、肠道及女性生殖道中可分离。梭菌菌体具有多形性，多为杆状或短链状，成对排列，芽孢为圆形或末端呈尖形。大多数梭菌专性厌氧，周鞭毛。部分梭菌在有氧环境下能生长，但不产生芽孢。梭菌属能产生多种蛋白毒素，包括神经毒素、肠毒素、通透酶、胶原酶、坏死毒素、细胞毒素、溶血素、透明质酸酶、DNA 酶、神经酰胺酶及脂肪酶等。梭菌是血流感染的重要病原菌，产气荚膜梭菌和第三梭菌是菌血症最常见的梭菌。此外，梭菌感染还可导致脑脓肿、胆囊炎、腹腔内感染、软组织感染和化脓性关节炎等。

产气荚膜梭菌原名魏氏梭菌，1891 年由 Welch 在一名男子尸检中首次分离出。该菌为革兰阳性厌氧大杆菌，两端钝圆，单个或成双排列，无鞭毛，不能运动，在机体内可产生明显的荚膜。有芽孢，芽孢为椭圆形，位于菌体中央或次级端。普通培养不易形成芽孢，无糖培养基有利于芽孢形成。产气荚膜梭菌为非严格厌氧菌，在 5%～10% CO_2 条件下可形成生长不良的菌落。该菌在普通培养基上 15 小时即可生长出肉眼可见菌落，培养 24 小时可形成圆形、凸起、光滑、边缘整齐的白色菌落。多数菌株具有双层溶血环，内环完全溶血，外环不完全溶血。发酵葡萄糖、乳糖、麦芽糖和蔗糖，产酸产气，H_2S 阳性。在庖肉培养基中培养数小时即可见到生长，产生大量气体，肉渣或肉块变为略带粉色，但不被消化。在牛奶培养基中能分解乳糖产酸，使酪蛋白凝固，同时产生大量气体，将凝固的酪蛋白冲成蜂窝状，并将液面上的凡士林层向上推挤，甚至冲开管塞，气势凶猛，称为"汹涌发酵"，是产气荚膜梭菌的特征之一。

产气荚膜梭菌在自然界中分布广泛，在土壤、污水、食物、粪便以及人类和动物的肠道菌群中都有分布，在土壤中的分布与畜牧业有关。当机体有大面积创伤时，局部供血不足，组织缺血坏死，产气荚膜梭菌可侵入伤口，产生毒素，导致严重感染。产气荚膜梭菌可产生多种毒素和侵袭性酶，同时具有荚膜，形成强大的侵袭力，导致机体发生气性坏疽、肠毒血症、坏死性肠炎等感染性疾病，最终可发展为感染性休克甚至死亡。根据产生的致病毒素，产气荚膜梭菌可分为 A、B、C、D、E 五型，其中 A 型和 C 型对人类致病，以 A 型最多见，常导致机体发生气性坏疽和食物中毒。B 型和 D 型可产生一种 ε 毒素，能够造成动物大脑、心脏和肾脏出血与水肿，是梭菌毒素中致命的毒素之一。C 型产气荚膜梭菌可导致坏死性肠炎，是一种引起空肠缺血性坏死的感染菌。

产气荚膜梭菌感染机体后，分解肌肉和结缔组织中的糖，产生大量气体，导致肌肉组织肿胀坏死。气性坏疽进展迅速，是严重的暴发性疾病之一。临床上气性坏疽多继发于开放性骨折、大块肌肉撕裂及组织严重坏死等，常为产气荚膜梭菌与其他病原菌混合感染所致。此外，产气荚膜梭菌也是食源性疾病的重要原因，可导致食物中毒。这类患者多食用过加工不充分的肉类或放置过久的肉类。当摄入≥10^8个活菌体时，病原菌在小肠内形成芽孢并产生肠毒素。临床表现为腹痛、腹泻、发热及呕吐等。此外，抗生素相关腹泻中，5~15％由产气荚膜梭菌引起。

疑似气性坏疽或坏死性筋膜炎患者，可取伤口深部标本进行革兰染色辅助临床快速诊断。观察革兰染色涂片时需留意伴或不伴有芽孢的、两端钝圆的革兰阳性大杆菌，并尽快向临床报告涂片结果。当怀疑产气荚膜梭菌致食物中毒时，可对患者粪便标本及可疑食品进行培养和毒素检测。对疑似坏死性肠炎患者，可进行血液厌氧培养或对大便标本、肠腔内容物、相关肠道组织进行革兰染色和厌氧培养。对怀疑厌氧菌血流感染者，特别是有复杂基础疾病且菌血症原发部位不明的患者，应尽早采集血液标本进行厌氧培养。其他部位疑似厌氧菌感染，也应及时送检并进行厌氧培养，如封闭脓液、关节液、深部组织等。送检标本须在厌氧条件下立即送检实验室。培养阳性标本，需经革兰染色，进行初步报告。特别是血液培养，需对临床进行危机值报告，再进行后续工作。

二、艰难梭菌 血液

临床微生物检验解释报告

姓名：GSM 性别：男 年龄（岁）：67 病员号：0016518＊

科别：ICU 床号：24 临床诊断：腹腔感染？脓毒性休克

医生：XFT 患者类别：住院

标本编号：1602534＊ 标本种类：血液 送检项目：血液培养（需氧＋厌氧）

培养结果：

艰难梭菌（*Clostridium difficile*）生长，报阳时间3天18小时。

培养结果解释：

患者在ICU住院期间送检血液标本。血液厌氧培养于3天18小时报阳，革兰染色结果为革兰阳性杆菌，厌氧血琼脂平板35℃培养2天后可见圆形、略凸起、表面粗糙、边缘不整齐的白色菌落，具有特征性气味。经MALDI-TOF MS鉴定为艰难梭菌，鉴定分数2.15，较高。血液需氧培养未报阳。

艰难梭菌产毒株是导致医源性腹泻的主要病原菌，引起艰难梭菌感染，表现为伪肠膜性肠炎，还可引起肾盂肾炎、脑膜炎、菌血症、腹腔及阴道感染等。

患者血液标本中分离出艰难梭菌，菌血症的可能性大，请结合临床综合判断，并注意筛查医源性腹泻和肠炎。

细菌形态：

见附录图126、图127。

一级报告：

革兰阳性杆菌生长，报阳时间 3 天 18 小时，鉴定试验进行中。

二级报告：

厌氧菌生长。

三级报告：

艰难梭菌生长，报阳时间 3 天 18 小时。

局限性：

1. 临床微生物实验室未开展艰难梭菌药敏试验。

2. 艰难梭菌对营养和环境要求高，难以培养，培养鉴定时间可能会延长。

3. 培养出的艰难梭菌需要进一步检测才能区分产毒株和非产毒株，如有需要，可联系临床微生物实验室。

参考建议：

艰难梭菌引起腹泻，通常认为只有产毒株才具有临床意义。临床微生物实验室提供大便艰难梭菌毒素筛查检测。发生肠道内感染时，应及时停用当前抗生素，避免使用阿片类止痛镇静剂，同时升级医院感染控制策略。轻症，可口服药物，外周血白细胞 $<15\times10^9/L$，血清肌酐正常的患者，首选甲硝唑，次选万古霉素。中至重症，可口服药物，外周血白细胞 $>15\times10^9/L$，血清肌酐水平升高 50% 的患者，首选万古霉素，次选非达霉素。约有 25% 患者接受治疗后可出现复发，治疗后初次复发的患者选择甲硝唑治疗，再次复发的患者选择万古霉素治疗。对毒素检测阴性但临床高度怀疑感染者应重复送检毒素，同时给予经验治疗。术后肠麻痹和重症中毒性巨结肠患者可采用甲硝唑＋万古霉素经鼻胃管或鼻小肠管±盲肠逆行插管治疗。

标本采集时间 标本接收时间 报告时间 检验者 审核者 检测实验室 联系电话

【扩展信息】

艰难梭菌又名难辨梭状芽孢杆菌，1935 年被确定为健康婴儿粪便正常菌群。由于当时分离培养较为困难，故命名为艰难梭菌。该菌为革兰阳性芽孢杆菌，其芽孢为卵圆形，位于菌体次级端，部分菌株有周鞭毛。艰难梭菌为严格专性厌氧菌，厌氧培养 2 天后可在培养基上形成圆形、略凸起、表面粗糙、边缘不整齐的白色或黄色菌落。使用艰难梭菌选择培养基，可生长出较大、白色或灰白色或黄色、不透明、毛边样粗糙菌落，紫外线照射下可呈现黄绿色荧光。该菌在艰难梭菌显色培养基上可生长出表面粗糙、边缘不整齐的黑色菌落（附录图 128）。接种于血琼脂平板上则生长出圆形、略凸起、表面粗糙、边缘不整齐的灰白色菌落（附录图 129）。艰难梭菌发酵葡萄糖、果糖，不发酵乳糖、麦芽糖和蔗糖，明胶、胆汁七叶苷和细胞毒性试验为阳性，吲哚、硫化氢、卵磷脂酶和酯酶试验为阴性。艰难梭菌区别于其他梭状芽孢杆菌的一个显著特征是能脱羧对羟基苯乙酸，产生对甲酚，使该菌产生一种特殊的臭味——马厩味。

艰难梭菌广泛存在于自然环境、人和动物的粪便中，条件致病，在健康新生儿粪便中分离率为 30%，健康成人粪便中分离率为 3%～5%。人群中芽孢通过粪－口途径传播。芽孢具有强抵抗力，耐热、耐干燥、耐强酸强碱，对一般清洁剂和消毒剂也有较强抵抗力，可在医院环境中长期存在。健康状态下，定植于人体的艰难梭菌受肠道优势菌群抑制，不致病。但长期使用抗生素、身体免疫力降低、胃肠功能紊乱等因素引起肠道微生物群失调时，艰难梭菌大量繁殖并释放毒素，引起艰难梭菌感染（*Clostridium difficile* infection，CDI）。目前，CDI 已经成为常见的医院感染性疾病，临床症状主要表现为发热、腹痛及腹泻。轻度腹泻可自愈，严重者可引发伪膜性肠炎，出现毒性巨结肠、肠穿孔等并发症，甚至多器官功能衰竭致死。近年来，医院和社区获得性艰难梭菌结肠炎病例逐渐增多，多数医院感染暴发可追踪到环境来源。美国疾病预防控制中心在 2013 年将 CDI 列为"微生物导致公共健康威胁"紧迫级的首位。目前认为 15%～25% 的抗生素相关性腹泻、50%～75% 的抗生素相关性结肠炎及 95%～100% 的伪膜性肠炎与艰难梭菌感染有关。

艰难梭菌分为产毒株和非产毒株，产毒株通过分泌毒素引起 CDI，主要毒素为艰难梭菌肠毒素 TcdA 和细胞毒素 TcdB，部分病例也可由 TcdB 阳性而 TcdA 阴性的菌株导致。此外，某些高毒力株还可分泌一种二元毒素（*Clostridium difficile* binary toxin，CDT）。通常认为，非产毒艰难梭菌不致病，定植于肠道，竞争性抑制产毒菌株生长，因此肠道标本中检出的艰难梭菌必须进行毒素检测。常用方法包括酶免疫测定（TcdA 或 TcdB）、PCR、细胞毒性中和试验等。

CDI 的高危因素包括长期住院、高龄（>65 岁）、体质虚弱、使用广谱抗生素、质子泵抑制剂治疗及严重的肠道外科手术等，其中最为显著的因素是高龄和使用广谱抗生素。与 CDI 发生有关的抗生素包括克林霉素、第三代头孢菌素及氟喹诺酮类等，CDI 可紧随抗生素治疗后发生，也可在抗生素治疗 4～6 周后发病。预防医院内 CDI 的主要措施是控制抗生素使用，特别是控制克林霉素、广谱头孢菌素和氟喹诺酮类的预防性使用。CDI 复发率较高，为 20%～50%。研究发现，粪便移植在复发性 CDI 的治疗中有显著效果，也有采用益生菌治疗的报道。

CDI 的诊断基于临床症状、实验室检测或内镜诊断。对于疑似 CDI 的患者，可送检新鲜粪便标本进行实验室检测，如艰难梭菌培养、TcdA 及 TcdB 或 PCR 检测毒素基因等。理想标本为水样便，以减少由定植艰难梭菌导致的假阳性。送检标本应在 2 小时内进行培养，如不能及时送检，应置于 4℃ 保存。病原菌培养标本不超过 2 天，毒素检测标本不超过 3 天。根据 CLSI 推荐，艰难梭菌质控菌株为 ATCC700057，可采用琼脂稀释法进行体外药敏试验，但由于实验室条件限制，常难以开展药敏工作。临床用药首选甲硝唑和万古霉素，通常根据感染严重程度选择。其他有效的药物包括杆菌肽（口服）、硝唑尼特和利福霉素。

三、脆弱拟杆菌 血液

临床微生物检验解释报告

姓名：HS 性别：女 年龄（岁）：31 病员号：0017452＊

科别：胃肠外科 床号：7 临床诊断：腹腔脓肿

医生：SDG 患者类别：住院

标本编号：1807305＊ 标本种类：血液 送检项目：血液培养（需氧＋厌氧）

培养结果：

脆弱拟杆菌（*Bacteroides fragilis*）生长，报阳时间1天8小时。

培养结果解释：

患者在胃肠外科就诊期间送检2套血液标本培养。2瓶血液厌氧培养瓶报阳，染色结果为革兰阴性小杆菌。厌氧血琼脂平板35℃培养2天后可见圆形、微凸起、表面光滑、边缘整齐、半透明、不溶血的灰白色菌落。经MALDI-TOF MS鉴定为脆弱拟杆菌，鉴定分数2.12，较高。血液需氧培养未报阳。

脆弱拟杆菌为定植于人体肠道内的共生菌。手术、外伤等多种因素导致定植部位黏膜屏障受损时，该菌可致病。脆弱拟杆菌是厌氧菌血流感染中常见的致病菌，还可引起各部位的脓肿（包括腹腔脓肿、肝脓肿、卵巢脓肿及肛周脓肿等）、腹腔内的严重感染及软组织感染等。

患者送检2套血液标本厌氧培养结果均为脆弱拟杆菌生长，提示脆弱拟杆菌引起血流感染。

一级报告：

革兰阴性杆菌生长，报阳时间1天8小时，鉴定试验进行中。

二级报告：

厌氧菌生长。

三级报告：

脆弱拟杆菌生长，报阳时间1天8小时。

细菌形态：

见附录图130、图131。

局限性：

临床微生物实验室未开展脆弱拟杆菌药敏试验。

参考建议：

当培养出脆弱拟杆菌时，推荐将感染看作混合感染，经验性地使用覆盖拟杆菌（包括脆弱拟杆菌）的抗菌药物。指南推荐脆弱拟杆菌感染治疗首选甲硝唑或哌拉西林－他唑巴坦，次选多尼培南、厄他培南、亚胺培南、美罗培南或阿莫西林－克拉维酸。可选择的抗生素还包括氨苄西林－舒巴坦、替卡西林－克拉维酸。氨基糖苷类、头孢噻肟、头孢曲松或环丙沙星，可用于联合治疗。耐药性逐渐上升的药物包括克林霉素、头孢西丁、头孢替坦、莫西沙星。

标本采集时间 标本接收时间 报告时间 检验者 审核者 检测实验室 联系电话

【扩展信息】

拟杆菌属（*Bacteroides*）主要分离于肠道，包括 40 余种，约有 25 种可从人类标本中分离，其中脆弱拟杆菌、卵形拟杆菌（*B. ovatus*）和多形拟杆菌（*B. thetaiotaomicron*）与人类感染相关度高。

脆弱拟杆菌是多形性革兰阴性小杆菌，厌氧，无芽孢，无动力，较其他厌氧菌更容易培养，形成圆形、微凸起、表面光滑、边缘整齐、半透明、不溶血的灰白色菌落。触酶试验阳性，耐胆盐。脆弱拟杆菌在胆汁七叶苷平板上生长良好，可水解七叶苷，使菌落呈黑色。

结肠是人体细菌含量最多的部位，其中大多数为厌氧菌。在这些厌氧菌中约 25% 为拟杆菌属。脆弱拟杆菌作为拟杆菌属最常见的菌种，参与维持人体机能正常运行，其分泌的表面荚膜多糖 A（Capsular polysaccharide A）对人体具有益生作用，包括促进免疫系统发育、维持免疫系统稳态、抑制肠道菌群失调等。病理状态下，脆弱拟杆菌可引起一系列感染，包括糖尿病足，肺、腹腔、盆腔的脓肿及手术部位感染。脆弱拟杆菌是血流感染中常见的厌氧菌，还可经血流传播至脑部，引起脑脓肿。此外，10%~20% 的脆弱拟杆菌可产生毒素，与儿童和成人腹泻有关。

2019 年 CLSI M100 中脆弱拟杆菌体外药敏试验推荐使用肉汤稀释法，使用布鲁氏肉汤添加血红素（5μg/mL）、维生素 K_1（1μg/mL）和细胞裂解马血（5% *v/v*）。厌氧，35~37℃，培养 46~48 小时。结果判断可参考 CLSI M100 中厌氧菌 MIC 折点的相关内容。该方法同样适用于普雷沃菌、具核梭杆菌、韦荣球菌及迟缓埃格特菌的体外药敏试验。由于该方法需要特殊培养基和环境条件，因此大多数实验室未常规开展。

腹腔、盆腔的感染，特别是结肠来源的感染，常被认为是混合感染，应经验性地加用覆盖脆弱拟杆菌的抗菌药物治疗。脆弱拟杆菌和大肠埃希菌常被看作腹腔感染的主要致病菌。有恶臭的封闭脓液，应考虑厌氧菌感染的可能，并告知实验室检验人员。脆弱拟杆菌导致的脓肿，如有指征，应积极引流。

四、颊普雷沃菌 血液

临床微生物检验解释报告

姓名：CCR 性别：男 年龄（岁）：64 病员号：0014259*

科别：消化内科 床号：36 临床诊断：肝右叶巨大干细胞癌

医生：XTX 患者类别：住院

标本编号：1909203* 标本种类：血液 送检项目：血液培养（需氧＋厌氧）

培养结果：

颊普雷沃菌（*Prevotella buccae*）生长，报阳时间 2 天 13 小时。

培养结果解释：

患者在消化内科就诊期间送检血液标本培养。血液厌氧培养于 2 天 13 小时报阳，革兰染色结果为革兰阴性杆菌。厌氧血琼脂平板 35℃培养 2 天后可见圆形、略凸起、β 溶血的灰白色小菌落。经 MALDI-TOF MS 鉴定为颊普雷沃菌，鉴定分数 2.06，较高。

普雷沃菌是革兰阴性短杆菌，厌氧，属于人体口腔、胃肠道、泌尿道及女性生殖道中的正常菌群，条件致病。颊普雷沃菌是人咬伤感染常见的厌氧菌之一，同时在普雷沃菌所致的牙源性感染中颊普雷沃菌和口腔普雷沃菌最为常见。

患者送检血液标本中分离出颊普雷沃菌，提示可能存在该菌血流感染。普雷沃菌感染常提示混合感染，同时需排除口腔疾病导致的细菌入血，请结合临床综合判断。

一级报告：

革兰阴性杆菌生长，报阳时间 2 天 13 小时，鉴定试验进行中。

二级报告：

厌氧菌生长。

三级报告：

颊普雷沃菌生长，报阳时间 2 天 13 小时。

细菌形态：

见附录图 132、图 133。

局限性：

临床微生物实验室未开展普雷沃菌属药敏试验。

参考建议：

指南中尚无颊普雷沃菌感染治疗方案。普雷沃菌属代表菌种为产黑色素普雷沃菌。指南中仅有对产黑色素普雷沃菌的推荐药物。该菌推荐使用甲硝唑治疗，同时产黑色素普雷沃菌对哌拉西林、替卡西林、阿莫西林、大多数头孢菌素、利福平、新霉素、氯霉素、克林霉素、多西环素、米诺环素及替加环素敏感，对红霉素、阿奇霉素及克拉霉素的抗菌活性不确定。

标本采集时间 标本接收时间 报告时间 检验者 审核者 检测实验室 联系电话

【扩展信息】

普雷沃菌属（*Prevotella*），革兰阴性短杆菌，多形性，无芽孢，专性厌氧，在厌氧平板培养 2 天后可形成圆形、略凸起、β 溶血的灰白色小菌落。触酶试验阴性，β-内酰胺酶检测阳性。代表种产黑色素普雷沃菌（*P. melaninogenica*）在厌氧琼脂培养基上培养 5～7 天可生长为黑色、β 溶血菌落。

普雷沃菌属有 50 多个种，包括双路普雷沃菌（*P. bivia*）、颊普雷沃菌（*P. buccae*）、解肝素普雷沃菌（*P. heparinolytica*）、人体普雷沃菌（*P. corporis*）及产黑色素普雷沃菌等。普雷沃菌是人体口腔优势菌，也是胃肠道及生殖道的正常定植菌。当机体免疫力低下时，特别是接受侵袭性操作后或长期使用免疫抑制剂后，可发生普雷沃菌导致的内源性感染。人体内黏膜部位的普雷沃菌种类和数量的增多与局部或全身性疾病有关，包括牙周炎、细菌性阴道炎、类风湿性关节炎、代谢紊乱及轻度全身性炎症。产黑色素普雷沃菌是肺脓肿、耳源性或牙源性感染的常见致病菌。此外，有一些革兰阴性厌氧杆菌感染能扩散至临近组织和血液，特别是胃肠道和口咽部的手术，常继发厌氧菌血流感染。

几乎所有的口腔感染均与普雷沃菌属有关。产黑色素普雷沃菌是唾液中常见的厌氧菌，中间普雷沃菌和颊普雷沃菌是人咬伤感染最主要的厌氧菌，解肝素普雷沃菌和动胶普雷沃菌则是猫、狗咬伤标本中较常分离到的厌氧菌。产黑色素普雷沃菌与中间普雷沃菌可从患有坏死溃疡性龈炎、牙周炎及牙槽脓肿的患者标本中分离。同时中间普雷沃菌与慢性及侵袭性牙周炎具有高度相关性，还被认为是坏疽性口炎中的重要微生物。产黑色素普雷沃菌和栖组织普雷沃菌还与成人复发性扁桃体炎具有相关性。一些血流感染患者标本中也可分离出数种普雷沃菌，包括双路普雷沃菌、颊普雷沃菌、栖牙普雷沃菌及产黑色素普雷沃菌。

厌氧培养提示革兰阴性厌氧菌生长的病例，需要确定该菌株是感染性病原菌还是污染菌。无菌部位分离出菌株，应考虑具有临床意义，同时因厌氧菌多为混合感染，推荐经验性使用覆盖拟杆菌属的抗菌药物。厌氧菌感染患者，除了使用抗菌药物治疗外，部分患者还需外科手术或引流。如果患者可能存在厌氧菌渗漏，推荐使用头孢唑林＋甲硝唑或氨苄西林－舒巴坦作为外科手术预防用药。

近期研究发现，普雷沃菌数量的增多可能与辅助性 T 细胞 17（Th17）介导的黏膜性炎症有关。普雷沃菌激活 Toll 样受体－2，导致抗原呈递细胞产生 Th17 极化细胞因子，包括 IL－23 和 IL－1。同时普雷沃菌通过刺激上皮细胞产生 IL－8、IL－6 和 CCL20，从而促进黏膜 Th17 免疫反应和中性粒细胞募集。此外，普雷沃菌介导的黏膜炎症导致炎症介质、细菌和细菌产物全身传播，影响疾病预后。普雷沃菌表现出很强的炎症特性，通过促进慢性炎症参与疾病发生发展。该菌在临床中应受到重视。

五、具核梭杆菌 血液

临床微生物检验解释报告

姓名：LFR 性别：男 年龄（岁）：57 病员号：0032195 *

科别：胰腺外科 床号：28 临床诊断：胰头占位、梗阻性黄疸

医生：XYT 患者类别：住院

标本编号：1909104 * 标本种类：血液 送检项目：血液培养（需氧＋厌氧）

培养结果：

具核梭杆菌（*Fusobacterium nucleatum*）生长，报阳时间 2 天 1 小时。

培养结果解释：

患者在胰腺外科就诊期间送检血液标本培养。血液厌氧培养于2天1小时报阳，革兰染色结果为革兰阴性杆菌。厌氧血琼脂平板35℃培养2天后可见干燥、凸起、不规则、呈面包屑样且不溶血的白色菌落。经MALDI-TOF MS鉴定为具核梭杆菌，鉴定分数2.22，较高。血液需氧培养未报阳。

具核梭杆菌为革兰阴性厌氧杆菌，主要分离于人体口腔、上呼吸道、肠道及泌尿生殖道，可引起人体口腔、泌尿道等部位感染。同时血液、脑、胸、阑尾、关节、人咬伤组织也可分离出该菌。

患者送检血液标本中分离出具核梭杆菌，提示可能存在具核梭杆菌血流感染，请结合临床综合判断。

一级报告：

革兰阴性杆菌生长，报阳时间2天1小时，鉴定试验进行中。

二级报告：

厌氧菌生长。

三级报告：

具核梭杆菌生长，报阳时间2天1小时。

细菌形态：

见附录图134、图135。

局限性：

1. 具核梭杆菌生长缓慢，鉴定可能需要一定时间。

2. 临床微生物实验室未开展具核梭杆菌药敏试验，临床可根据相关指南经验性用药治疗。

参考建议：

指南指出，一般情况下碳青霉烯类、某些β-内酰胺酶类复合制剂、氯霉素和甲硝唑是十分有效的抗厌氧菌药物，而大多数头孢菌素、克林霉素和大多数喹诺酮类对革兰阴性厌氧菌感染治疗效果较差。梭杆菌属对甲硝唑、哌拉西林-他唑巴坦、氨苄西林-舒巴坦、多尼培南、厄他培南、替加环素敏感性较好。局部感染者首选甲硝唑治疗。

标本采集时间 标本接收时间 报告时间 检验者 审核者 检测实验室 联系电话

【扩展信息】

梭杆菌属（*Fusobacterium*）是临床上较为常见的专性厌氧菌，革兰阴性，杆状，无芽孢，菌体细长如梭，包括具核梭杆菌（*F. nucleatum*）、坏死梭杆菌（*F. necrophorum*）、舟形梭杆菌（*F. naviforme*）、死亡梭杆菌（*F. mortiferum*）、溃疡梭杆菌（*F. ulcerans*）等21个种和7个亚种，其中以具核梭杆菌和坏死梭杆菌最为重要。

具核梭杆菌可分为数个亚种，亚种的致病力不同。菌体两端细长，中间膨胀，形似梭状。厌氧平板培养2天后可形成干燥、凸起、不规则、呈面包屑样且不溶血的白色菌落（附录图 136）。不发酵葡萄糖和甘露醇，DNA 酶和吲哚试验阳性，胆汁七叶苷试验阴性。

具核梭杆菌在人体口腔中含量非常丰富，涉及各种牙周疾病，是植体周围组织炎、牙根管感染及牙源性感染的重要病原菌。此外，具核梭杆菌还可从血液、脑、心脏、胸、肺、肝、腹部、关节、肠道、泌尿生殖道等组织分离，引起口腔外的感染和脓肿。引起的疾病主要有肝脓肿、阑尾炎、头颈部感染以及血流感染。新的研究表明，具核梭杆菌是结直肠癌发生的潜在危险因素。与正常对照组相比，结直肠癌患者肿瘤组织及粪便中具核梭杆菌含量明显增高，且与结直肠癌淋巴结转移具有正相关性。此外，研究认为具核梭杆菌还与胰腺癌相关。口腔中的具核梭杆菌可能通过血流进入胰腺组织，参与疾病发生发展，影响胰腺癌预后。临床对厌氧菌血流感染的治疗多为经验性用药，对具核梭杆菌引起的局部感染推荐使用甲硝唑。

除具核梭杆菌外，临床另一重要的梭杆菌是坏死梭杆菌。坏死梭杆菌感染人体后可导致严重败血症——Lemierre 综合征，也被称为坏死性杆菌病或咽峡后脓毒症。患者主要表现为颈内静脉血栓性静脉炎和播散性感染，通常继发于口咽部急性感染后，少见但具有潜在致命风险。坏死梭杆菌还可引起头颈部、扁桃体、纵隔、牙源、鼻窦、耳源、骨、关节和软组织的感染及腹腔内脓毒症等。指南推荐坏死梭杆菌感染治疗使用甲硝唑。

六、小韦荣球菌　分泌物

临床微生物检验解释报告

姓名：YSQ　性别：男　年龄（岁）：63　病员号：0032412＊

科别：胰腺外科　床号：63　临床诊断：失血性休克

医生：TG　患者类别：住院

标本编号：1215304＊　标本种类：分泌物　送检项目：厌氧培养

培养结果：

小韦荣球菌（*Veillonella parvula*），较多。

培养结果解释：

患者在胰腺外科就诊期间送检分泌物标本做厌氧培养。厌氧血琼脂平板 35℃培养 2 天后可见表面光滑、圆形、略凸起、不溶血的灰白色小菌落。革兰染色结果为革兰阴性球菌。经 MALDI-TOF MS 鉴定为小韦荣球菌，鉴定分数 2.15，较高。

韦荣球菌是人体口腔、肠道和生殖道的正常菌群，能产生内毒素，但致病力较弱。临床上以小韦荣球菌最常见。小韦荣球菌多引起呼吸道、泌尿生殖道和中枢神经系统感染。

患者无菌部位分泌物中分离出小韦荣球菌，具有发生多种厌氧菌混合感染的可能，请结合临床综合判断，多次送检有助于明确临床意义。

细菌形态：

见附录图 137、图 138。

局限性：

1. 临床微生物实验室未开展韦荣球菌药敏试验。

2. 小韦荣球菌是人体正常菌群，在机体免疫力低下时可引起内源性感染。标本培养出小韦荣球菌的临床意义与标本性质、取材部位及取材方式密切相关。

参考建议：

指南指出，韦荣球菌对青霉素、头孢菌素和克林霉素敏感，对氯霉素和林可霉素中度耐药，对四环素、红霉素、庆大霉素和卡那霉素耐药。

标本采集时间 标本接收时间 报告时间 检验者 审核者 检测实验室 联系电话

【扩展信息】

韦荣球菌是革兰阴性厌氧球菌，1898 年首次从阑尾炎脓肿中分离描述。该菌菌体小，无鞭毛，无芽孢，专性厌氧，在厌氧血琼脂平板上可形成直径 1~2mm、圆形、凸起、不溶血的灰白色菌落。不分解糖类，氧化酶及触酶试验阴性（殊异韦荣球菌及大鼠韦荣球菌除外），硝酸盐还原试验阳性。含 0.85% 乳酸和万古霉素或链霉素的培养基可作为选择培养基用于韦荣球菌的分离培养。

韦荣球菌属（*Veillonella*）包括 13 个种，目前在人类口腔中已分离出 7 个种，分别是小韦荣球菌（*V. parvula*）、产碱韦荣球菌（*V. alcalescens*）、非典型韦荣球菌（*V. atypica*）、龋齿韦荣球菌（*V. denticariosi*）、殊异韦荣球菌（*V. dispar*）、罗氏韦荣球菌（*V. rogosae*）及当别町韦荣球菌（*V. tobetsuensis*）。在人和动物的口腔、咽喉、胃肠道、泌尿生殖道和呼吸道中，韦荣球菌一直被认为是定植菌。研究表明，韦荣球菌可能在儿童早期免疫系统发育中起到保护和帮助作用。多项对婴儿的流行病学研究发现，韦荣球菌的分布数量与哮喘、细支气管炎和自闭症成负相关，表明以微生物菌群为基础进行诊断和治疗的潜在可能。在感染部位分离出韦荣球菌，一般认为是混合感染，单一菌导致严重感染极为罕见。韦荣球菌感染的高危因素有牙周疾病、静脉吸毒史、早产及免疫缺陷等。偶有在脑膜炎、人工关节感染以及菌血症中分离出韦荣球菌的报道，其致病机制不明。

七、微小微单胞菌　血液

临床微生物检验解释报告

姓名：ZDQ　性别：男　年龄（岁）：38　病员号：0017497＊

科别：呼吸科　床号：45　临床诊断：肺栓塞

医生：YH　患者类别：住院

标本编号：1708009＊　　标本种类：血液　送检项目：血液培养（需氧＋厌氧）

培养结果：

微小微单胞菌（*Parvimonas micra*）生长，报阳时间2天12小时。

培养结果解释：

患者在呼吸科就诊期间送检血液培养标本3套，其中2瓶厌氧瓶分别于2天12小时和3天12小时报阳。报阳瓶直接涂片，革兰染色结果不确定。培养3天后厌氧平板均见针尖大小菌落。经MALDI-TOF MS鉴定为微小微单胞菌，鉴定分数2.187，较高。血液需氧培养未报阳。

微小微单胞菌为微单胞菌属，专性厌氧，人体口腔和胃肠道的正常菌群，条件致病，可引起牙周炎、脊柱炎、心内膜炎、化脓性关节炎、血流感染以及脑膜炎，亦可引起吸入性肺炎、肺脓肿和纵隔炎。

患者两次送检血液厌氧瓶中分离出微小微单胞菌，提示微小微单胞菌感染的可能性大，应特别注意混合感染的可能。

一级报告：

革兰染色结果不确定，报阳时间2天12小时，鉴定试验进行中。

二级报告：

厌氧菌生长。

三级报告：

微小微单胞菌生长，报阳时间2天12小时。

细菌形态：

见附录图139、图140。

局限性：

1. 临床微生物实验室未开展微小微单胞菌体外药敏试验，因此仅能报告临床培养及鉴定结果。

2. 微小微单胞菌初代培养时，革兰染色结果不确定。

3. 此类厌氧菌生长缓慢，鉴定工作需要较长的时间。

参考建议：

微小微单胞菌原为消化链球菌属，抗生素治疗可参照消化链球菌（厌氧菌）进行。消化链球菌导致的感染多为混合感染，因此治疗可经验性地覆盖混合菌群。感染治疗首选青霉素，次选克林霉素，其他有效药物为阿莫西林、β-内酰胺酶类复合制剂（如阿莫西林-克拉维酸、哌拉西林-他唑巴坦和氨苄西林-舒巴坦）、多西环素、万古霉素、利奈唑胺、亚胺培南、厄他培南。消化链球菌对口服头孢菌素（头孢地尼和头孢托仑除外）、氯霉素、四环素类、糖肽类/脂肽类、噁唑烷酮类及磷霉素（静脉）有活性，其可作为备选药物。对阿奇霉素、红霉素、克拉霉素和甲硝唑抗菌活性不确定。氨基糖苷类、多黏菌素、利福霉素、甲氧苄啶-磺胺甲噁唑、夫西地酸、呋喃妥因及磷霉素（口服）不推荐使用。

标本采集时间　标本接收时间　报告时间　检验者　审核者　检测实验室　联系电话

【扩展信息】

消化链球菌是目前临床分离菌中常见的革兰阳性厌氧球菌。随着近年来分子鉴定技术的应用，厌氧球菌分类发生了巨大改变。厌氧消化链球菌属（*Peptostreptococcus*）包含厌氧消化链球菌（*P. anaerobius*）和口腔消化链球菌（*P. stomatis*）。大消化链球菌（*P. magnus*）被归入芬戈尔德菌属（*Finegoldia*），微小消化链球菌（*P. micros*）被归入微单胞菌属（*Parvimonas*）。微小微单胞菌为革兰阳性厌氧球菌，排列成双或成短链，无荚膜，无芽孢，专性厌氧，生长比较缓慢，往往需要培养48小时后才能形成肉眼可见的小菌落。微小微单胞菌主要分布在口腔，条件致病，是口腔感染的主要病原菌，亦可引起全身各部位感染，如菌血症、心内膜炎等。

由于厌氧菌检测耗时较长，对血液培养标本建议进行多级报告。初级报告的内容可包括革兰染色结果、细菌镜下形态。培养物在未得到鉴定结果时建议报告厌氧菌生长信息，以提示临床可能的厌氧菌菌血症。最后，报告纯培养菌落形态或鉴定结果，可包括厌氧菌生化鉴定或MALDI-TOF MS鉴定。反复分离培养阳性或分离自无菌部位的厌氧菌，可考虑是致病菌。

临床常见的消化链球菌混合感染为消化链球菌＋其他厌氧菌＋链球菌±大肠埃希菌。当革兰染色提示混合菌群，同时具有腐臭味时，应怀疑存在厌氧菌混合感染。混合感染中的微生物可能既包括β-内酰胺酶阳性菌株又包括β-内酰胺酶阴性菌株，临床治疗多为经验性用药。通常革兰阳性厌氧菌感染治疗首选药物为青霉素，其抗菌谱广泛且疗效稳定，甲硝唑活性不确定。

八、迟缓埃格特菌　血液

临床微生物检验解释报告

姓名：MZF　性别：男　年龄（岁）：95　病员号：0010973＊
科别：老年科　床号：3　临床诊断：冠心病，直肠癌术后
医生：XXY　患者类别：住院
标本编号：1562460＊　标本种类：血液　送检项目：血液培养（需氧＋厌氧）

培养结果：
迟缓埃格特菌（*Eggerthella lenta*）生长，报阳时间3天19小时。

培养结果解释：
患者在老年科就诊期间送检血液培养标本。血液厌氧培养于3天19小时报阳，革兰染色结果为革兰阳性杆菌。厌氧血琼脂平板35℃培养2天后可见细小、凸起、光滑、半透明的灰白白色菌落。经MALDI-TOF MS鉴定为迟缓埃格特菌，鉴定分数2.12，较高。血液需氧培养未报阳。

迟缓埃格特菌为人体肠道正常菌群，条件致病，可引起血流感染，常见于患有基础疾病的老年人，包括糖尿病和实体器官恶性肿瘤的老年患者。

该患者95岁，冠心病及直肠癌术后，从其血液中分离出迟缓埃格特菌，提示感染，

特别是厌氧菌混合感染的可能，需积极寻找感染灶。

一级报告：

革兰阳性杆菌生长，报阳时间 3 天 19 小时，鉴定试验进行中。

二级报告：

厌氧菌生长。

三级报告：

迟缓埃格特菌生长，报阳时间 3 天 19 小时。

细菌形态：

见附录图 141、图 142。

局限性：

1. 临床微生物实验室未开展迟缓埃格特菌体外药敏试验。

2. 革兰阳性无芽孢厌氧杆菌极少单独引起人类感染，多为混合感染。其中迟缓埃格特菌的致病性尚不清楚。

参考建议：

目前临床没有针对迟缓埃格特菌感染治疗的抗菌药物指南，治疗多为经验性覆盖厌氧菌混合感染。

标本采集时间 标本接收时间 报告时间 检验者 审核者 检测实验室 联系电话

【扩展信息】

迟缓埃格特菌于 1935 年由 Eggerth 等从人类粪便中首次分离出。该菌原为真杆菌属（*Eubacterium*），现被重新分类于放线菌纲（*Actinobacteria*）、红蝽杆菌科（*Coriobacteriaceae*），是一种无动力、不产芽孢、厌氧的革兰阳性杆菌。不发酵葡萄糖，触酶试验阳性，硝酸盐还原试验阳性，水解精氨酸，吲哚试验阴性，胆汁七叶苷试验阴性。迟缓埃格特菌常见于健康人消化道菌群中，参与维持肠道微生态平衡。生态失衡时，可致腹腔内和脐周部位的感染。研究发现，迟缓埃格特菌是引起厌氧血流感染的重要病原菌，死亡率较高，还可引起阑尾炎、皮肤脓肿、泌尿系感染、肝脓肿、腹膜炎及伤口感染等。感染危险因素包括免疫力受损、恶性肿瘤和胃肠道疾病等。

迟缓埃格特菌鉴定困难，因此该菌的致病性、药敏结果及最佳治疗方案仍不清楚。近年来，随着自动鉴定系统和基因测序等新技术的广泛应用，特别是 MALDI-TOF MS 能够快速准确地对迟缓埃格特菌进行鉴定，该菌感染被逐渐认识。目前，没有针对迟缓埃格特菌感染治疗的抗菌药物指南。通常经验性抗菌治疗，使用的药物包括广谱 β-内酰胺酶类，如碳青霉烯类或哌拉西林-他唑巴坦，也可联合使用甲硝唑。有报道显示迟缓埃格特菌对青霉素和甲硝唑敏感。此外，多项抗生素敏感性研究显示，迟缓埃格特菌对青霉素和哌拉西林-他唑巴坦的最小抑菌浓度有所升高。

九、乳杆菌属　胆汁

临床微生物检验解释报告

姓名：LBZ　性别：女　年龄（岁）：75　病员号：0017391✱

科别：普外科　床号：3　临床诊断：胰腺炎

医生：CFS　患者类别：住院

标本编号：1804171✱　标本种类：胆汁　送检项目：厌氧培养

培养结果：

乳杆菌属（*Lactobacillus*），较多。

培养结果解释：

患者在普外科就诊期间送检胆汁标本做厌氧培养。厌氧血琼脂平板 35℃培养 2 天见针尖大小、圆形、略凸起的白色菌落。革兰染色为革兰阳性杆菌。经 MALDI-TOF MS鉴定为乳杆菌，鉴定分数 2.05，较高。

乳杆菌属，即乳杆菌，是人体呼吸道、胃肠道和女性泌尿生殖道的正常菌群，极少成为人体致病菌。该菌偶与菌血症有关，且为混合感染。真正的感染通常提示存在严重的潜在疾病，如慢性病、衰弱或免疫抑制。

患者胆汁中分离出较多乳杆菌，其临床意义需结合患者症状综合考虑。

细菌形态：

见附录图 143、图 144。

局限性：

1. 此类厌氧菌生长缓慢，营养要求高，鉴定工作需要较长的时间。

2. 乳杆菌临床意义不明确，是否为致病菌尚存在争议。

参考建议：

指南指出，乳杆菌通常对万古霉素耐药，治疗首选青霉素或氨苄西林，次选克林霉素。严重的血管内感染，如心内膜炎，可联合庆大霉素治疗。乳杆菌引起的脓肿应积极行脓肿引流。牙源性乳杆菌感染者，可采用克林霉素治疗，同时应进行拔牙和引流处理。

标本采集时间 标本接收时间 报告时间 检验者 审核者 检测实验室 联系电话

【扩展信息】

乳杆菌属（*Lactobacillus*），又称乳杆菌，因能发酵糖类产生大量乳酸而得名。常见菌种为嗜酸乳杆菌（*L. acidophilus*）、德氏乳杆菌（*L. delbrueckii*）、发酵乳杆菌（*L. fermentum*）等。乳杆菌是革兰阳性兼性厌氧杆菌，镜下成单个、短链状或栅栏状排列。无鞭毛、无芽孢、无荚膜。营养要求高，在培养基上菌落较小，除碳水化合物外，需要多种氨基酸、维生素、肽等。

该菌广泛存在于自然界、人和动物体内，是口腔、胃肠道和阴道的正常菌群。乳杆菌作为益生菌，通常是益生菌治疗的一部分。治疗有效剂量为 $10^9 \sim 10^{11}$ CFU，给药途径包括直接接种、食用酸奶或冻干制剂。虽然在高危人群中益生菌的治疗有争议，但目前尚未见相关感染报道。益生菌疗法有益于泌尿生殖道和胃肠道的疾病预防。已证实采用直接滴入法对恢复阴道正常菌群有益。一些研究表明，乳杆菌可能会减少抗生素相关性腹泻，预防某些腹泻疾病和减少腹泻持续时间，同时降低艰难梭菌相关性腹泻或女性尿路感染的发生率，但其作用机制尚不明确。

乳杆菌作为益生菌，很少引起人体感染，但在晚期龋齿中，乳杆菌由于具有嗜酸性，被认为是加重原发疾病的原因。偶见乳杆菌与其他病原微生物，如链球菌、白色念珠菌、革兰阴性肠道细菌，一起导致多重菌血症的报道。真正的乳杆菌感染往往提示存在严重的潜在疾病，免疫缺陷患者死亡率可高达 50%。目前认为，乳杆菌感染的危险因素包括肝移植与空肠 Roux-en-Y 吻合术、选择性肠道去污（特别是用万古霉素）、腹部手术、HIV/AIDS、肿瘤、免疫抑制、糖尿病及心瓣膜病等。HIV/AIDS 患者感染乳杆菌通常出现在疾病后期，多种微生物混合感染。目前报道的乳杆菌感染包括龋齿、牙周脓肿、腹腔脓肿、肝脾脓肿、菌血症（常为多细菌感染）、尿路感染等，心内膜炎较为罕见。

乳杆菌是女性生殖道的优势菌，分解糖原产生乳酸，为阴道提供低 pH 值环境，抑制病原菌生长，维持阴道微生态平衡。当阴道加德纳菌及厌氧菌增多，乳杆菌减少时，阴道生态系统发生改变，引起细菌性阴道炎。阴道脱落细胞涂片中见乳杆菌减少，线索细胞>20%，是诊断细菌性阴道炎的特征性指标之一。研究发现，随着女性年龄增加，体内雌性激素水平下降，阴道乳杆菌分离率明显降低，阴道环境逐渐变成中性甚至弱碱性，微生态环境受影响，细菌性阴道炎的患病风险增加。同时有研究认为更年期与阴道乳杆菌的减少有关。

（唐思诗）

第十章 酵母型真菌

真菌是一类独立的真核生物群，有细胞核和核膜，细胞减数分裂或有丝分裂。真菌具有坚硬的细胞壁，主要物质为几丁质、葡聚糖、壳聚糖、甘露聚糖以及糖蛋白等。其中葡聚糖和甘露聚糖可作为真菌感染检测的标志物，在临床应用。人体血浆中 $(1-3)-\beta-D$ 葡聚糖检测对早期诊断深部真菌感染具有重要的参考价值。半乳糖甘露聚糖检测主要用于包括曲霉在内的侵袭性真菌感染的早期诊断。

临床上常见的致病性真菌包括酵母型真菌（如念珠菌、隐球菌等）、丝状真菌（如霉菌、癣菌等）和双相真菌（如马尔尼菲蓝状菌、申克孢子丝菌等）。酵母型真菌无菌丝，仅以独立松散的单细胞形式存在，通过母体表面芽生的方式进行繁殖。芽生的细胞与母细胞分离，成为独立个体或继续附着在母细胞上再出芽产生另一个细胞。以这样的方式，一个母细胞可以产生一连串的细胞。鉴定酵母型真菌需要结合其形态学、生理学和生化特征。形态学特征包括菌落质地、颜色、大小、菌体细胞性状、有无荚膜等。生理学特征包括出芽方式、假菌丝、关节孢子和厚壁孢子的产生等。生化特征包括糖同化和发酵试验、硝酸盐同化试验等。

念珠菌是酵母型真菌中常见的一类，可在玉米-土温80培养基上产生假菌丝。念珠菌是真菌菌血症的主要病原菌，快速检测和鉴定致病真菌对治疗此类疾病十分重要。隐球菌包括多个种和变种，其中新生隐球菌为条件致病菌，主要侵犯中枢神经系统。真菌培养对明确感染病原菌具有重要作用，其他非培养方法，如 $(1-3)-\beta-D$ 葡聚糖检测、真菌抗原和抗体检测，则可提供及时的结果。目前，临床上真菌涂片、培养和非培养检测结果常相互印证真菌特别是念珠菌感染的诊断。

本章主要介绍念珠菌菌血症感染报告，包括白念珠菌、热带念珠菌、近平滑念珠菌，以及脑脊液中检出的隐球菌和尿液中检出的阿萨希毛孢子菌。丝状真菌将在第十一章介绍。

一、白念珠菌 血液

临床微生物检验解释报告

姓名：WCL　性别：男　年龄（岁）：67　病员号：0000036＊

科别：EICU　床号：39　临床诊断：2型糖尿病，慢性肾功能不全

医生：KXX　患者类别：住院

标本编号：1909105＊　　标本种类：全血　送检项目：血液培养（需氧＋厌氧）

培养结果：

白念珠菌（*Candida albicans*）生长，报阳时间 1 天 19 小时。

培养结果解释：

患者于 EICU 就诊期间送检血液标本 2 套，均报阳，报阳时间 1 天 19 小时。报阳瓶直接涂片见念珠菌（附录图 145）。血琼脂平板培养见奶油样中等大小菌落（附录图 146）。MALDI-TOF MS 鉴定为白念珠菌，鉴定分数 2.12，较高。

白念珠菌是念珠菌病中最常见的病原体，条件致病，可引起多部位甚至全身感染。

患者多次送检血液培养标本，均分离出白念珠菌，提示白念珠菌菌血症的可能性大。所有念珠菌菌血症患者都需要接受眼底检查，排除眼部受累。

真菌形态：

见附录图 145、图 146。

一级报告：

革兰阳性念珠菌生长，报阳时间 1 天 19 小时，鉴定药敏试验进行中。

二级报告：

白念珠菌，药敏试验进行中。

三级报告：

白念珠菌生长，最终药敏结果及解释见表 10-1。

表 10-1 白念珠菌最终药敏结果及解释

抗生素	类别	方法	折点（µg/mL）				检测值（µg/mL）	解释
			S	SDD①	I	R		
两性霉素 B② Amphotericin B	多烯类	MIC	≤1	—	—	>1	0.5	敏感（S）
伊曲康唑② Itraconazole	三唑类	MIC	≤0.06	—	—	>0.06	0.06	敏感（S）
泊沙康唑② Posaconazole	三唑类	MIC	≤0.06	—	—	>0.06	0.06	敏感（S）
氟康唑③ Fluconazole	三唑类	MIC	≤2	4	—	≥8	0.5	敏感（S）
伏立康唑③ Voriconazole	三唑类	MIC	≤0.12	0.25～0.5	—	≥1	0.12	敏感（S）
阿尼芬净③ Anidulafungin	棘白菌素类	MIC	≤0.25		0.5	≥1	0.06	敏感（S）
卡泊芬净③ Caspofungin	棘白菌素类	MIC	≤0.25		0.5	≥1	0.03	敏感（S）
米卡芬净③ Micafungin	棘白菌素类	MIC	≤0.25		0.5	≥1	0.06	敏感（S）
氟胞嘧啶④ Flucytosine	抗代谢类	MIC	≤4	—	8～16	≥32	0.008	敏感（S）

注：①—剂量依赖性敏感（Susceptible-dose dependent，SDD），指菌株敏感性依赖使用药物的剂量。对于药敏结果（MIC 或抑菌圈直径）在 SDD 范围内的分离株，为使血药浓度达到临床疗效，采

用的给药方案剂量应高于常规敏感折点的剂量，常用方式包括较高给药剂量、增加用药频率，或两者兼有。②—两性霉素 B、伊曲康唑和泊沙康唑解释标准参照 EUCAST Antifungal Clinical Breakpoint Table v. 10.0 2020 药敏标准。③—氟康唑、伏立康唑、阿尼芬净、卡泊芬净和米卡芬净解释标准参照 CLSI M27。④—氟胞嘧啶解释标准参照药敏试剂盒说明书。

局限性：

念珠菌体外药敏试验指南不完善，需要参考多部指南及药敏试剂盒说明书，药敏结果应与患者治疗的临床响应关联。

参考建议：

念珠菌菌血症可检测真菌 (1-3)-β-D 葡聚糖（简称 G 试验）。G 试验检测阳性一般先于临床症状，是早期检测的重要手段。

白念珠菌通常对所有类别的抗真菌药敏感，如唑类、棘白菌素类、两性霉素 B。指南指出，非粒细胞缺乏症患者念珠菌菌血症治疗首选卡泊芬净、米卡芬净、阿尼芬净，替代药物为氟康唑、两性霉素 B、伏立康唑。念珠菌菌血症患者中约 15% 有眼部受累，眼内炎并不常见，约为 2%。治疗第一周须进行眼底检查，排除眼部受累。治疗眼内炎可能需要球内注射两性霉素 B。棘白菌素的眼部穿透性差。治疗粒细胞缺乏症患者的念珠菌菌血症，首选卡泊芬净、米卡芬净、阿尼芬净或两性霉素 B，替代药物为氟康唑或伏立康唑。指南推荐的疗程为最后一次培养阳性和症状消失后 14 天。如果存在并发症，如眼内炎、心内膜炎、脓毒性关节炎、骨髓炎等，需要延长治疗时间。

标本采集时间　标本接收时间　报告时间　检验者　审核者　检测实验室　联系电话

【扩展信息】

白念珠菌，念珠菌属 (Candida)，条件致病菌，通常存在于正常人体，包括口腔、上呼吸道、肠道、阴道及皮肤等。当机体免疫力下降，正常菌群失调时，念珠菌会大量繁殖，侵入机体，引起疾病。白念珠菌在沙氏葡萄糖琼脂培养基 25℃ 生长呈酵母样菌落，奶油样、光滑、有光泽，长期培养菌落有皱褶；在念珠菌科马嘉显色琼脂培养基上呈翠绿色。大多数分离的白念珠菌在血琼脂平板上菌落边缘向外短小延伸，呈"伪足"状（附录图 147）。

除白念珠菌和都柏林念珠菌外，其他念珠菌芽管试验均为阴性。进一步鉴别白念珠菌和都柏林念珠菌的试验包括 45℃ 生长（大部分白念珠菌阳性），分解 2,3,5-氯化三苯基（都柏林念珠菌阳性），显色琼脂平板上产生深绿色色素（都柏林念珠菌），产生 β-葡萄糖苷（白念珠菌），还有一些其他鉴别培养基、凝集试验、分子试验都可用于准确鉴定。念珠菌显色培养基是专为检测、鉴定念珠菌而设计的选择性培养基。培养基中根据念珠菌的生长需要，配置特有成分，促使念珠菌生长，同时显示出特定颜色。阳性生长时，白念珠菌呈翠绿色，热带念珠菌呈蓝灰色，克柔念珠菌呈粉红色（干燥、微毛、菌落较大），光滑念珠菌呈紫色（附录图 148）。显色培养基对念珠菌鉴定的准确率为 60%~96%。

(1-3)-β-D 葡聚糖是真菌细胞壁的一种成分，广泛存在于各种真菌，含量高。当真菌进入体内后，细胞壁被吞噬破坏，能持续释放该物质，使血液及体液中含量增高。G 试验可辅助判断机体有无念珠菌感染，是诊断念珠菌菌血症的重要指标。G 试验阳性包括念珠菌、曲霉、肺孢子菌、镰刀菌、地霉、组织胞浆菌、毛孢子菌等在内的多种真菌，不包括的真菌为隐球菌和接合菌。

念珠菌菌血症的常见危险因素包括抗生素使用史、免疫抑制（血液肿瘤、实体器官或造血干细胞移植、化疗）、肿瘤、糖尿病、营养不良、腹腔术后、导管、急性肾衰竭、全胃肠外营养等。

二、热带念珠菌　血液

临床微生物检验解释报告

姓名：MZ　性别：男　年龄（岁）：17　病员号：0000036＊
科别：神经外科　床号：18　临床诊断：颅脑损伤
医生：KFS　患者类别：住院
标本编号：2566458＊　标本种类：血液　送检项目：血液培养（需氧＋厌氧）

培养结果：
热带念珠菌（*Candida tropicalis*）生长，报阳时间 14 小时。

培养结果解释：
患者在神经外科就诊期间送检血液标本多套，其中 3 瓶需氧瓶报阳，最快报阳时间 14 小时。报阳瓶直接涂片结果为革兰阳性念珠菌（附录图 149）。血琼脂平板培养见白色中等菌落（附录图 150）。MALDI－TOF MS鉴定为热带念珠菌，鉴定分数 2.1，较高。

热带念珠菌为念珠菌中常见的菌种，条件致病，常引起皮肤黏膜念珠菌病，亦可引起深部感染。

患者同期送检真菌 G 试验结果为 158pg/mL（正常参考值范围为 0～95pg/mL），阳性。综合血液培养和真菌 G 试验结果，提示患者热带念珠菌感染的可能性大。所有念珠菌菌血症患者都需要接受眼底检查，以排除眼部受累。

真菌形态：
见附录图 149、图 150。

一级报告：
革兰阳性念珠菌生长，报阳时间 14 小时，鉴定药敏试验进行中。

二级报告：
热带念珠菌，药敏试验进行中。

三级报告：
热带念珠菌生长，最终药敏结果及解释见表 10－2。

表 10-2 热带念珠菌最终药敏结果及解释

抗生素	类别	方法	折点（µg/mL）				检测值（µg/mL）	解释
			S	SDD[①]	I	R		
两性霉素 B[②] Amphotericin B	多烯类	MIC	≤1	—	—	>1	0.5	敏感（S）
伊曲康唑[②] Itraconazole	三唑类	MIC	≤0.06	—	—	>0.06	0.12	耐药（R）
泊沙康唑[②] Posaconazole	三唑类	MIC	≤0.06	—	—	>0.06	0.12	耐药（R）
氟康唑[③] Fluconazole	三唑类	MIC	≤2	4	—	≥8	1	敏感（S）
伏立康唑[③] Voriconazole	三唑类	MIC	≤0.12	0.25~0.5	—	≥1	0.06	敏感（S）
阿尼芬净[③] Anidulafungin	棘白菌素类	MIC	≤0.25	—	0.5	≥1	0.12	敏感（S）
卡泊芬净[③] Caspofungin	棘白菌素类	MIC	≤0.25	—	0.5	≥1	0.03	敏感（S）
米卡芬净[③] Micafungin	棘白菌素类	MIC	≤0.25	—	0.5	≥1	0.015	敏感（S）
氟胞嘧啶[④] Flucytosine	抗代谢类	MIC	≤4	—	8~16	≥32	0.008	敏感（S）

注：①—剂量依赖性敏感（Susceptible-dose dependent，SDD），指菌株敏感性依赖使用药物的剂量。对于药敏结果（MIC 或抑菌圈直径）在 SDD 范围内的分离株，为使血药浓度达到临床疗效，采用的给药方案剂量应高于常规敏感折点的剂量，常用方式包括较高给药剂量、增加用药频率，或两者兼有。②—两性霉素 B、伊曲康唑和泊沙康唑解释标准参照 EUCAST Antifungal Clinical Breakpoint Table v. 10.0 2020 药敏标准。③—氟康唑、伏立康唑、阿尼芬净、卡泊芬净和米卡芬净解释标准参照 CLSI M27。④—氟胞嘧啶解释标准参照药敏试剂盒说明书。

局限性：

念珠菌体外药敏试验指南不完善，需要参考多部指南及药敏试剂盒说明书，药敏结果应与患者治疗的临床响应关联。

参考建议：

G 试验是早期检测真菌感染的重要手段。热带念珠菌感染治疗参考白念珠菌。非粒细胞缺乏症患者念珠菌菌血症的治疗首选卡泊芬净、米卡芬净、阿尼芬净，替代药物为氟康唑、两性霉素 B、伏立康唑。念珠菌菌血症患者中约 15% 有眼部受累，眼内炎并不常见，约为 2%。治疗第一周须进行眼底检查，排除眼部受累。治疗眼内炎可能需要球内注射两性霉素 B，棘白菌素的眼部穿透性差。治疗粒细胞缺乏症患者的念珠菌菌血症，首选卡泊芬净、米卡芬净、阿尼芬净或两性霉素 B，替代药物为氟康唑或伏立康唑。指南推荐疗程为最后一次培养阳性和症状消失后 14 天。血液培养可每日或隔日进行，以确定念珠菌菌血症终点。如果存在并发症，如眼内炎、心内膜炎、脓毒性关节炎、骨髓炎等，需要延长治疗时间。

标本采集时间 标本接收时间 报告时间 检验者 审核者 检测实验室 联系电话

【扩展信息】

热带念珠菌是一种单细胞念珠菌，直径 $2 \sim 6 \mu m$，有假菌丝，厚壁孢子，芽生，无子囊，多为卵圆形，革兰染色阳性。热带念珠菌在人体中可见不同表现，无症状定植时多为酵母型，呈圆形或椭圆形。侵犯黏膜组织致病时，常表现为假菌丝型，呈长条形。热带念珠菌于沙氏葡萄糖琼脂培养基 25℃ 生长良好，形成光滑、乳白色奶油样菌落，念珠菌科马嘉显色琼脂培养基上生长暗蓝、蓝灰色菌落（附录图 151）。

念珠菌是临床上引起机会性真菌感染常见的病原菌之一。白念珠菌是念珠菌菌血症的主要菌种，以热带念珠菌为代表的非白念珠菌分离率逐渐上升，为 $10\% \sim 30\%$。在血液病患者中，热带念珠菌菌血症分离率约为 50%。

三、近平滑念珠菌 血液

临床微生物检验解释报告

姓名：HAW 性别：男 年龄（岁）：77 病员号：0018573＊

科别：ICU 床号：19 临床诊断：消化道穿孔

医生：LU 患者类别：住院

标本编号：4525813＊ 标本种类：血液 送检项目：血液培养（需氧＋厌氧）

培养结果：

近平滑念珠菌（*Candida parapsilosis*）生长，报阳时间 2 天。

培养结果解释：

患者在 ICU 就诊期间送检血液标本多套，并同时送检导管尖端。其中多瓶报阳，最快报阳时间 2 天。报阳瓶直接涂片，革兰染色为阳性念珠菌（附录图 152）。需氧平板见奶油样白色菌落（附录图 153）。MALDI－TOF MS鉴定为近平滑念珠菌，鉴定分数 2.05，较高。送检导管尖端，亦分离出近平滑念珠菌，>15CFU/mL（附录图 154、图 155）。

近平滑念珠菌通常存在于健康人口腔、上呼吸道、肠道及阴道，当机体免疫力下降或正常菌群失衡时，侵入细胞引起疾病。近平滑念珠菌是导管相关念珠菌感染的常见菌。

患者同时在外周血液和导管培养中分离出近平滑念珠菌，且导管培养达到分离量，可作为导管相关血流感染的诊断依据。所有念珠菌菌血症患者都需要接受眼底检查，以排除眼部受累。

真菌形态：

见附录图 152、图 153、图 154、图 155。

一级报告：

革兰阳性念珠菌生长，报阳时间 2 天，鉴定药敏试验进行中。

二级报告：

近平滑念珠菌，药敏试验进行中。

三级报告：

近平滑念珠菌生长，最终药敏结果及解释见表 10－3。

表 10－3　近平滑念珠菌最终药敏结果及解释

抗生素	类别	方法	折点（μg/mL）				检测值（μg/mL）	解释
			S	SDD①	I	R		
两性霉素 B② Amphotericin B	多烯类	MIC	≤1	—	—	>1	0.5	敏感（S）
伊曲康唑② Itraconazole	三唑类	MIC	≤0.06	—	—	>0.06	0.03	敏感（S）
泊沙康唑② Posaconazole	三唑类	MIC	≤0.06	—	—	>0.06	0.03	敏感（S）
氟康唑③ Fluconazole	三唑类	MIC	≤2	4	—	≥8	0.5	敏感（S）
伏立康唑③ Voriconazole	三唑类	MIC	≤0.12	0.25～0.5	—	≥1	0.03	敏感（S）
阿尼芬净③ Anidulafungin	棘白菌素类	MIC	≤2		4	≥8	1	敏感（S）
卡泊芬净③ Caspofungin	棘白菌素类	MIC	≤2		4	≥8	0.5	敏感（S）
米卡芬净③ Micafungin	棘白菌素类	MIC	≤2		4	≥8	1	敏感（S）
氟胞嘧啶④ Flucytosine	抗代谢类	MIC	≤4	—	8～16	≥32	0.03	敏感（S）

注：①—剂量依赖性敏感（Susceptible-dose dependent，SDD），指菌株敏感性依赖使用药物的剂量。对于药敏结果（MIC 或抑菌圈直径）在 SDD 范围内的分离株，为使血药浓度达到临床疗效，采用的给药方案剂量应高于常规敏感折点的剂量，常用方式包括较高给药剂量、增加用药频率，或两者兼有。②—两性霉素 B、伊曲康唑和泊沙康唑解释标准参照 EUCAST Antifungal Clinical Breakpoint Table v. 10.0 2020 药敏标准。③—氟康唑、伏立康唑、阿尼芬净、卡泊芬净和米卡芬净解释标准参照 CLSI M27。④—氟胞嘧啶解释标准参照药敏试剂盒说明书。

局限性：

念珠菌体外药敏试验指南不完善，需要参考多部指南及药敏试剂盒说明书，药敏结果应与患者治疗的临床响应关联。

参考建议：

G 试验是早期检测真菌感染的重要手段。近平滑念珠菌对棘白菌素敏感性降低，故推荐用氟康唑治疗。念珠菌菌血症患者中约 15％有眼部受累，眼内炎并不常见，约为

2%。治疗第一周须进行眼底检查，排除眼部受累。治疗眼内炎可能需要球内注射两性霉素 B。指南推荐的疗程为最后一次培养阳性和症状消失后 14 天。血液培养可每日或者隔日进行，以确定念珠菌菌血症终点。如果存在并发症，如眼内炎、心内膜炎、脓毒性关节炎、骨髓炎等，需要延长治疗时间。

标本采集时间　标本接收时间　报告时间　检验者　审核者　检测实验室　联系电话

【扩展信息】

近平滑念珠菌于沙氏葡萄糖琼脂培养基 25℃生长，形成奶油样、白色或黄色、光滑或皱褶菌落，念珠菌科马嘉显色琼脂培养基上呈白色至淡粉色菌落，无特异性颜色（附录图 156）。近平滑念珠菌在自然界广泛分布，植物、土壤、海水、健康人和其他哺乳动物皮肤表面均可分离。该菌条件致病，多引起免疫力低下患者感染，感染率和死亡率高。在医院环境中，近平滑念珠菌常从皮肤表面分离，容易借助医疗人员手部皮肤接触导致传播。近平滑念珠菌常黏附组织或医疗设备，形成生物膜，多见于中央和外周静脉导管、血液透析和腹膜透析导管、心脏内导管或瓣膜以及假肢关节等。生物膜是近平滑念珠菌重要的毒力因子之一，由于药物对生物膜穿透性低，因此生物膜可以降低唑类或两性霉素 B 的抗菌效力。有研究发现棘白菌素和两性霉素 B 脂质体可抑制生物膜的代谢活性。动物实验发现，大鼠阴道感染模型中血液分离的近平滑念珠菌在感染后 1~2 周即被清除，而皮肤分离株却能持续存在超过 2 周，提示不同来源的近平滑念珠菌产蛋白酶的活性不同，皮肤或阴道来源株蛋白酶活性强于血液来源株。目前，近平滑念珠菌中发现 3 种蛋白酶，分别为 Sapp1p~Sapp3p，但其致病机制不明。

四、新型隐球菌　血液

临床微生物检验解释报告

姓名：XYL　性别：男　年龄（岁）：30　病员号：0000362＊
科别：肾脏内科　床号：162　临床诊断：隐球菌性脑炎
医生：SFC　患者类别：住院
标本编号：2347122＊　标本种类：血液　送检项目：血液培养（需氧＋厌氧）

培养结果：
新型隐球菌（*Cryptococcus neoformans*）生长，报阳时间 2 天 1 小时。
培养结果解释：
患者在肾脏内科就诊期间进行脑脊液墨汁染色、血液标本多套培养、脑脊液培养和脑脊液隐球菌荚膜多糖抗原检测。脑脊液墨汁染色查见有宽厚荚膜的隐球菌。血液培养中 1 瓶需氧瓶报阳，报阳时间 2 天 1 小时。报阳瓶直接涂片，革兰染色为革兰阳性正圆形酵母样真菌（附录图 157）。需氧平板见小菌落（附录图 158）。MALDI－TOF MS 鉴定为新型隐球菌，鉴定分数 2.15，较高。同期脑脊液培养也分离出新型隐球菌。脑脊液隐球菌荚膜多糖抗原检测为阳性。

隐球菌感染好发于免疫力低下者。隐球菌多由呼吸道吸入，通常经血行播散到脑和脑膜，累及皮肤、骨骼、关节等。

结合多项检测结果，考虑该患者为新型隐球菌感染。

真菌形态：

见附录图 157、图 158。

一级报告：

革兰阳性酵母样菌生长，报阳时间 2 天 1 小时，鉴定药敏试验进行中。

二级报告：

新型隐球菌，药敏试验进行中。

三级报告：

新型隐球菌生长，最终药敏结果及解释见表 10-4。

表 10-4　新型隐球菌最终药敏结果及解释

抗生素	类别	方法	ECV[①] （μg/mL）	检测值 （μg/mL）	解释
两性霉素 B Amphotericin B	多烯类	MIC	0.5	0.25	敏感（S）
氟胞嘧啶 Flucytosine	抗代谢类	MIC	8	0.03	敏感（S）
氟康唑 Fluconazole	三唑类	MIC	8	0.12	敏感（S）
伊曲康唑 Itraconazole	三唑类	MIC	0.25	0.03	敏感（S）
泊沙康唑 Posaconazole	三唑类	MIC	0.25	0.03	敏感（S）
伏立康唑 Voriconazole	三唑类	MIC	0.25	0.03	敏感（S）

注：①—目前，隐球菌尚无临床药敏折点判断标准，本报告按照 CLSI M59 流行病学折点解释。ECV（Epidemiological Cut-off Values，ECV），即流行病学折点。根据 ECV 解释，隐球菌仅有敏感（S）和非敏感（Non-sensitive，NS）两种情况。由于没有耐药菌株或耐药菌株罕见，因此定义为非敏感株。分离株 MIC 高于或抑菌圈直径低于敏感折点时，报告非敏感。

局限性：

新型隐球菌生长缓慢，鉴定工作需要较长时间。隐球菌无临床药敏折点判断标准，ECV 解释仅供参考。

参考建议：

新型隐球菌感染可表现为血清、脑脊液隐球菌荚膜多糖抗原阳性。血清隐球菌荚膜多糖抗原检测时间短，敏感性>95%。机体清除隐球菌荚膜抗原较慢，即使在有效治疗后，体液抗原检测仍可为阳性，并持续数月至数年，因此隐球菌荚膜多糖抗原检测不能作为隐球菌病疗效的判断指标。

　　指南中隐球菌非脑膜炎（非 HIV/AIDS）治疗首选氟康唑，严重感染者使用两性霉素 B 治疗直到临床改善，换用氟康唑继续治疗。替代方案包括伊曲康唑口服或两性霉素 B＋氟胞嘧啶。隐球菌脑膜炎（非 HIV/AIDS）治疗使用两性霉素 B＋氟胞嘧啶，直到患者热退、培养阴性，停用两性霉素和氟胞嘧啶后使用氟康唑继续治疗。HIV/AIDS 隐球菌菌血症或 HIV/AIDS 脑膜炎患者治疗首选两性霉素 B＋氟胞嘧啶，直到脑脊液培养阴性。替代药物为两性霉素 B＋氟康唑、单用两性霉素 B、氟康唑＋氟胞嘧啶。巩固治疗药物为氟康唑。隐球菌脑膜炎治疗时应延迟抗病毒治疗，隐球菌脑膜炎治疗 5 周后启动抗病毒治疗与 2 周内启动抗病毒治疗相比，可显著提高患者存活率。

标本采集时间 标本接收时间 报告时间 检验者 审核者 检测实验室 联系电话

【扩展信息】

　　新型隐球菌多为正圆形，有细胞壁和宽厚荚膜，广泛存在于土壤、蔬菜、牛奶、蜂巢及鸽粪中，鸽粪中含量高。新型隐球菌感染多由呼吸道吸入，产生胞外磷脂酶 B，破坏肺泡表面活性物质，改变肺组织物理特性，形成肺部病灶，数月内经血行播散至脑或脑膜，引起炎症反应。HIV/AIDS 患者常患有隐球菌病，因常见头痛、高热、全身不适等临床症状不典型，隐球菌荚膜多糖抗原检测、血液和脑脊液培养对诊断隐球菌病非常重要。非 HIV/AIDS 患者，隐球菌病可能与某些基础疾病有关，如红斑狼疮、结节病、白血病、淋巴瘤、库欣综合征、器官移植和接受肿瘤坏死因子抑制剂的治疗等。

　　新型隐球菌于沙氏葡萄糖琼脂培养基 25℃培养形成奶油色酵母样菌落，黄色、白色或带粉色，亦可形成黏液型菌落（附录图 159、图 160）。第一代培养物有时可见窄荚膜，传代培养物荚膜常消失。新型隐球菌在念珠菌显色培养基上呈白色菌落，无特异性。新型隐球菌常见出芽，可产尿素酶，初步鉴定可接种尿素培养基，快速阳性（约 4 小时）。隐球菌产生的 (1,3)-β-D 葡聚糖量比念珠菌和曲霉少，且隐球菌在免疫缺陷患者体内生长缓慢，形成宽厚荚膜，因此 G 试验不能用于隐球菌感染诊断。隐球菌血清型主要有 A、B、C、D 和 AD 五型，A、D、AD 三型多见于新型隐球菌，B、C 两型多见于格特隐球菌。人们通常认为新型隐球菌感染免疫抑制者，然而在东南亚的感染病例中有超过 50％的患者为免疫正常人群，格特隐球菌在免疫正常者中亦有感染报道。格特隐球菌的治疗与新型隐球菌相同。应用免疫层析法，对血清、血浆和脑脊液中隐球菌多个种属荚膜多糖抗原进行定性或半定量检测，是隐球菌病辅助诊断的一种快速检测方法。机体完全清除隐球菌荚膜多糖抗原可能需要数月甚至数年，因此抗原检测不能作为治疗判断指标，更好的指标为脑脊液中糖、氯化物及白细胞计数恢复正常和（或）隐球菌培养阴性以及患者临床症状改善。

五、新型隐球菌　脑脊液

临床微生物检验解释报告

姓名：ZSRQ　性别：男　年龄（岁）：33　病员号：0019164＊

科别：急诊科　床号：206　临床诊断：头痛待诊

医生：CFR　患者类别：急诊

标本编号：1945623＊　标本种类：脑脊液　送检项目：脑脊液真菌培养

培养结果：

新型隐球菌（*Cryptococcus neoformans*）生长，较多。

培养结果解释：

患者在急诊科就诊期间进行脑脊液墨汁染色及培养。脑脊液墨汁染色查见隐球菌（附录图161）。培养48小时沙氏葡萄糖琼脂培养基上菌落生长呈针尖样，革兰染色为阳性正圆形真菌（附录图162）。MALDI-TOF MS鉴定为新型隐球菌，鉴定分数2.12。患者脑脊液隐球菌荚膜多糖抗原检测为阳性。

新型隐球菌常引起中枢神经系统感染，脑膜炎为常见表现。

结合患者脑脊液墨汁染色、培养和隐球菌荚膜多糖抗原检测等多项阳性结果，患者新型隐球菌感染的可能性大。

真菌形态：

见附录图161、图162。

药敏结果解释：

新型隐球菌药敏结果及解释见表10-5。

表10-5　新型隐球菌药敏结果及解释

抗生素	类别	方法	ECV[①]（μg/mL）	检测值（μg/mL）	解释
两性霉素 B Amphotericin B	多烯类	MIC	0.5	0.25	敏感（S）
氟胞嘧啶 Flucytosine	抗代谢类	MIC	8	0.03	敏感（S）
氟康唑 Fluconazole	三唑类	MIC	8	0.06	敏感（S）
伊曲康唑 Itraconazole	三唑类	MIC	0.25	0.03	敏感（S）
泊沙康唑 Posaconazole	三唑类	MIC	0.25	0.03	敏感（S）
伏立康唑 Voriconazole	三唑类	MIC	0.25	0.03	敏感（S）

注：①—目前，隐球菌尚无临床药敏折点判断标准，本报告按照 CLSI M59 流行病学折点解释。ECV（Epidemiological Cut-off Values，ECV），即流行病学折点。根据 ECV 解释，隐球菌仅有敏感（S）和非敏感（Non-sensitive，NS）两种情况。非敏感指由于没有耐药菌株或耐药菌株罕见，因此仅有敏感折点的分离株。分离株 MIC 高于或抑菌圈直径低于敏感折点时，报告非敏感。

局限性：

新型隐球菌生长缓慢，鉴定工作需要较长时间。隐球菌无临床药敏折点判断标准，ECV 解释仅供参考。

参考建议：

脑脊液墨汁染色是检测隐球菌最方便快捷的方法，且与培养阳性同为感染诊断金标准。血清隐球菌荚膜多糖抗原检测可作为隐球菌感染诊断的补充方法，敏感性＞95％。机体清除隐球菌荚膜抗原较慢，即使在有效治疗后，体液抗原检测仍可为阳性，并持续数月至数年，因此隐球菌荚膜多糖抗原检测不能作为隐球菌病疗效的判断指标。

指南中隐球菌非脑膜炎（非 HIV/AIDS）治疗首选氟康唑，严重感染者使用两性霉素 B 治疗直到临床改善，换用氟康唑继续治疗。替代方案包括伊曲康唑口服或两性霉素 B＋氟胞嘧啶。隐球菌脑膜炎（非 HIV/AIDS）治疗使用两性霉素 B＋氟胞嘧啶，直到患者热退、培养阴性，停用两性霉素和氟胞嘧啶后使用氟康唑继续治疗。HIV/AIDS 隐球菌菌血症或 HIV/AIDS 脑膜炎患者治疗首选两性霉素 B＋氟胞嘧啶，直到脑脊液培养阴性。替代药物为两性霉素 B＋氟康唑、单用两性霉素 B、氟康唑＋氟胞嘧啶。巩固治疗药物为氟康唑。隐球菌脑膜炎治疗时应延迟抗病毒治疗，隐球菌脑膜炎治疗 5 周后启动抗病毒治疗与 2 周内启动抗病毒治疗相比，可显著提高患者存活率。

标本采集时间　标本接收时间　报告时间　检验者　审核者　检测实验室　联系电话

【扩展信息】

近年来，随着广谱抗菌药物、糖皮质激素和免疫抑制剂的广泛应用，免疫缺陷疾病和器官移植不断增加，新型隐球菌脑膜炎明显增多。新型隐球菌脑膜炎由新型隐球菌感染脑膜和（或）脑实质所致。由于其症状的不典型性，检测难度大，误诊率及病死率较高。新型隐球菌脑膜炎多呈亚急性或慢性发病，少数可急性发病。临床表现多样，不易与其他中枢神经系统感染区分，尤其是结核性脑膜炎。新型隐球菌脑膜炎的发病过程包括呼吸道入侵、肺内生长、进入血液循环、逃避免疫杀伤、穿越血－脑屏障、感染中枢神经系统等阶段。在疾病的不同阶段均存在菌体毒性作用与宿主免疫系统防御之间的抗衡。

隐球菌感染的诊断方法涵盖血清学、病原学、影像学、免疫学、病理学和分子生物学等。荚膜是隐球菌的特征性结构，折光性强，在化学染色过程中有较高的分辨力，有助于诊断。墨汁染色是隐球菌脑膜炎最简单快速的检测方法，但敏感性不高，淋巴细胞、髓小球、脂肪小滴、组织细胞以及其他酵母菌易干扰观察视野。隐球菌荚膜多糖抗原检测可作为隐球菌感染诊断的补充方法。80％～95％脑膜炎患者和 20％～50％无脑膜炎表现患者血清隐球菌荚膜多糖抗原检测阳性。隐球菌脑膜炎治疗的关键在于早期控制脑水肿，脑水肿情况直接影响患者预后。经过充分的抗感染治疗、脱水治疗仍不能很好控制颅内高压时，应积极行侧脑室穿刺引流。

六、阿萨希毛孢子菌　尿液

临床微生物检验解释报告

姓名：HZM　性别：男　年龄（岁）：66　病员号：0018641＊

科别：普内科　床号：125　临床诊断：肝脓肿

医生：TR　患者类别：住院

标本编号：2563456＊　标本种类：尿液　送检项目：尿液培养（菌落计数）

培养结果：

阿萨希毛孢子菌（*Trichosporon asahii*），菌量$>1\times10^5$CFU/mL。

培养结果解释：

患者在普外科就诊期间送检尿液标本，培养 24 小时血琼脂平板生长白色、干燥菌落（附录图 163）。革兰染色为革兰阳性酵母样菌（附录图 164）。尿液培养定量结果菌量$>1\times10^5$CFU/mL。MALDI－TOF MS 鉴定为阿萨希毛孢子菌，鉴定分数 1.96，可信。

阿萨希毛孢子菌多引起皮肤或肺部的感染，严重时呈播散性，尿液标本中亦可分离到该菌。该菌感染的主要危险因素包括长期使用广谱抗菌药物、留导尿管、中性粒细胞减少、糖皮质激素与免疫抑制剂应用等。

患者分离出阿萨希毛孢子菌，菌量$>1\times10^5$CFU/mL，请结合尿常规、尿路感染症状与其他检查指标综合判断。

真菌形态：

见附录图 163、图 164。

局限性：

目前尚无阿萨希毛孢子菌药敏折点。

参考建议：

确诊为阿萨希毛孢子菌感染时，可选用三唑类抗真菌药物（特别是伏立康唑）进行治疗。三唑类抗真菌药物可与两性霉素 B 联合应用治疗严重感染。棘白菌素类药物通常无效。

标本采集时间 标本接收时间 报告时间 检验者 审核者 检测实验室 联系电话

【扩展信息】

阿萨希毛孢子菌为毛孢子菌属（*Trichosporon*），广泛存在于自然界，是毛孢子菌病中最常见的病原菌，12.4％的人群生殖器皮肤表面有该菌定植。该菌可引起免疫缺陷患者的各种感染，在免疫正常人群中偶见报道。感染包括肺部感染、全身播散性感染、皮肤损害和毛发感染等。毛孢子菌病是由毛孢子菌引起的浅表性和（或）侵袭性感染，多见于热带地区，某些温带地区也有较高的发病率。浅表感染又称白毛结节，感染部位为白色、棕黑色或绿色小结节，毛状，不规则散在分布。白毛结节多见于年轻男性，常位于生殖器周围。侵袭性感染主要指菌血症等播散性毛孢子菌病。播散性毛孢子菌病是一种致死性的机会感染，常发生于免疫力低下人群，尤其是患有血液病或因化疗而出现中性粒细胞减少的患者。在恶性血液病患者中，毛孢子菌已成为除念珠菌外播散性感染率第二位的真菌。中性粒细胞减少症患者比非中性粒细胞减少症患者更容易患阿萨希毛孢子菌播散性感染，且更为致命。临床上，常将中性粒细胞数量作为播散性毛孢子菌感染预后判定的一项重要指征。

阿萨希毛孢子菌在沙氏葡萄糖琼脂培养基上生成干燥、表面粉状、脑回状菌落（附录图165）。阿萨希毛孢子菌在念珠菌显色培养基上呈白色，鉴定可选择API系统或自动化系统等。和新型隐球菌相似，阿萨希毛孢子菌细胞壁（1,3）-β-D葡聚糖含量较少，G试验是否可以用于毛孢子菌感染检测还有待进一步研究。

（罗岚）

第十一章　丝状真菌

丝状真菌常指能产生丰富气生菌丝的真菌，所致疾病多由该真菌名命名，如曲霉病（曲霉）、毛霉病（毛霉菌）、孢子丝菌病（孢子丝菌）等。通常与临床相关的丝状真菌包括皮肤癣菌、双相真菌和条件致病真菌。皮肤癣菌常侵犯人体皮肤、毛发、甲板中的角质蛋白，引起真菌性皮肤感染，根据侵犯部位可以表现为头癣、体癣、股癣、手足癣、甲真菌病等，按皮肤损害形态又可分为花斑癣、鱼鳞癣等。丝状真菌主要包括毛癣菌属（*Trichophyton*）、小孢子菌属（*Microsporum*）、表皮癣菌属（*Epidermophyton*）等。双相真菌可因温度、营养或气体环境不同，菌落形态在酵母型和菌丝型之间转化。双相真菌主要包括球孢子菌（*Coccidioides*）、马尔尼菲篮状菌（*Talaromyces marneffei*）、荚膜组织胞浆菌（*Histoplasma capsulatum*）、申克孢子丝菌（*Sporothrix schenckii*）等。条件致病真菌包括念珠菌属（*Candida*）、隐球菌属（*Cryptococcus*）、曲霉菌属（*Aspergillus*）等。大部分丝状真菌所致疾病有非特异性炎症、坏死性病变、肉芽肿改变和化脓性改变等。皮肤癣菌主要引起机体浅表性感染，故称浅部真菌。双相真菌、条件致病真菌引起的感染常累及机体深部或全身，如肺部、血液、中枢神经系统等，故又称深部真菌。

实验室检查在真菌病诊断中占有十分重要的地位。检查方法包括涂片检查、培养鉴定、免疫学检查、分子生物学检查等。其中真菌培养鉴定是主要的传统微生物方法。真菌标本接种不同于细菌接种。真菌接种包括点种法和划线法。点种法将标本直接点种于琼脂培养基表面，适用于皮屑、甲屑、毛发、组织等有形固体标本的初代培养以及丝状真菌的次代鉴定培养。划线法用接种针（接种环）挑取标本划线接种在培养基表面，适用于痰、分泌物、脓液、组织液等标本。真菌培养方法可分为试管法、平板法和小培养法。试管法是临床上最常用的方法，主要用于纯菌种的培养和鉴别培养基的转种。平板法主要用于临床标本的初代培养和菌种保存。小培养法主要用于菌种形态学鉴定。真菌由菌丝和孢子构成，不同真菌具有不同形态。目前临床微生物实验室中大多数丝状真菌的鉴定主要依靠镜下菌体形态和各种培养基上的菌落形态来综合判定，具有一定主观性。有条件的实验室可能会使用ITS测序的方法。真菌培养条件包括营养、温度、气体和培养时间等。不同培养条件下，真菌形成不同形态，菌落形态主要用于观察菌落大小、质地和颜色。镜下形态主要用于观察真菌孢子着生方式、孢子形态和菌丝形态等。镜下形态检查方法包括：①直接镜检，如氢氧化钾法和胶带粘贴法；②染色镜检，如革兰染色、乳酸酚棉兰染色、抗酸染色、瑞氏染色、过碘酸希夫染色及六胺银染色等。丝状真菌药敏试验在临床微生物实验室开展较少，但在临床微生物检验解释报告中可给出用药建议和参考。

本章主要介绍的真菌包括下呼吸道来源的烟曲霉复合群（*A. fumigatus* complex）和根霉属（*Rhizopus*），眼分泌物分离的镰刀菌（*Fusarium*），血液分离的马尔尼菲篮状菌、荚膜组织胞浆菌、申克孢子丝菌，脓性分泌物分离的尖端赛多孢菌（*Scedosporium apiospermum*）和甄氏外瓶霉（*Exophiala jeanselmei*）。

一、烟曲霉复合群　支气管/肺泡灌洗液

临床微生物检验解释报告

姓名：HXY　性别：男　年龄（岁）：61　病员号：0003106 ＊

科别：呼吸科　床号：26　临床诊断：肺纤维化

医生：DFX　患者类别：住院

标本编号：1706203 ＊　标本种类：支气管/肺泡灌洗液　送检项目：真菌培养

培养结果：

烟曲霉复合群（*Aspergillus fumigatus* complex），较多。

培养结果解释：

患者在呼吸科就诊期间送检支气管/肺泡灌洗液 2 份行真菌培养，培养 24 小时均生长较多烟曲霉复合群。同时，患者送检痰标本行真菌涂片，显示曲霉菌丝阳性（附录图166）。

烟曲霉复合群，常称烟曲霉，主要指烟色组曲霉，包括多个菌种和亚种。烟曲霉是曲霉属中最常见的病原菌，可引起机会性感染、变态反应性曲霉病和曲霉毒素中毒。严重时，可引起侵袭性感染。

患者 2 份支气管/肺泡灌洗液中分离出较多烟曲霉，同时，痰标本真菌涂片查见曲霉菌丝阳性，提示可能存在烟曲霉感染，请结合临床综合判断。

真菌形态：

见附录图 166、图 167、图 168。

局限性：

1. 临床微生物实验室尚未开展烟曲霉药敏试验。

2. 烟曲霉的鉴定主要依赖菌落和镜下形态学特征，更为准确的鉴定需要额外试验，如真菌 ITS 测序。

参考建议：

G 试验和半乳甘露聚糖检测（GM 试验）可作为真菌感染的辅助检测。GM 试验检测半乳甘露聚糖，主要用于侵袭性曲霉感染诊断。连续检测 GM 可用于疗效监测。若有必要，临床可对患者进行连续的 G 试验和 GM 试验，高危患者建议 G 试验每周 1~2 次，持续 2~3 周。2 次或 2 次以上的 G 试验和 GM 试验阳性可降低假阳性率。

烟曲霉可引起变态反应性曲霉病，严重时呈侵袭性。指南中对变态反应性支气管肺曲霉病（Allergic bronchopulmonary aspergillosis，ABPA）急性哮喘发作，建议使用糖皮质激素，治疗药物可选择伊曲康唑。机会性感染中烟曲霉可引起局限性曲霉病，因未

证实抗微生物疗效，建议直接外科治疗或不治疗。曲霉引起的侵袭性肺疾病建议用伏立康唑，伏立康唑治疗失败时，考虑两性霉素 B、泊沙康唑、卡泊芬净或米卡芬净。

标本采集时间 标本接收时间 报告时间 检验者 审核者 检测实验室 联系电话

【扩展信息】

支气管/肺泡灌洗液送检要求包括回收率＞40％、红细胞数＜10％、上皮细胞＜3％。尽管支气管/肺泡灌洗液标本质量较高，但不是无菌体液，在采集过程中，难以避免污染，因此在选择定量接种方式时，普遍接受的阈值是≥1×10^4 CFU/mL。目前对包括曲霉在内的丝状真菌感染没有支气管/肺泡灌洗液的诊断性阈值。但丝状真菌在呼吸道分泌物中的检出价值远大于念珠菌属，故分离出此类菌时应引起临床重视。

曲霉（Aspergillus）为环境腐生菌，从腐烂物中获取营养，土壤、水、植物和空气中常见，主要包括烟曲霉（A. fumigatus）、黄曲霉（A. flavus）、黑曲霉（A. niger）、构巢曲霉（A. nidulans）、土曲霉（A. terreus）等。尽管环境中的曲霉孢子被人体吸入后，曲霉可能短时存在于呼吸道，但机体的黏膜纤毛和肺泡巨噬细胞可将其清除。若宿主存在呼吸功能改变或免疫力下降，曲霉则可引起变态反应性或侵袭性肺部疾病。

通常曲霉鉴定依靠形态学特征，以分生孢子、分生孢子头和菌丝形态以及菌落颜色、质地等信息来判断。烟曲霉分生孢子头形态为顶囊上生长单层瓶梗，孢子丰富，多呈串珠样。菌落呈绒毛状或絮状，表面深绿色、烟绿色，背面苍白色或淡黄色（附录图169）。曲霉菌丝有隔膜，菌丝分支成 45°锐角。毛霉菌丝较曲霉宽，无隔膜，分支成 90°直角。真菌的形态鉴定具有一定主观性，确切的鉴定工作需要真菌 ITS 测序完成。ITS 是真菌核糖体 5.8S rRNA、18S rRNA 和 28S rRNA 基因之间的内源转录间隔区（Internally Transcribed Spacer），在进化上兼具保守性和多态性，表现为种内相对一致，种间差异明显，适用于真菌鉴定及系统发育分析。将通过 ITS 测序得到的序列和已知真菌序列对比，可获得未知真菌种属信息。

曲霉能释放毒素或其他代谢产物导致中毒，可直接在创伤皮肤、眼睛或其他部位繁殖形成局部感染，也可由吸入孢子造成过敏性或侵袭性疾病。烟曲霉主要引起变态反应性支气管肺曲霉病，该病急性期主要症状包括喘息、咯血、脓痰、发热、胸痛和咳棕色痰栓等。急性期症状持续时间较长，往往需要激素长期治疗才能消退，少数病例演变为激素依赖。变态反应性支气管肺曲霉病在极少数患者中可出现肺外播散。侵袭性曲霉病多发于免疫力低下患者，常以肺部感染首发，严重时经血流播散到机体其他部位。伏立康唑是治疗侵袭性曲霉病的首选药物。

目前认为，真菌孢子被细胞吞噬后才能入血，曲霉在 37℃呈菌丝相，极少产生孢子，因此血液培养无法检测。然而，有少数报道显示在血液标本中发现曲霉，可能见于患者机体有留置导管，曲霉通过导管进入血液，也可能见于外伤患者。

二、镰刀菌属　眼分泌物

临床微生物检验解释报告

姓名：TJC　性别：男　年龄（岁）：50　病员号：0010408＊

科别：眼科　床号：42　临床诊断：左眼真菌性角膜溃疡

医生：CXZ　患者类别：住院

标本编号：1400259＊　标本种类：眼分泌物　送检项目：分泌物培养

培养结果：

镰刀菌属（*Fusarium*），较多。

培养结果解释：

患者在眼科就诊期间多次送检眼分泌物、玻璃体液做分泌物培养、血液培养和真菌培养，经3天，均分离出镰刀菌。

在真菌性角膜炎中，最常见的病原菌是镰刀菌。

患者不同时间多份眼部标本均分离出镰刀菌，提示镰刀菌感染的可能性大。患者眼玻璃体液亦分离出镰刀菌，应注意排除播散性镰刀菌病。

真菌形态：

见附录图170、图171。

局限性：

临床微生物实验室尚未开展镰刀菌药敏试验。

参考建议：

镰刀菌感染，特别是播散性镰刀菌病，G试验可为阳性。高危患者建议每周进行1~2次G试验，持续2~3周，以监测病情和治疗效果。

镰刀菌对多种抗真菌药物，包括伊曲康唑、氟胞嘧啶、氟康唑、棘白菌素类（如卡泊芬净）天然耐药。治疗建议首选两性霉素B，耐药时，可选泊沙康唑或伏立康唑。全眼感染，玻璃体切除术通常无效。角膜局部感染时，浅表角膜切除术、层状角膜切除术、角膜移植术等，可能有效。眼内使用抗真菌药物是否有效存在争议。

标本采集时间　标本接收时间　报告时间　检验者　审核者　检测实验室　联系电话

【扩展信息】

镰刀菌为条件致病菌。健康人群中组织创伤是镰刀菌感染的危险因素。镰刀菌引起的感染通常较局限，极少情况下造成播散性镰刀菌病。免疫抑制人群中严重粒细胞减少、原发血液病、使用大量糖皮质激素、导管置管、骨髓移植、菌血症、使用广谱抗生素、巨细胞病毒感染、大剂量使用化疗药物、组织创伤等都是播散性镰刀菌病的高危因素。

镰刀菌直接镜检可见不规则分支、分隔的菌丝。小分生孢子较多，假头状着生，卵圆形（附录图 172a）。有时可见顶生或间生的厚壁孢子。镰刀状大分生孢子偶见（附录图 172b）。马铃薯培养基（Potato dextrose agar，PDA）上菌落生长迅速，可充满整个培养基表面，气生菌丝发达，呈棉絮状，有成束现象。菌落正面呈白色、浅紫色、粉红色、橙红色、黄色、紫色等，背面颜色和正面相同但更深，培养基常着色（附录图 173）。其在沙氏葡萄糖琼脂培养基上生长较慢。

镰刀菌引起人类感染逐年增多，尤其在免疫缺陷人群中，发病率和病死率仅次于白念珠菌感染和曲霉感染。镰刀菌中主要的致病菌有茄病镰刀菌（F. solani）、串珠镰刀菌（F. moniliforme）、层生镰刀菌（F. porliferatum）、尖孢镰刀菌（F. oxysporum）等。镰刀菌种形态鉴定具有一定主观性，确切的鉴定工作需要 ITS 测序来完成。

角膜镰刀菌病是眼部镰刀菌病中最常见的一种，多见于农村收获季节。男性常因收获时眼角膜被谷物擦伤或碰撞，镰刀菌侵入角膜而发生感染。该病起病缓慢，常见症状有眼部疼痛、畏光、红肿、视力模糊等。检查可见角膜有浅部溃疡，溃疡边缘不整齐，基底呈白色，有黏液或脓性分泌物。早诊早治对角膜镰刀菌病尤为重要，延误治疗常致失明。眼内使用抗真菌药物是否有效存在争议。然而有报道显示，两性霉素 B、泊沙康唑或伏立康唑可能有效。是否进行眼部手术取决于感染严重程度。有报道显示，浅表角膜切除术、层状角膜切除术、角膜移植术等对角膜局部感染有效，但对于全眼感染，玻璃体切除术通常无效。

三、马尔尼菲篮状菌　血液

临床微生物检验解释报告

姓名：JGSG　性别：男　年龄（岁）：27　病员号：0017713＊

科别：急诊科　床号：166　临床诊断：腰腹部疼痛，左侧颈部包块待诊

医生：YH　患者类别：急诊

标本编号：1701554＊　标本种类：血液　送检项目：血液培养（需氧＋厌氧）

培养结果：

马尔尼菲篮状菌（*Talaromyces marneffei*）生长，报阳时间 1.1 天。

培养结果解释：

患者在急诊科就诊期间同时送检双侧 2 套血液标本，其中 3 瓶报阳，经转种培养，均分离出马尔尼菲篮状菌，报阳时间 1.10 天。

马尔尼菲篮状菌引起马尔尼菲篮状菌病，该病主要由吸入空气中的马尔尼菲篮状菌孢子所致，肺部通常最早受累，也通过淋巴、血行播散，侵犯多器官，多有脓毒血症症状。免疫力低下患者容易感染本菌。

患者同时送检双侧 2 套血液标本，其中 3 瓶均分离出马尔尼菲篮状菌，提示该菌感染的可能性大。

真菌形态：

见附录图 174、图 175。

局限性：

马尔尼菲篮状菌生长缓慢，从报阳、培养到鉴定需一定时间。

参考建议：

马尔尼菲篮状菌感染，G 试验可出现阳性。若有必要，可对高危患者进行每周 1～2 次，持续 2~3 周的 G 试验，以监测病情和疗效。

指南中对马尔尼菲篮状菌感染的治疗，建议首选两性霉素 B，替代药物为伊曲康唑。

标本采集时间 标本接收时间 报告时间 检验者 审核者 检测实验室 联系电话

【扩展信息】

以前马尔尼菲归为青霉属（*Penicillium*），称为马尔尼菲青霉菌（*P. marneffei*）。后来人们发现，马尔尼菲子囊及生长特点与篮状菌相似，产色素，故归为篮状菌属（*Talaromyces*）。目前，马尔尼菲篮状菌是青霉中唯一的双相真菌，在自然界以菌丝型存在，在组织中则为酵母型。马尔尼菲篮状菌在 28℃沙氏葡萄糖琼脂培养基上培养呈菌丝相，菌落绒毛样，产生红色可溶性色素，致培养基呈典型的"酒红色"（附录图 176）。直接镜检可见无色、大小不一、分支、分隔的菌丝，其特点为分生孢子梗前端有扫帚样的分支，称帚状支（附录图 177）。马尔尼菲篮状菌在血琼脂培养基上于 37℃培养呈酵母相，表面光滑，类似念珠菌菌落（附录图 178）。

马尔尼菲篮状菌引起马尔尼菲篮状菌病，其临床表现多样，包括全身和局部表现。常见消瘦、乏力、食欲低下、盗汗、不规则发热。皮肤表现包括泛发的丘疹、结节、脓疱、结痂等，皮下和深部组织可形成脓肿或破溃。呼吸系统表现为咳嗽、咳痰、咯血、肺脓肿、脓胸、空洞、肺炎等。全身和局部表现还包括淋巴结肿大、破溃、流脓、肝脾大、溶骨性骨质损害、化脓性关节炎、腹泻、脓血、肠穿孔、腹膜炎、贫血、白细胞增高、血红蛋白浓度下降、头痛、呕吐、脑脓肿等。

该菌主要侵犯 HIV/AIDS 患者和其他免疫力受损者。马尔尼菲篮状菌病在东南亚 HIV/AIDS 患者中的发生率仅次于结核病和隐球菌脑膜炎。马尔尼菲篮状菌病治疗时，首选两性霉素 B。

四、尖端赛多孢菌 脓液

临床微生物检验解释报告

姓名：LXG 性别：男 年龄（岁）：47 病员号：0016696＊

科别：感染科 床号：6 临床诊断：化脓性脊柱炎

医生：KXL 患者类别：住院

标本编号：1604377＊ 标本种类：脓液 送检项目：脓液培养

培养结果：

尖端赛多孢菌（*Scedosporium apiospermum*），较多。

培养结果解释：

患者在感染科就诊期间送检 2 份脓液，分别做一般细菌培养和真菌培养，经 5 天培养，均分离出尖端赛多孢菌。

尖端赛多孢菌在自然界常见，多生活在污水、腐物中，可引起多器官感染，感染往往跟溺水有关。

患者 3 个月前坠入池塘溺水，外院诊断"吸入性肺炎"，治疗好转后出现腰部持续性疼痛，以"化脓性脊柱炎"入外院骨科行"腰椎植骨融合内固定术"。术中病理组织、术后引流液和伤口脓液在外院相继分离出不明真菌。本次我院分离真菌为尖端赛多孢菌，考虑其为病原菌的可能性大。

真菌形态：

见附录图 179、图 180。

局限性：

1. 临床微生物实验室尚未开展丝状真菌药敏试验。

2. 赛多孢菌属包括尖端赛多孢菌和多育赛多孢菌，其中尖端赛多孢菌最常见。尖端赛多孢菌依靠形态学判断，进一步鉴定需要额外试验，如 ITS 测序。

参考建议：

特异性治疗尖端赛多孢菌感染的药物尚无明确报道，目前多使用广谱抗真菌药物，如伊曲康唑、伏立康唑、两性霉素 B、卡泊芬净、泊沙康唑等。两性霉素 B 治疗尖端赛多孢菌感染的效果不明，体外抗真菌药敏试验及动物实验证实尖端赛多孢菌对其敏感性较低，而一些研究认为两性霉素 B 与其他抗真菌药物联合应用可能具有协同作用。早期使用抗真菌药物可以明显改善预后。

标本采集时间 标本接收时间 报告时间 检验者 审核者 检测实验室 联系电话

【扩展信息】

尖端赛多孢菌生长迅速，菌落绒毛样，最初呈白色，背面呈灰黑色，随色素或褐色分生孢子的产生，菌落变灰，成熟后变为褐色甚至黑色，菌丝无色。

赛多孢菌属（*Scedosporium*）包括尖端赛多孢菌（*S. apiospermum*）和多育赛多孢菌（*S. prolificans*），其中尖端赛多孢菌最常见。临床上常需对分离的尖端赛多孢菌与多育赛多孢菌加以鉴别。多育赛多孢菌环痕孢子在梗端多聚集成小堆，分生孢子梗基部膨大，生长较慢，菌落形态及颜色多变，常较暗黑。

近年来，由赛多孢菌所致免疫力低下人群侵袭性真菌感染病例明显增多，感染包括骨髓炎、皮下感染、肺炎、脑膜炎等。在器官移植受者，赛多孢菌可引起系统或播散性感染。尖端赛多孢菌感染常损害肺部、关节（其中膝关节最常受累）、颅内、眼部、鼻窦、皮下组织等，可以出现肺炎、鼻窦部感染、脑脓肿、关节炎、骨髓炎、椎间盘炎、心内膜炎、腹膜炎、脑膜脑炎、腮腺炎、甲状腺脓肿、耳真菌病、眼内炎、角膜炎、脉络视网膜炎、皮下组织感染、足菌肿等。赛多孢菌可在囊性纤维化、HIV/AIDS 和移植的患者的呼吸道内检出。囊性纤维化患者可有亚临床表现或表现为过敏性支气管肺炎症状，与曲霉感染表现相似。赛多孢菌检出阳性是肺移植的禁忌证，术后可发展成播散性感染。

五、荚膜组织胞浆菌　血液

临床微生物检验解释报告

姓名：ZL　性别：男　年龄（岁）：37　病员号：0014334＊
科别：呼吸科　床号：42　临床诊断：发热
医生：PZJ　患者类别：住院
标本编号：1414122＊　标本种类：血液　送检项目：血液培养（需氧＋厌氧）

培养结果：
荚膜组织胞浆菌（*Histoplasma capsulatum*）生长。

培养结果解释：
患者在呼吸科就诊期间送检3套血液标本，与临床沟通后，延长培养时间至12天，3套标本均分离出荚膜组织胞浆菌。

荚膜组织胞浆菌感染引起组织胞浆菌病，全世界均有报道。本病多由呼吸道传入感染，再经血源传播。播散性组织胞浆菌病预后较差。该病与显著暴露史相关，如洞穴探险、清理禽类粪便、挖掘土壤、拆除旧建筑、砍伐枯木等。

患者多套血液标本分离出荚膜组织胞浆菌，提示组织胞浆菌病。

真菌形态：
见附录图181、图182。

局限性：
1. 荚膜组织胞浆菌生长缓慢，在沙氏葡萄糖琼脂培养基上需培养1~4周，甚至更长时间，易漏检。
2. 该菌鉴定困难，需要较长时间。

参考建议：
指南对肺组织胞浆菌病的治疗推荐：轻至中度患者建议使用伊曲康唑，中度或严重患者建议使用两性霉素B+甲泼尼龙，直到临床改善，换用伊曲康唑。

标本采集时间 标本接收时间 报告时间 检验者 审核者 检测实验室 联系电话

【扩展信息】
荚膜组织胞浆菌为双相真菌。37℃培养时该菌形成酵母型菌落，镜检可见酵母样孢子。25℃培养为丝状菌落，初代培养可形成分隔透明菌丝。菌丝样分生孢子梗与菌丝成直角或平行，可形成大、小两种分生孢子。小分生孢子为椭圆形或圆形，直径2~5μm。次代培养产生特征性大分生孢子，大分生孢子呈结节状，直径7~15μm，壁厚，表面有间隔的手指样凸起，也称齿轮状大分生孢子（附录图183）。

莢膜组织胞浆菌引起肺部感染，称肺组织胞浆菌病，由大量吸入带菌尘埃引起，早期原发性肺部感染主要依据病史和影像学检查确认，播散性病例依据真菌学检查及血清试验确认。部分实验室可检测尿液中组织胞浆菌抗原，血抗原检测特异性略低。滴度提示抗原负荷，可反映治疗和复发情况。

播散性组织胞浆菌病与黑热病临床症状相似，均有发热、肝脾大、白细胞减少、贫血、血小板减少等，易误诊。免疫缺陷患者组织胞浆菌病应积极治疗，严重肺炎用两性霉素 B 的同时加用糖皮质激素。组织胞浆菌病可引起钙化肉芽肿，波及气道时，可行手术治疗。对轻、中度组织胞浆菌病亦可使用酮康唑和伊曲康唑，相同剂量时，伊曲康唑的效果优于酮康唑。

六、申克孢子丝菌　皮下组织

临床微生物检验解释报告

姓名：ZRX　性别：女　年龄：60　病员号：0013422 ＊

科别：皮肤科　床号：3　临床诊断：孢子丝菌病

医生：TF　患者类别：住院

标本编号：1710202 ＊　标本种类：皮下组织　送检项目：真菌培养

培养结果：

申克孢子丝菌（*Sporothrix schenckii*），较多。

培养结果解释：

患者在皮肤科就诊期间送检皮下组织标本做真菌培养，经 18 天培养，生长申克孢子丝菌，较多。

申克孢子丝菌引起孢子丝菌病，是皮肤、皮下组织及其附近淋巴管的亚急性或慢性感染病原菌。孢子丝菌病的临床表现为慢性肉芽肿，孢子丝菌可引起肺、脑膜、关节、骨骼等处的感染。申克孢子丝菌存在于腐殖土壤中，孢子丝菌病常见于园艺工作者，亦有感染动物传人的报道。

患者组织标本培养出申克孢子丝菌，孢子丝菌病的可能性大，请结合临床综合判断。

真菌形态：

见附录图 184、图 185。

局限性：

申克丝孢子丝菌生长缓慢，鉴定困难，药敏试验尚未开展。

参考建议：

指南指出，感染部位是皮肤或皮肤淋巴管的孢子丝菌病，治疗首选伊曲康唑口服。如果无效，可提高伊曲康唑剂量或换用特比萘芬或饱和碘酸钾溶液。当患者不耐受伊曲康唑、特比萘芬时，可选用氟康唑。感染部位是骨关节时，治疗首选伊曲康唑，替代药物为两性霉素 B。肺部严重感染，引起脑膜炎，或妊娠妇女、儿童感染时，治疗首选两性霉素 B，症状较轻时使用伊曲康唑。

标本采集时间 标本接收时间 报告时间 检验者 审核者 检测实验室 联系电话

【扩展信息】

孢子丝菌（*Sporothrix*）为腐生菌，广泛存在于自然界中，如树枝、稻草、蔬菜、水果、木材、土壤等。人皮肤外伤后，接触污染物可致感染。目前发现的孢子丝菌属包括巴西孢子丝菌（*S. brasiliensis*）、球形孢子丝菌（*S. globosa*）、卢里孢子丝菌（*S. luriei*）和申克孢子丝菌（*S. schenckii*）。申克孢子丝菌菌丝无色，锯齿状聚集成簇，菌丝尖端产生透明泪滴状分生孢子。孢子丝菌为双相真菌，采集组织或脓液直接镜检或革兰染色，镜下可见在多形核细胞内或大单核细胞内/外有革兰阳性小体，呈圆形或雪茄形。孢子丝菌在巧克力色血琼脂培养基或脑心浸液培养基等营养丰富的环境中，37℃培养，可为酵母样。少数菌株转化酵母相较困难，需多次传代并延长培养时间。孢子丝菌病多发生于成人，多局限于入侵处，形成局部孢子丝菌病（固定型）。机体免疫力较低时，病变沿淋巴管向心性蔓延成串状，称为皮肤淋巴管型。巴西孢子丝菌毒力较强，曾在巴西通过流浪猫传播出现大规模流行。球形孢子丝菌在亚洲流行，主要感染儿童。药物治疗孢子丝菌病易见效。碘化钾耐受性好，价廉，治疗效果好，最常见的不良反应是胃炎。患者对碘化钾过敏或禁用时，可选择两性霉素 B、伊曲康唑、特比萘芬、糖皮质激素等。

七、根霉菌属　痰液

临床微生物检验解释报告

姓名：MHA　性别：男　年龄：62　病员号：0018612＊

科别：呼吸科　床号：66　临床诊断：肺部感染

医生：LK　患者类别：住院

标本编号：1704200＊　标本种类：痰液　送检项目：真菌培养

培养结果：

根霉菌属（*Rhizopus*），较多。

培养结果解释：

患者在呼吸科就诊期间多次送检痰液做涂片镜检、细菌培养和真菌培养。镜检结果发现痰涂片中疑似毛霉目（*Mucorales*）真菌。毛霉目包括毛霉菌属（*Mucor*）、根霉菌属等（附录图 186）。经 3 天，培养阳性，根据菌落和镜下形态判定为根霉菌属。

根霉菌环境中常见，在空气中分布广泛。根霉菌引起的感染称为接合菌病，也称毛霉病，常见病原体为少根根霉菌。当机体免疫力严重下降时，可引起鼻脑根霉菌病。

患者连续多次痰液采样均分离出根霉菌属，请结合临床综合判断。

真菌形态：

见附录图 186、图 187、图 188。

局限性：

临床微生物实验室尚未开展包括根霉菌属在内的丝状真菌药敏试验。

参考建议：

指南指出，根霉菌引发肺部感染，如果是单叶疾病，可进行外科切除。如出现大咳血，外科切除有益。对根霉菌属引起的感染治疗首选两性霉素 B，替代药物为泊沙康唑和莫沙康唑。联合用药可能效果更佳。纠正潜在易感因素（酸中毒、粒细胞缺乏、类固醇）。停止使用铁离子螯合剂。持续治疗直至感染症状和体征消失、影像学异常消失或稳定、基础免疫状态好转，总疗程取决于疗效。泊沙康唑在抢救治疗和免疫抑制者的二级预防中有效。

标本采集时间 标本接收时间 报告时间 检验者 审核者 检测实验室 联系电话

【扩展信息】

根霉菌菌落为白色，生长迅速，在培养基上交织成疏松的絮状菌落，可蔓延覆盖整个培养基表面。菌丝特点为无色，粗大，不分隔或极少分隔，菌丝壁较厚，气生性强。根霉与毛霉均为毛霉目，特征相似。主要区别在于根霉有假根和匍匐菌丝。根霉菌丝伸入培养基内呈分枝状生长，如树根，故称假根。假根是根霉的重要特征。根霉有性繁殖产生接合孢子，无性繁殖形成孢子囊孢子。毛霉目的分类见表 11-1。

表 11-1　毛霉目的分类

目	科	属	孢子囊特点
毛霉目	根霉科	根霉属	孢子囊大，有囊托，有假根，假根一般与孢囊相对
	毛霉科	毛霉属	孢子囊大，无匍匐菌丝及假根
		放射毛霉属、鳞质霉属	不详
	横梗霉科	横梗霉属	孢子囊中等大小，有假根及匍匐菌丝
		根毛霉属	孢子囊大，无囊托，有匍匐菌丝，有假根，假根一般不与孢囊梗相对
	共头霉科	共头霉属	孢子囊中等大小，为柱状孢囊，每个柱孢囊只有一个孢子
	小克银汉霉科	小克银汉霉属	孢子囊小，顶端突起小型孢子囊，一个孢子囊产一个孢子
	壶菌科	壶菌属	不详
	枝霉科	科克霉属	不详

根霉菌引起的感染称为接合菌病，也称毛霉病。毛霉病是一种少见而严重的机会性真菌感染，可侵犯人体的鼻、脑、肺、胃肠道、皮肤等，甚至能经血流播散到全身各个器官，其病程可呈急性、亚急性或慢性。最常见的毛霉病为肺毛霉病，由毛霉菌自呼吸道侵入肺所致。难以控制或持续存在的基础疾病如白血病、糖尿病等是患该病的危险因

素。此外，长期使用抗肿瘤药物、激素、免疫抑制剂、大量抗生素也可诱发该病。该病最常见的表现是持续发热和迅速进行性肺浸润影，大多数表现为非特异性支气管肺炎样症状。当毛霉菌侵入肺大小动脉产生血栓或坏死时，临床表现为胸痛、咯血痰或大咯血。肺部影像形态不一，可呈结节状、空洞，有肺炎样改变、胸膜反应、胸水等。

对于鼻脑型、肺型、胃肠型及皮肤型等局限性病灶，在患者全身状况良好的情况下，应尽快尽可能将病灶全部手术切除。控制基础疾病，如治疗糖尿病、纠正酸中毒等是成功治疗的关键，另外还需增强营养，给予全身支持治疗。

八、甄氏外瓶霉　分泌物

临床微生物检验解释报告

姓名：BL　性别：男　年龄（岁）：61　病员号：0017689＊

科别：皮肤科　床号：36　临床诊断：右手肿痛

医生：GHX　患者类别：住院

标本编号：1809142＊　标本种类：分泌物　送检项目：真菌培养

培养结果：

甄氏外瓶霉（*Exophiala jeanselmei*），较多。

培养结果解释：

患者在皮肤科就诊期间2次送检脓性分泌物做真菌培养，经13天培养，均为阳性，鉴定为甄氏外瓶霉。

甄氏外瓶霉为外瓶霉属，是一种侵袭人和动物的条件致病菌，引起暗色丝孢霉病，人和动物多因创伤而感染，常发生于免疫力低下者，健康人少发病。

患者自述务农且病程较长，不能排除外伤感染。连续送检2次脓性分泌物均分离出甄氏外瓶霉，由甄氏外瓶霉引起暗色丝孢霉病的可能性大。

真菌形态：

见附录图189、图190。

局限性：

甄氏外瓶霉生长缓慢，鉴定困难，尚未开展药敏试验。

参考建议：

指南中对外瓶霉引起的暗色丝孢霉病建议首选外科手术，治疗用药为伊曲康唑口服，替代药物为伏立康唑或泊沙康唑。

标本采集时间 标本接收时间 报告时间 检验者 审核者 检测实验室 联系电话

【扩展信息】

外瓶霉（*Exophiala*）广泛存在于自然界，如土壤、腐败植物等。常见致病的外瓶霉包括皮炎外瓶霉（*E. dermatitidis*）、甄氏外瓶霉（*E. jeanselmei*）和棘状外瓶霉

（*E. spinifera*）等。引起的疾病称为暗色丝孢霉病，患者常有外伤史、异物接种史。典型的暗色丝孢霉病的临床表现为头面部及四肢暴露部位发生皮下脓肿或逐渐扩大的浸润性肉芽肿性斑块，中央坏死，表面有黑褐色痂皮，痂下可有脓性分泌物，周围有卫星状丘疹或结节。

外瓶霉是以环痕产孢方式为主的暗色真菌。甄氏外瓶霉的菌落特征为初始菌落潮湿，呈灰绿色至黑色，很快形成圆顶形、绒样质地、橄榄绿色菌落。甄氏外瓶霉镜下可见分生孢子梗，即环痕梗生于菌丝末端或侧生于菌丝，呈柱状、葫芦型、末端延长变细。环痕孢子单细胞，圆形或椭圆形，聚集在环痕梗顶端（附录图191）。

（敖科萍）

参考文献

[1] Carroll K C，Pfaller M A. 临床微生物学手册［M］. 12 版. 王辉，马筱玲，钱渊等，译. 北京：中华医学电子音像出版社，2021.

[2] Gilbert D N. 热病——桑福德抗微生物治疗指南［M］. 新译 48 版. 范洪伟，译. 北京：中国协和医科大学出版社，2019.

[3] Bartlett J G，Auwaerter P G，Pham P A. ABX 指南：感染性疾病的诊断与治疗［M］. 2 版. 马小军，徐英春，刘正印，译. 北京：科学技术文献出版社，2012.

[4] Kasper D L，Fauci A S. 哈里森感染病学［M］. 3 版. 胡必杰，潘珏，高晓东，译. 上海：上海科学技术出版社，2019.

[5] 尚红，王毓三，申子瑜. 全国临床检验操作规程［M］. 4 版. 北京：人民卫生出版社，2015.

[6] 倪语星，尚红. 临床微生物学检验［M］. 5 版. 北京：人民卫生出版社，2012.

[7] 洪秀华，刘文恩. 临床微生物学检验［M］. 3 版. 北京：中国医药科技出版社，2017.

[8] 刘运德，楼永良. 临床微生物学检验技术［M］. 北京：人民卫生出版社，2016.

[9] 王辉，任健康，王明贵. 临床微生物学检验［M］. 北京：人民卫生出版社，2015.

[10] 王兰兰. 医学检验项目选择与临床应用［M］. 2 版. 北京：人民卫生出版社，2013.

[11] 陈东科，孙长贵. 实用临床微生物学检验与图谱［M］. 北京：人民卫生出版社，2011.

[12] 王端礼. 医学真菌学：实验室检验指南［M］. 北京：人民卫生出版社，2005.

[13] 唐神结，许绍发，李亮. 耐药结核病学［M］. 北京：人民卫生出版社，2014.

附　录

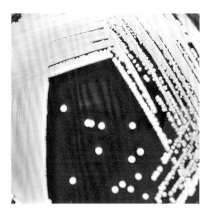

图 1　金黄色葡萄球菌，血琼脂平板培养 24 小时菌落，形成 β 溶血环

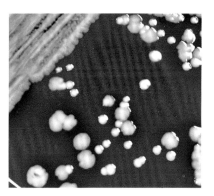

图 2　金黄色葡萄球菌小菌落变异型，血琼脂平板培养 24 小时菌落，无溶血环

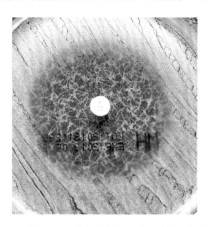

图 3　边缘试验，"模糊"或"沙滩样"抑菌环，β—内酰胺酶阴性

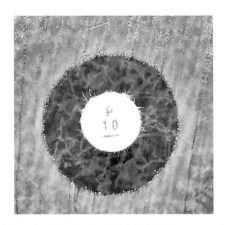

图4 边缘试验，"刀削般"或"绝壁样"抑菌环，β—内酰胺酶阳性

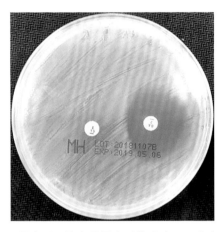

图5 红霉素诱导的克林霉素耐药试验（D试验）阳性

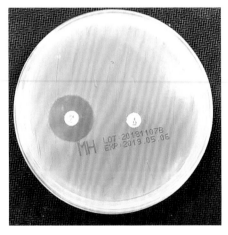

图6 红霉素诱导的克林霉素耐药试验（D试验）阴性

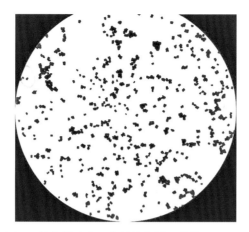

图 7 藤黄微球菌，革兰染色镜下菌体，×1000

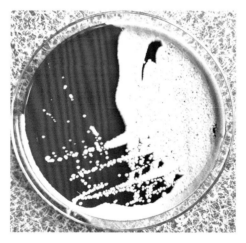

图 8 藤黄微球菌，血琼脂平板，35℃培养 2 天菌落

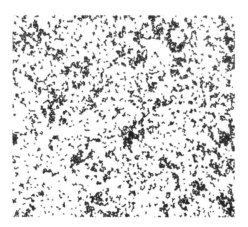

图 9 化脓链球菌，革兰染色镜下菌体，×1000

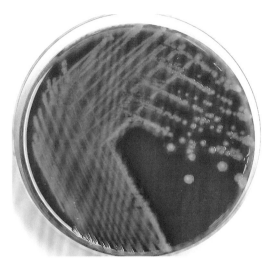

图 10　化脓链球菌，血琼脂平板，35℃培养 24 小时菌落

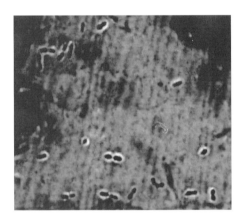

图 11　肺炎链球菌，革兰染色镜下菌体，×1000

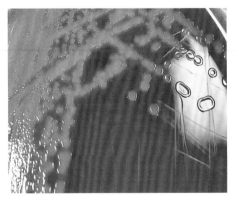

图 12　肺炎链球菌，血琼脂平板，35℃培养 2 天形成 α 溶血的"脐窝状"菌落

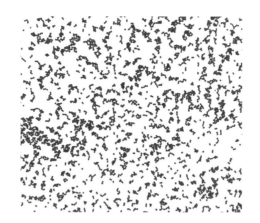

图 13　无乳链球菌，革兰染色镜下菌体，×1000

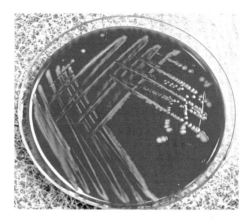

图 14　无乳链球菌，血琼脂平板，35℃培养 2 天菌落

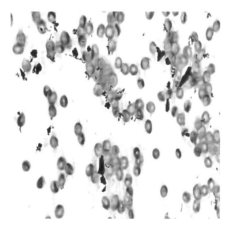

图 15　缓症链球菌，血液培养，革兰染色镜检，×1000

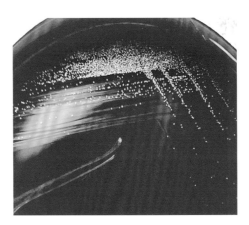

图 16　缓症链球菌，血琼脂平板，35℃培养 24 小时菌落

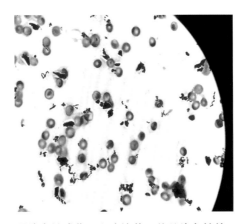

图 17　咽峡炎链球菌，血液培养，革兰染色镜检，×1000

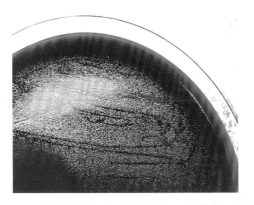

图 18　咽峡炎链球菌，血琼脂平板，35℃培养 2 天菌落

图 19　缺陷乏养菌，血液培养，革兰染色镜检，×1000

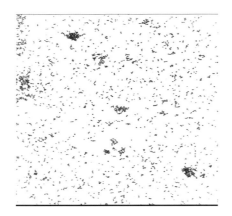

图 20　缺陷乏养菌，革兰染色镜下菌体，×1000

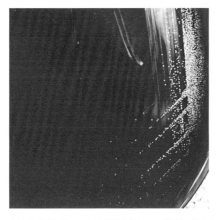

图 21　缺陷乏养菌，血琼脂平板，35℃培养 2 天菌落

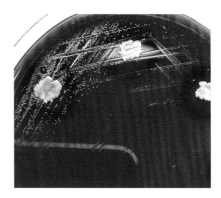

图 22　缺陷乏养菌血琼脂平板卫星试验（＋），35℃培养 24 小时菌落

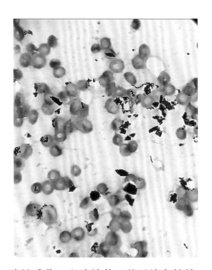

图 23　猪链球菌，血液培养，革兰染色镜检，×1000

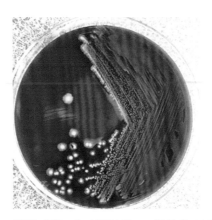

图 24　猪链球菌，血琼脂平板，35℃培养 2 天菌落

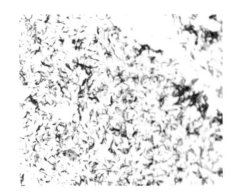

图 25 巴西诺卡菌，革兰染色镜下菌体，×1000

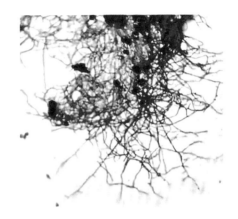

图 26 巴西诺卡菌，弱抗酸染色镜下菌体，×1000

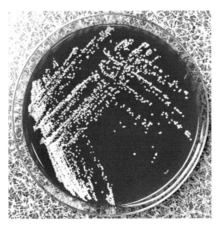

图 27 巴西诺卡菌，血琼脂平板，35℃培养 3 天菌落

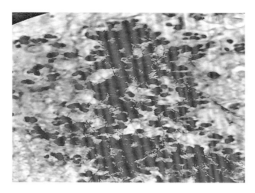

图 28　痰标本，革兰染色，诺卡菌引起有核细胞聚集，×400

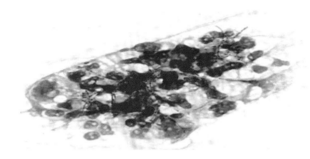

图 29　痰标本，弱抗酸染色，诺卡菌抗酸颗粒"串珠样"，×1000

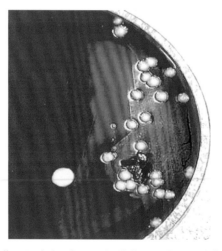

图 30　诺卡菌，血琼脂平板，35℃培养 3 天菌落"啃食琼脂"现象

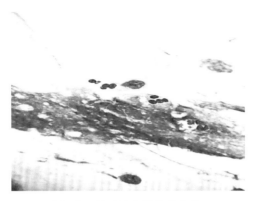

图 31　痰标本，抗酸染色镜检诺卡菌，×1000

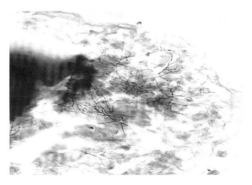

图 32　痰标本，弱抗酸染色镜检诺卡菌，×1000

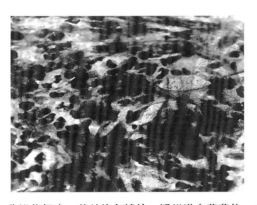

图 33　分泌物标本，革兰染色镜检，疑似诺卡菌菌体，×1000

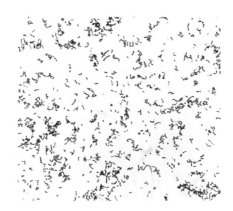

图 34　皮疽诺卡菌，弱抗酸染色镜下菌体，×1000

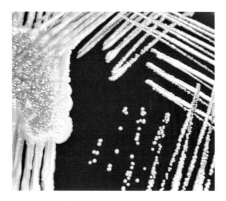

图 35　皮疽诺卡菌，血琼脂平板，35℃培养 3 天菌落

图 36　红斑丹毒丝菌，革兰染色镜下菌体，×1000

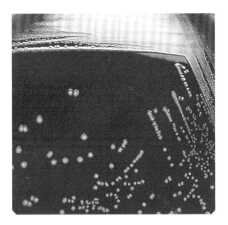

图 37   红斑丹毒丝菌，血琼脂平板，35℃培养 3 天菌落

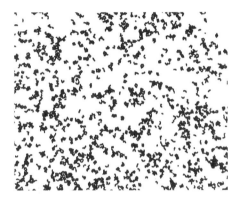

图 38   杰克棒状杆菌，革兰染色镜下菌体，×1000

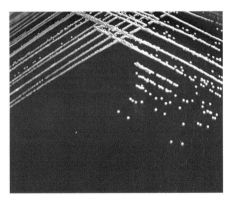

图 39   杰克棒状杆菌，血琼脂平板，35℃培养 2 天菌落

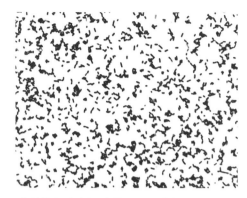

图 40　产单核细胞李斯特菌，革兰染色镜下菌体，×1000

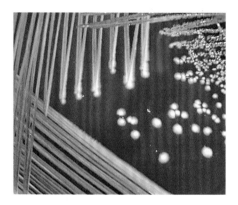

图 41　产单核细胞李斯特菌，血琼脂平板，35℃培养 2 天菌落

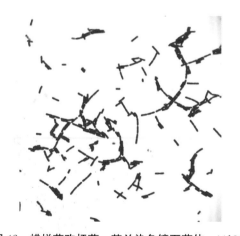

图 42　蜡样芽孢杆菌，革兰染色镜下菌体，×1000

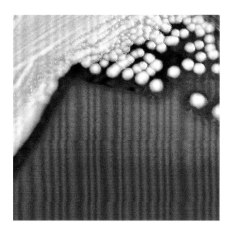

图 43　蜡样芽孢杆菌，血琼脂平板，35℃培养 2 天菌落

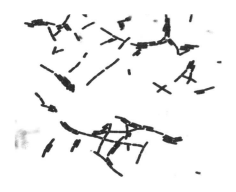

图 44　枯草芽孢杆菌，革兰染色镜下菌体，×1000

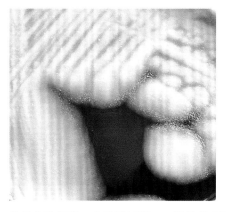

图 45　枯草芽孢杆菌，血琼脂平板，35℃培养 2 天菌落

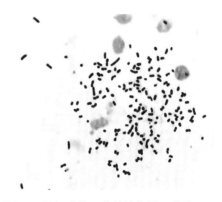

图 46　马红球菌，革兰染色镜下菌体，×1000

图 47　马红球菌，弱抗酸染色镜下菌体，×1000

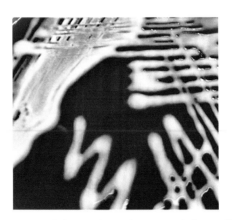

图 48　马红球菌，血琼脂平板，35℃培养 2 天菌落

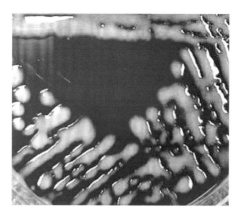

图 49　马红球菌，血琼脂平板，35℃培养 4 天菌落

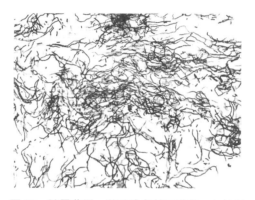

图 50　链霉菌属，革兰染色镜下菌体，×1000

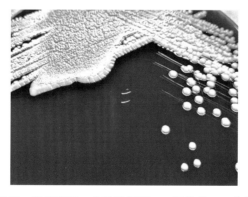

图 51　链霉菌属，血琼脂平板，35℃培养 3 天菌落

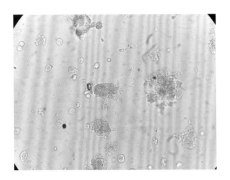

图 52　线索细胞，生理盐水湿片，×100

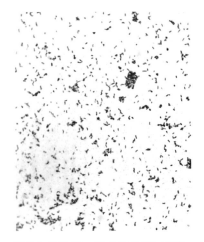

图 53　阴道加德纳菌，革兰染色镜下菌体，×1000

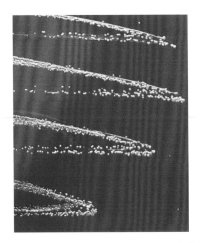

图 54　阴道加德纳菌，血琼脂平板，35℃培养 2 天菌落

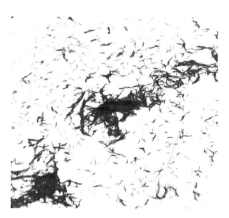

图 55　结核分枝杆菌复合群，抗酸染色镜下菌体，×1000

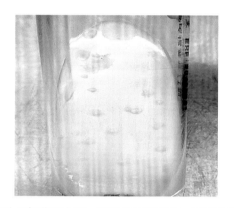

图 56　结核分枝杆菌复合群，罗琴斜面培养管，35℃培养 11 天菌落

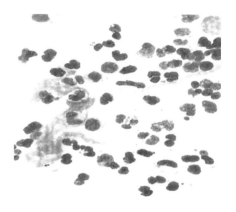

图 57　痰标本，结核分枝杆菌复合群，抗酸染色镜下形态，×1000

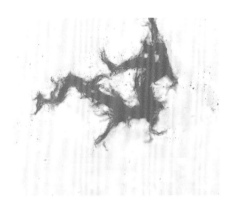

图 58　结核分枝杆菌复合群，抗酸染色镜下形态，×400

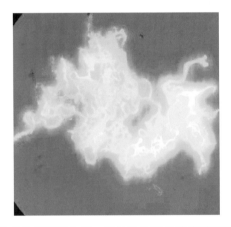

图 59　结核分枝杆菌复合群，罗丹明金胺 O 染色镜下形态，×400

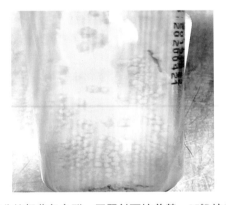

图 60　结核分枝杆菌复合群，罗琴斜面培养基，35℃培养 12 天菌落

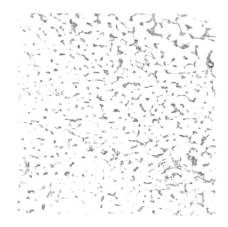

图 61　鸟分枝杆菌复合群，抗酸染色镜下菌体，×1000

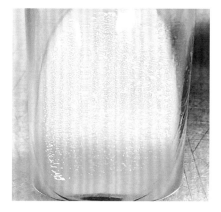

图 62　鸟分枝杆菌复合群，罗琴斜面培养基，35℃培养 11 天菌落

图 63　脓肿分枝杆菌，抗酸染色镜下菌体，×1000

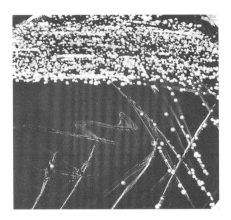

图 64　脓肿分枝杆菌，血琼脂平板，35℃培养 3 天菌落

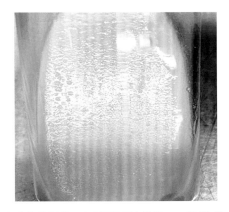

图 65　脓肿分枝杆菌，罗琴斜面培养管，35℃培养 5 天菌落

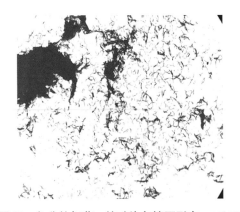

图 66　龟分枝杆菌，抗酸染色镜下形态，×1000

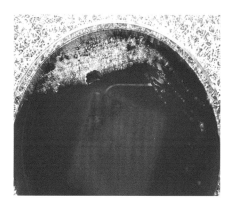

图 67　龟分枝杆菌，血琼脂平板，35℃培养 5 天菌落

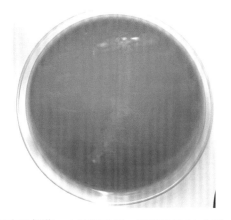

图 68　奇异变形杆菌，血琼脂平板，35℃培养 24 小时，迁徙生长

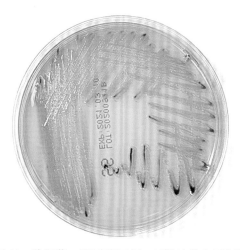

图 69　沙门菌，SS 琼脂平板，37℃培养 2 天菌落

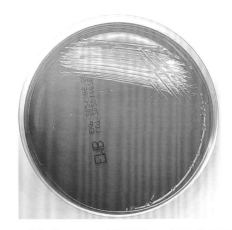

图 70　沙门菌，EMB 琼脂平板，37℃培养 2 天菌落

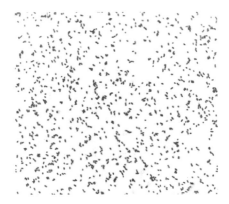

图 71　小肠结肠炎耶尔森菌，革兰染色镜下菌体，×1000

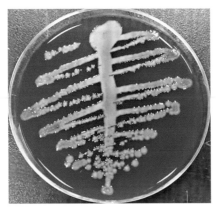

图 72　小肠结肠炎耶尔森菌，血琼脂平板，35℃培养 2 天菌落

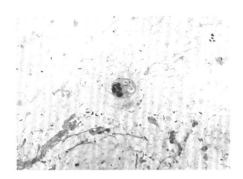

图 73　痰标本革兰染色镜下可见白细胞吞噬菌体，×1000

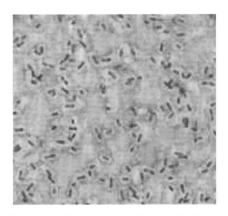

图 74　黏液型铜绿假单胞菌，革兰染色镜下形态，×1000

图 75　非黏液型铜绿假单胞菌，革兰染色镜下形态，×1000

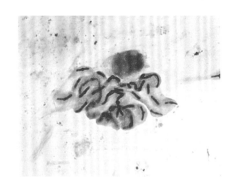

图 76　痰涂片中的黏液型铜绿假单胞菌，革兰染色镜下形态，×1000

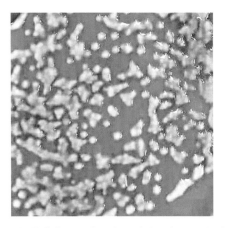

图 77　黏液型铜绿假单胞菌，巧克力色血琼脂平板，35℃培养 24 小时菌落

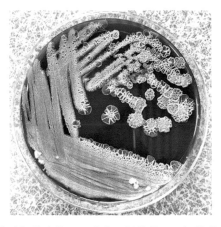

图 78　施氏假单胞菌，血琼脂平板培养，35℃培养 2 天菌落

图 79　**金黄杆菌，革兰染色镜下菌体，**×1000

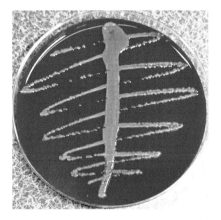

图 80　**金黄杆菌，血琼脂平板，**35℃**培养** 2 **天菌落**

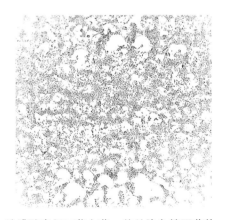

图 81　**脑膜脓毒伊丽莎白菌，革兰染色镜下菌体，**×1000

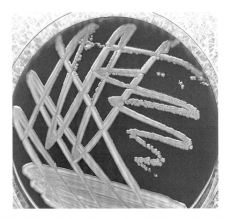

图 82　脑膜脓毒伊丽莎白菌，血琼脂平板，35℃培养 2 天菌落

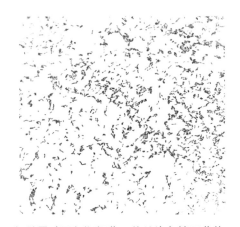

图 83　解甘露醇罗尔斯顿菌，革兰染色镜下菌体，×1000

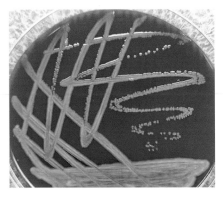

图 84　解甘露醇罗尔斯顿菌，阳性瓶转血琼脂平板，35℃培养 3 天菌落

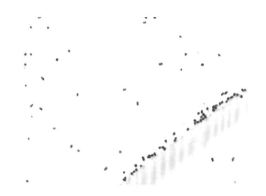

图 85　奥斯陆莫拉菌，革兰染色镜下菌体，×1000

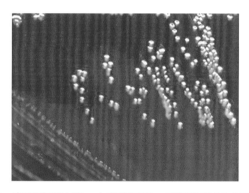

图 86　奥斯陆莫拉菌，血琼脂平板，35℃培养 24 小时菌落

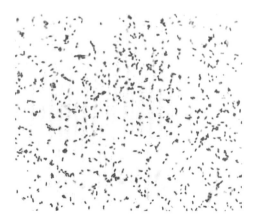

图 87　嗜水气单胞菌，革兰染色镜下菌体，×1000

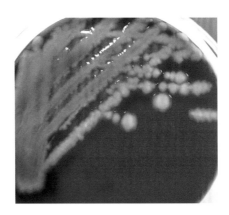

图 88　嗜水气单胞菌，血琼脂平板，35℃培养 2 天菌落

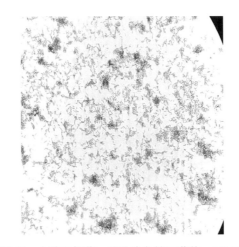

图 89　人苍白杆菌，革兰染色镜下菌体，×1000

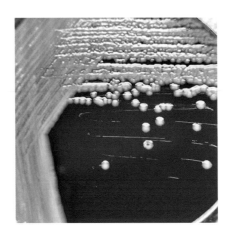

图 90　人苍白杆菌，血琼脂平板，35℃培养 24 小时菌落

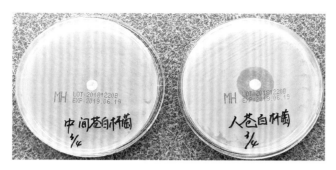

图 91 中间苍白杆菌和人苍白杆菌多黏菌素 E 试验

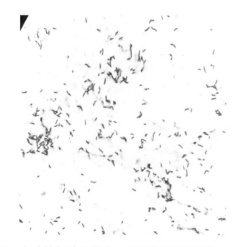

图 92 少动鞘氨醇单胞菌，革兰染色镜下菌体，×1000

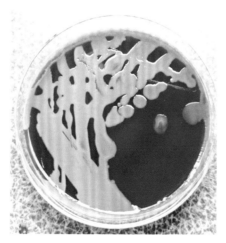

图 93 少动鞘氨醇单胞菌，血琼脂平板，35℃培养 3 天菌落

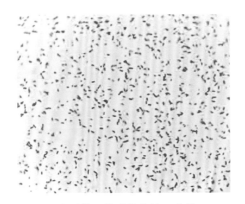

图 94　河流弧菌，革兰染色镜下菌体，×1000

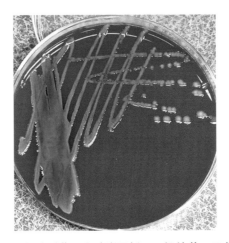

图 95　河流弧菌，血琼脂平板，35℃培养 2 天菌落

图 96　胎儿弯曲菌，革兰染色镜下菌体，×1000

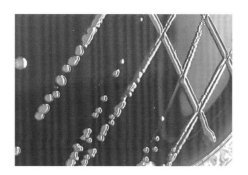

图 97　胎儿弯曲菌，血琼脂平板，35℃培养 2 天菌落

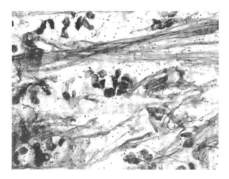

图 98　痰标本，流感嗜血杆菌，革兰染色镜检，×1000

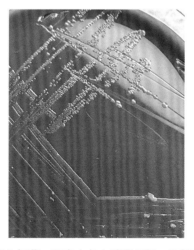

图 99　流感嗜血杆菌，巧克力色血琼脂平板，35℃培养 2 天菌落

图 100 流感嗜血杆菌，革兰染色镜下菌体，×1000

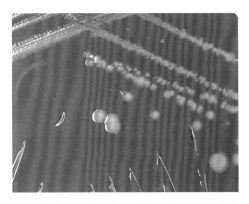

图 101 流感嗜血杆菌，巧克力色血琼脂平板，35℃培养 24 小时菌落

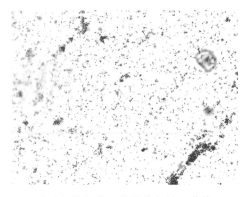

图 102 嗜沫凝聚杆菌，革兰染色镜下菌体，×1000

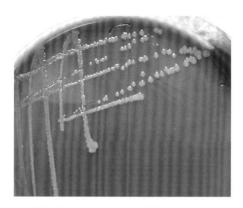

图 103　嗜沫凝聚杆菌，巧克力色血琼脂平板，35℃培养 2 天菌落

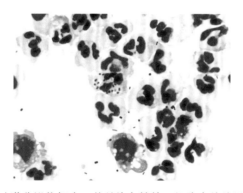

图 104　泌尿生殖道分泌物标本，革兰染色镜检，细胞内外均见双球菌，×1000

图 105　淋病奈瑟菌，革兰染色镜下菌体，×1000

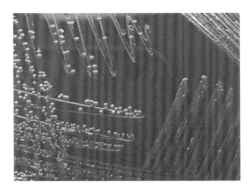

图 106　淋病奈瑟菌，巧克力色血琼脂平板，35℃培养 2 天菌落

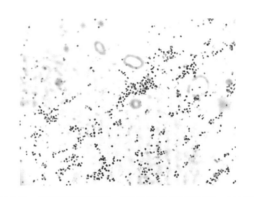

图 107　脑膜炎奈瑟菌，革兰染色镜下菌体，×1000

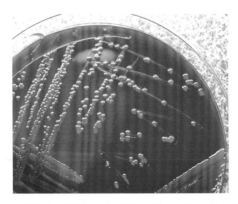

图 108　脑膜炎奈瑟菌，血琼脂平板，35℃培养 2 天菌落

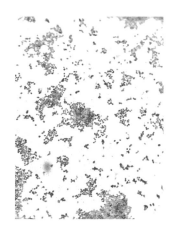

图 109　卡他莫拉菌，革兰染色镜下菌体，×1000

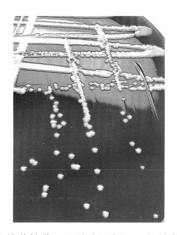

图 110　卡他莫拉菌，血琼脂平板，35℃培养 2 天菌落

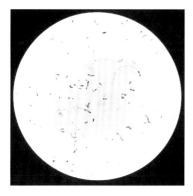

图 111　尿放线杆菌，革兰染色镜下菌体，×1000

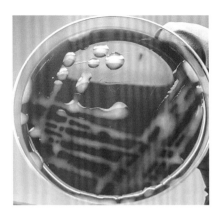

图 112　尿放线杆菌，血琼脂平板，35℃培养 2 天菌落

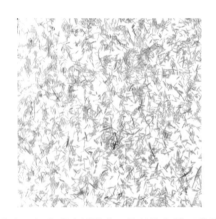

图 113　生痰二氧化碳嗜纤维菌，革兰染色镜下菌体，×1000

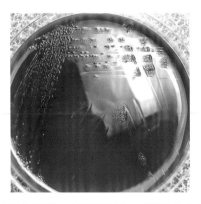

图 114　生痰二氧化碳嗜纤维菌，血琼脂平板，35℃培养 2 天，"迁徙生长"菌落

图 115　生痰二氧化碳嗜纤维菌，革兰染色镜下形态，×1000

图 116　侵蚀艾肯菌，革兰染色镜下菌体，×1000

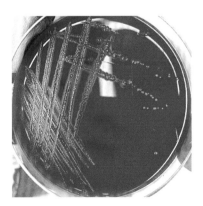

图 117　侵蚀艾肯菌，血琼脂平板，35℃培养 2 天菌落

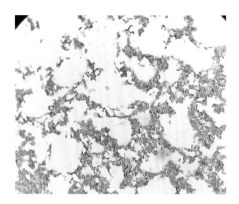

图 118　嗜中温甲基杆菌，革兰染色镜下菌体，×1000

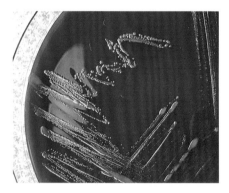

图 119　嗜中温甲基杆菌，血琼脂平板，35℃培养 2 天菌落

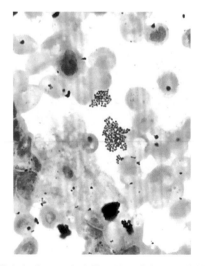

图 120　羊布鲁菌，血液培养，革兰染色镜下菌体，×1000

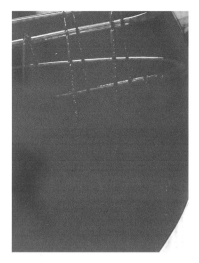

图 121　羊布鲁菌，血琼脂平板，35℃培养 2 天菌落

图 122　多杀巴斯德菌，革兰染色镜下菌体，×1000

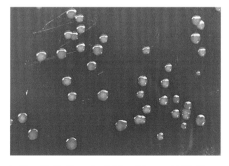

图 123　多杀巴斯德菌，血琼脂平板，35℃培养 24 小时菌落

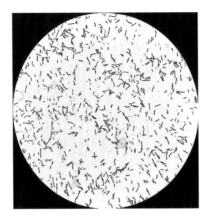

图 124　产气荚膜梭菌，革兰染色镜下菌体，×1000

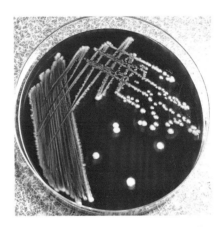

图 125　产气荚膜梭菌，厌氧平板，35℃培养 3 天菌落

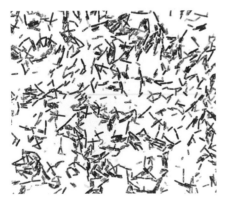

图 126　艰难梭菌，革兰染色镜下菌体，×1000

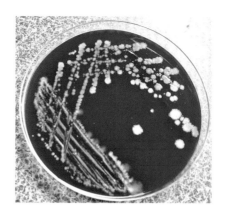

图 127　艰难梭菌，厌氧平板，35℃培养 2 天菌落

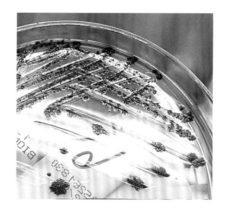

图 128　艰难梭菌，显色培养基，35℃培养 3 天菌落

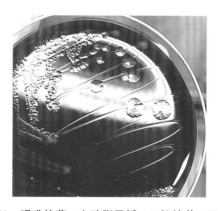

图 129　艰难梭菌，血琼脂平板，35℃培养 3 天菌落

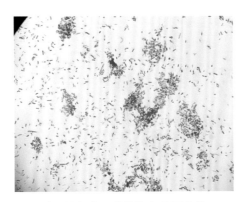

图 130　脆弱拟杆菌，革兰染色镜下菌体，×1000

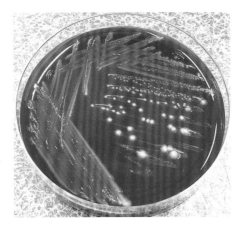

图 131　脆弱拟杆菌，厌氧平板，35℃培养 2 天菌落

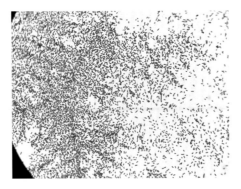

图 132　颊普雷沃菌，革兰染色镜下菌体，×1000

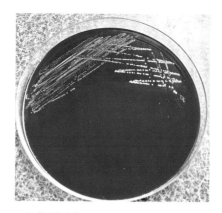

图 133 颊普雷沃菌，厌氧平板，35℃培养 2 天菌落

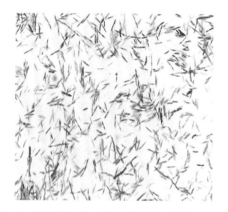

图 134 具核梭杆菌，革兰染色镜下菌体，×1000

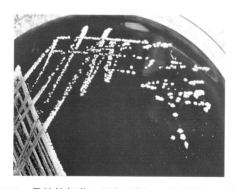

图 135 具核梭杆菌，厌氧平板，35℃培养 2 天菌落

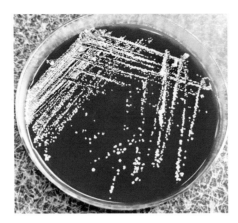

图 136　具核梭杆菌，血琼脂平板，35℃培养 2 天，面包屑样菌落

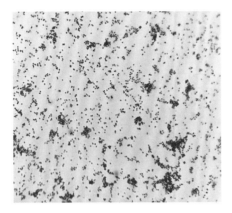

图 137　小韦荣球菌，革兰染色镜下菌体，×1000

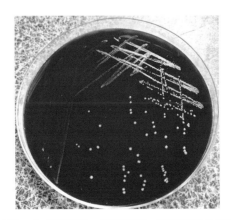

图 138　小韦荣球菌，厌氧平板，35℃培养 2 天菌落

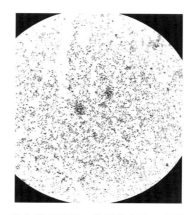

图 139　微小微单胞菌，革兰染色镜下菌体，×1000

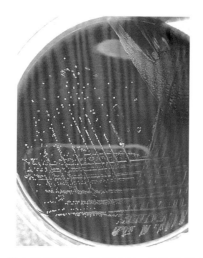

图 140　微小微单胞菌，厌氧平板，35℃培养 3 天菌落

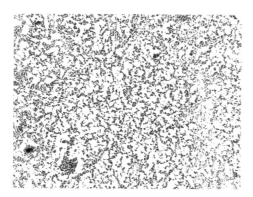

图 141　迟缓埃格特菌，革兰染色镜下菌体，×1000

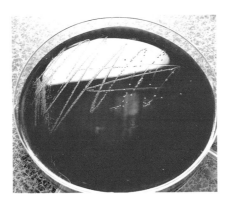

图 142　迟缓埃格特菌，厌氧平板，35℃培养 2 天菌落

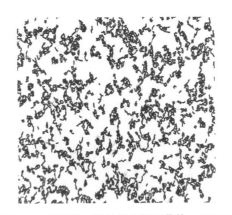

图 143　乳杆菌，革兰染色镜下菌体，×1000

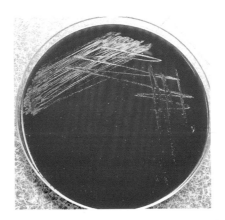

图 144　乳杆菌，厌氧平板，35℃培养 2 天菌落

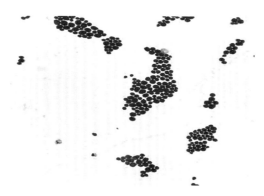

图 145　白念珠菌，革兰染色镜下菌体，×1000

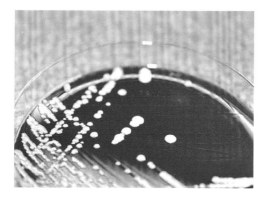

图 146　白念珠菌，血琼脂平板，28℃培养 24 小时菌落

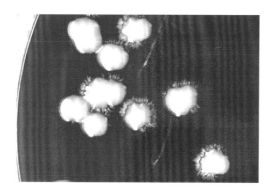

图 147　白念珠菌，血琼脂平板上菌落形成 "伪足"

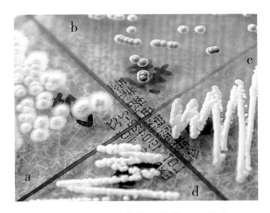

图 148　显色培养基　培养 2 天菌落

a：克柔念珠菌；b：热带念珠菌；c：白念珠菌；d：光滑念珠菌

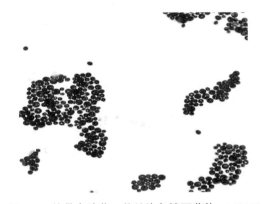

图 149　热带念珠菌，革兰染色镜下菌体，×1000

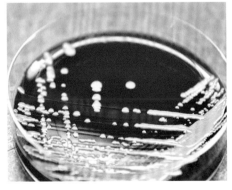

图 150　热带念珠菌，血琼脂平板，28℃培养 24 小时菌落

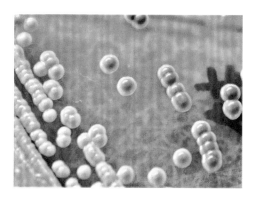

图 151　热带念珠菌，显色培养基，28℃培养 2 天菌落

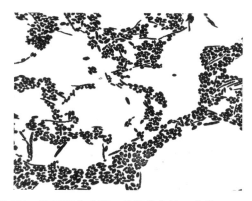

图 152　近平滑念珠菌，革兰染色镜下菌体，×1000

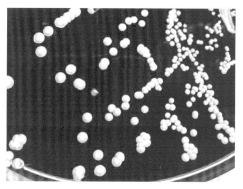

图 153　近平滑念珠菌，血琼脂平板，28℃培养 24 小时菌落

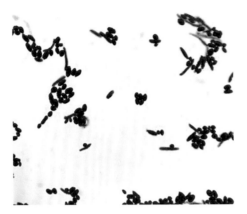

图 154　导管培养，近平滑念珠菌，革兰染色镜下菌体，×1000

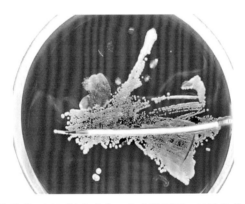

图 155　导管培养，近平滑念珠菌，血琼脂平板，28℃培养 24 小时菌落

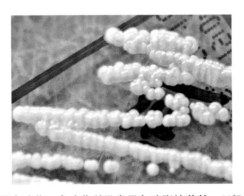

图 156　近平滑念珠菌，念珠菌科马嘉显色琼脂培养基，28℃培养 2 天菌落

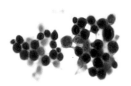

图 157 新型隐球菌，革兰染色镜下菌体，×1000

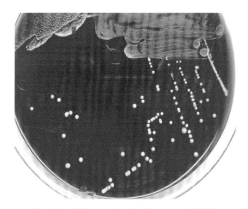

图 158 新型隐球菌，血琼脂平板，28℃培养 2 天菌落

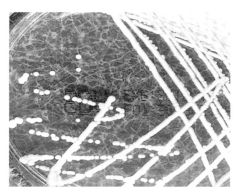

图 159 新型隐球菌，沙氏葡萄糖琼脂平板，28℃培养 2 天菌落

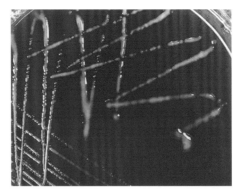

图 160　新型隐球菌，血琼脂平板，28℃培养 2 天形成黏液型菌落

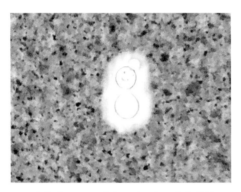

图 161　脑脊液，墨汁染色，新型隐球菌菌体，×400

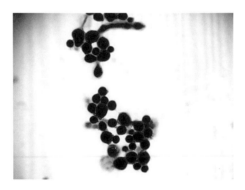

图 162　新型隐球菌，革兰染色镜下菌体，×1000

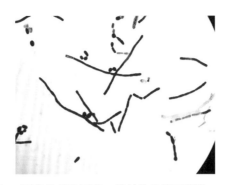

图 163　阿萨希毛孢子菌，革兰染色镜下菌体，×1000

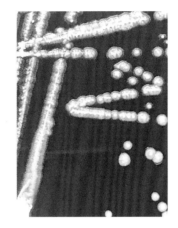

图 164　阿萨希毛孢子菌，血琼脂平板，28℃培养 24 小时菌落

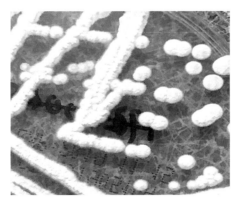

图 165　阿萨希毛孢子菌，沙氏葡萄糖琼脂平板，35℃培养 2 天菌落

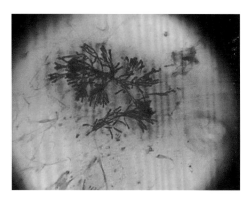

图 166　痰标本涂片革兰染色镜下见曲霉菌丝，×100

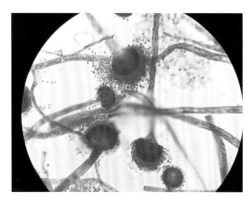

图 167　烟曲霉，棉兰染色镜下菌体，×400

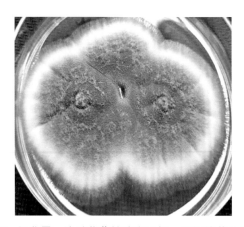

图 168　烟曲霉，沙氏葡萄糖琼脂平板，28℃培养 3 天菌落

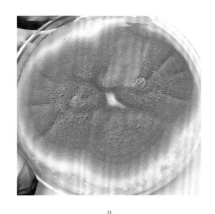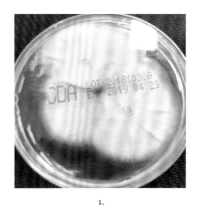

a   b

图 169　烟曲霉，沙氏葡萄糖琼脂平板，28℃培养 3 天菌落

a：菌落正面；b：菌落背面

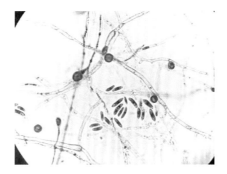

图 170　镰刀菌，棉兰染色镜下菌体，×400

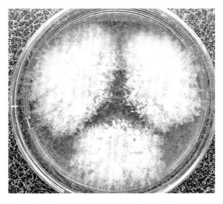

图 171　镰刀菌，沙氏葡萄糖琼脂平板，28℃培养 3 天菌落

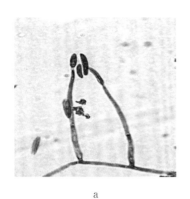

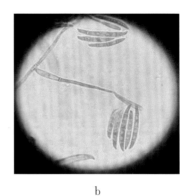

a   b

图 172　镰刀菌

a：镰刀状小分生孢子；b：镰刀状大分生孢子，×4000

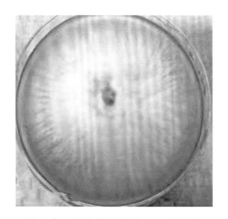

图 173　镰刀菌，马铃薯培养基，28℃培养 7 天菌落

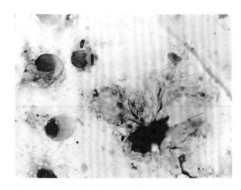

图 174　马尔尼菲篮状菌，血液培养，革兰染色镜下菌体，×1000

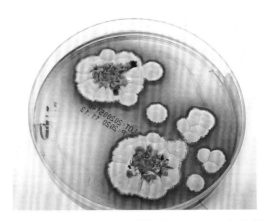

图 175　马尔尼菲篮状菌，沙氏葡萄糖琼脂平板，28℃培养 3 周菌落

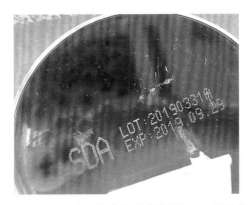

图 176　马尔尼菲篮状菌，沙氏葡萄糖琼脂培养基，28℃培养 3 周菌落背面

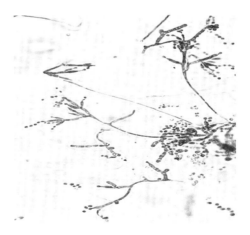

图 177　马尔尼菲篮状菌，棉兰染色镜下帚状支，×400

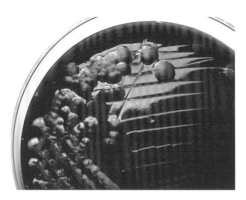

图 178 马尔尼菲篮状菌，血琼脂培养基，37℃培养 2 周菌落

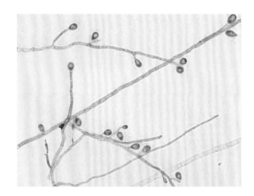

图 179 尖端赛多孢菌，棉兰染色镜下菌体，×400

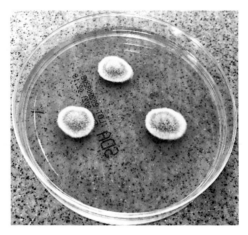

图 180 尖端赛多孢菌，沙氏葡萄糖琼脂平板，28℃培养 4 天菌落

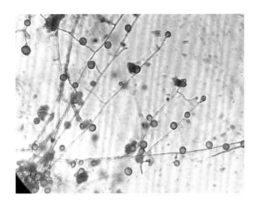

图 181 荚膜组织胞浆菌，棉兰染色镜下菌体，×400

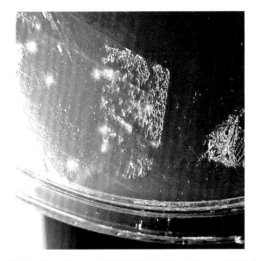

图 182 荚膜组织胞浆菌，沙氏葡萄糖琼脂培养基，28℃培养 12 天菌落

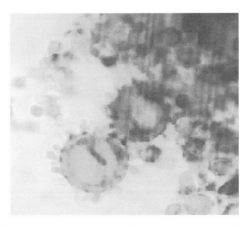

图 183 荚膜组织胞浆菌，齿轮状大分生孢子，棉兰染色，×400

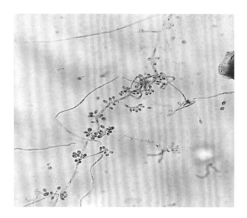

图 184　申克孢子丝菌，棉兰染色镜下菌体，×1000

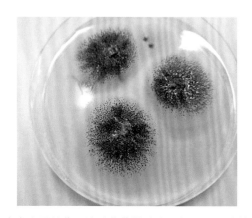

图 185　申克孢子丝菌，沙氏葡萄糖琼脂平板，28℃培养 4 周菌落

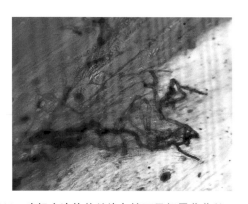

图 186　痰标本涂片革兰染色镜下见根霉菌菌丝，×100

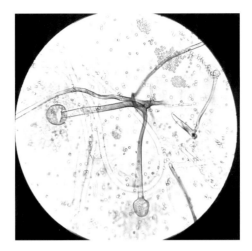

图 187　根霉菌属，棉兰染色镜下菌体，×400

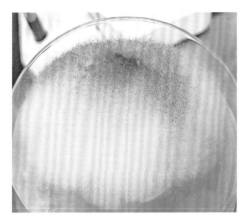

图 188　根霉菌属，沙氏葡萄糖琼脂平板，28℃培养 3 天菌落

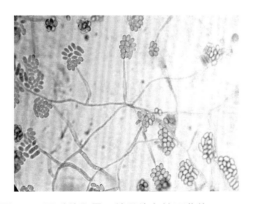

图 189　甄氏外瓶霉，棉兰染色镜下菌体，×1000

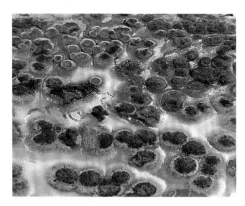

图 190　甄氏外瓶霉，沙氏葡萄糖琼脂平板，28℃培养 13 天菌落

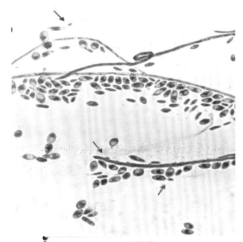

图 191　甄氏外瓶霉，棉兰染色镜下形态，×1000（箭头为环痕梗产孢处）